理虚心法

董汉良 著

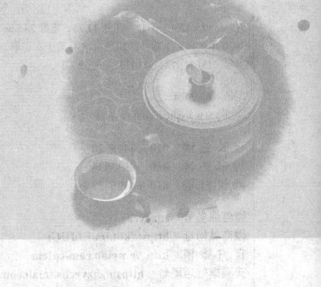

中国中医药出版社

·北 京·

图书在版编目（CIP）数据

理虚心法 / 董汉良著 .—北京：中国中医药出版社，
2020.8

ISBN 978 – 7 – 5132 – 6268 – 2

Ⅰ . ①理… Ⅱ . ①董… Ⅲ . ①虚劳—中医临床—经验—
中国—现代 Ⅳ . ① R255.5

中国版本图书馆 CIP 数据核字（2020）第 100166 号

中国中医药出版社出版

北京经济技术开发区科创十三街 31 号院二区 8 号楼
邮政编码 100176
传真 010–64405750
保定市西城胶印有限公司印刷
各地新华书店经销

开本 880×1230 1/32 印张 13.75 字数 344 千字
2020 年 8 月第 1 版 2020 年 8 月第 1 次印刷
书号 ISBN 978 – 7 – 5132 – 6268 – 2

定价 69.00 元
网址 www.cptcm.com

社 长 热 线 010–64405720
购 书 热 线 010–89535836
维 权 打 假 010–64405753

微信服务号 zgzyycbs
微商城网址 https://kdt.im/LIdUGr
官 方 微 博 http://e.weibo.com/cptcm
天猫旗舰店网址 https://zgzyycbs.tmall.com

如有印装质量问题请与本社出版部联系（010–64405510）

前　言

　　"理"，在医学上讲，包含调理、护理、梳理、整理等多方面的意义，一般称为调理。调理是一种平稳柔和、轻松缓慢、顺从自然的护养式的治疗方法，中医在这方面有独特的优势，尤其在西医学迅速发展的今天，"调理"似乎成了中医的职责。我移居沪上之后，临证时，经常会有一些患者开口就说："请给我用中医调理调理……"或是说："西医已经看过了，现在需要补养身体，需用中药补虚调养。"其实，这里存在着一个偏见，就是认为当今中医只会调理、补虚，但从中也揭示了中医药所擅长的方面。

　　"虚"，从医学上讲，包含"体"与"用"的虚损，即物质与功能的不足和匮乏。虚证，一般常包括虚损羸弱之证。旧中国劳苦大众体弱多病，被国外列强辱称为"东亚病夫"，即为虚损羸弱之人。中华人民共和国成立之后，人民翻身得解放，生活日新月异。如今社会和谐，家庭小康，随之给人们带来了更高的生活和健康的需求。

由此，疾病谱发生了深刻的变化，从饥寒劳役致虚，变成豪宴安逸致弱，即过去不足致虚，当今过剩致弱，"过犹不及"也，所以虚证照样发生，且变化层出不穷。理虚的问题也由此应运而兴，并引起医患双方的重视。

"理虚"，即用补养为主的方法，纠正虚损羸弱之体，达到治病康复或保健养生的目的。在节奏快捷、竞争激烈的年代，有许多"白（白领）、骨（骨干）、精（精英）"。这些白领阶层、单位骨干、社会精英由于经历社会竞争、精神压力、用脑过度等，他（她）们总感到疲乏倦怠、精神不振、纳食乏味、消瘦乏力……大喊："我虚极了，需要补养！"然而，旧法补之，无济于事，补不得法，则得不偿失，或虚虚实实。随之而生的保健品、滋补药层出不穷，其品种之繁，使人无所适从。其价格之高，令人瞠目结舌，如冬虫夏草价胜黄金。如何理虚，成了医患双方共同关注的问题。

糖尿病、高血压、肥胖症等现代文明病的发病率在攀升，治疗上也出现了一些误区，总认为这些疾病是饮食丰盛、生活安逸所致。岂不知，这全是外因，外因通过内因才能起作用。内因是脏腑功能的衰退，如糖尿病是因胰岛功能衰退，分泌胰岛素不足；高血压为肝肾阴虚、肝阳上亢所致；肥胖症多为气虚失运、痰湿内阻而成。这就提示我们一个本质的问题——"内虚"，只有调理脏腑之虚，才是治疗当今文明病的关键。

明·汪绮石著有《理虚元鉴》，此书实为调治肺痨（当今为肺结核）之作，诸般虚证不能一一照用。而当今对肺结核的治疗，虽有西医特殊疗法，如异烟肼、利福平之类抗结核药物的应用，但也很难根治。究其原因，是不知"虚损"之因。若配合中医辨证理虚，则效果会大大提高。鉴于当今理虚的需要，结合几十年来临床治疗的心得体会，在研究继承前人理虚经验的基础上，我将自己的临证理虚之心得，撰成《理虚心法》一书，历经六载完成。

正是因为中医药的这种理虚特色，所以当今我国的中医医院（或综合性医院）每年冬、夏两季均会开设特色门诊（或称专科），一为冬令膏方门诊，二为冬病夏治门诊，且逐渐形成固定的大众特色治疗。原因在于它们就是调理、预防、治疗为一体的理虚方法。有些专家还开设了"理虚专科门诊"，除日常（四季）进行理虚诊疗外，在冬季会开展冬令膏方，夏季开设冬病夏治。《理虚心法》提供了比较切实可行的文献资料，可供理虚专科门诊的教学之用。

《理虚心法》共分六章。第一章概述；第二章理虚原则；第三章理虚方法，为本书中坚，是我的临证心得，从证、病、症分述理虚方法；第四章理虚方药，介绍常用的补食、补药；第五章四季理虚，介绍四时进补理虚的方法；第六章现代研究，介绍现代对虚证补虚药食的认识和研究成果。全书内容深入浅出，重在实用，尤其是方药有参考剂量，方便应用；各章相互联系，便于前后对勘；每方皆有组方药味，方便查阅。由于学识所限，不足或欠妥之处，祈请读者提出宝贵意见，以便再版时修订提高。

董汉良　谨识

始于 2009 年 3 月 5 日于古越绍兴

成于 2015 年 3 月 28 日于沪上小杏林寓所

目　录
CONTENTS

理虚心法

第一章 概述

冯兆张《冯氏锦囊秘录》提出：虚为百病之由，治虚为祛病之要。他说："经曰：'精神内守，病安从来。'又曰：'邪之所凑，其正必虚。不治其虚，安问其余。'可见虚为百病之由，治虚为祛病之要。故风寒外感，表气必虚；饮食内伤，中气必弱；易感寒者，真阳必亏；易伤热者，真阴必耗。正气旺者，虽有强邪，亦不能感，感亦必轻，故多无病，病亦易愈。正气弱者，虽即微邪，亦得易袭，袭则必重，故最多病，病亦难瘥。"细读冯氏之论，结合当今现实，理虚是十分重要的治病方法，有必要对它做一概述，以观全貌，同时亦是本书撰写的宗旨。

一、理虚简史

《黄帝内经》（简称《内经》）给"虚"下了一个概括性的定义：精气夺则虚（《素问·通评虚实论》）。《内经》之前的长沙马王堆医书《五十二病方》在"阴阳脉死候""养生方""天下至道谈·七损八益"等竹简中都有关于虚证的记载。自《内经》开始，对虚、虚证、虚病及其分类、辨证、治疗等有了比较全面的论述。《灵枢·口问》曰："邪之所在，皆为不足。故上气不足，脑为之不满，耳为之苦鸣，头为之苦倾，目为之眩。中气不足，溲便为之变，肠为之苦鸣。下气不足，则乃为痿厥心悗。"此对正虚邪实之虚证做了上、中、下虚象的描述。《灵枢·本神》曰："肝藏血，血舍魂，肝气虚则恐。脾藏营，营舍意，脾气虚则四肢不用，五脏不安。心藏脉，脉舍神，心气虚则悲。肺藏气，气舍魄，肺气虚则鼻塞不利，少气。肾藏精，精舍志，肾气虚则厥。"此对五脏气虚证做了记载。对五脏虚证《素问·脏气法时论》还做了进一步的阐述："肝病者……虚则目䀮䀮无所见，耳无所闻，善恐，如人将捕之。心病者……虚则胸腹大，胁下与腰相引而痛。脾病者……虚则腹满肠鸣，飧泄不化。肺病者……虚则少气，不能报息，耳聋嗌干。肾病者……虚则胸中痛，大腹小腹痛，清厥，意不乐。"同时，在《素问·玉机真脏论》中对精气夺导致的五虚进行了描述："脉细，皮寒，气少，泄利前后，饮食不入，此谓五虚。"在病因方面提出了劳倦内伤是虚损的主要原因。《素问·宣明五气》中说："五劳所伤，久视伤血，久卧伤气，久坐伤肉，久立伤骨，久行伤筋。"并提出了如何理虚、防虚、治虚的基本方法。《素问·上古天真论》告诫人们注意摄生、调养，说"饮食有节，起居有常，不妄作劳"，掌握"虚邪贼风，避之有时，恬惔虚无，真气从之，精神内守，病安从来"的防虚杜损的养生方法。在治疗上，《素问·三部九候论》提出"虚则补之"、《素问·至真要大论》提出"劳者温之""损者温之"等总则。由此可见，《内经》基本上确立了理虚的概念。《难经》创"五损"之说，在《难经·十四难》中说："一损损于皮毛，皮聚而毛落。二损损于血脉，血脉虚少，不能荣于五脏六腑。三损损于肌肉，肌肉消瘦，饮食不能为肌肤。四损损于筋，筋缓不能自收持。五损损于骨，骨痿不能起于床。反此者，至脉之病也。从上下者，骨痿不能起于床者死；从下上者，皮聚而毛落者死。"这里指出了虚损病势的演变，从上而下为肺—心—脾—肝—肾，从下而上则与此相反。后世医家论述虚证分上损、中损、下损，辨证从上而下或从下而上的虚证之异，皆渊源于此。《难经》在《内经》基础上进一步提出了五脏虚证的治法。在《难经·十四难》中说："损其肺者，益其气；损其心者，调其荣卫；损其脾者，调其饮食，适其寒温；损其肝者，缓其中；损其肾者，益其精。"确立了理虚的治疗大法。

汉·张仲景《金匮要略·血痹虚劳病脉证并治第六》中有"男子面色薄者，主渴及亡血。卒喘悸，脉浮者，里虚也"的记载，其他篇目中还列举了食伤、忧伤、饮伤、房劳伤、饥伤、劳伤、内有干血、亡血失精等引起的"诸不足"，是导致"五劳虚极"的基本病因。同时，对阴虚、阳虚、阴阳俱虚的辨证、治疗及用方都做了详细的论述，对后世理虚起到承上启下、承先启后的作用，尤其是提出了干血致虚和祛瘀生新的治法，对后世启迪很大。其中许多方剂是理虚名方，如八味丸、肾气丸、薯蓣丸、炙甘草汤、獭肝散、麦门冬汤、人参汤、大建中汤、胶艾汤等。

隋·巢元方《诸病源候论》对虚证的病因做了全面阐述，专设"虚劳病诸候"，用五劳、六极、七伤来概括虚劳的病因。五劳，为志劳、思劳、心劳、忧劳、疲劳；六极，为气极、血极、筋极、骨极、肌极、精极；七伤，为脾伤、肝伤、肾伤、肺伤、心伤、形伤、志伤。书中对虚劳病候记载甚详。唐·孙思邈《备急千金要方》把虚劳分述于脏腑证治之中，在治疗上重视胃气和肾精；王焘《外台秘要》专立"五脏劳"。这两位医家收集大量民间经验，丰富了理虚的方药。至宋·许叔微的《本事方》和《本事方续集》中的理虚，强调调补脾肾；而严用和提出了"补脾不如补肾"的治疗原则，在《济生方·诸虚门》中还明确提出了虚劳与劳瘵的区别（即虚劳与肺劳的不同），这是一个很大的贡献。

金元时代的李东垣著《脾胃论》，提出了用甘温补中法来调理脾胃虚损证。朱丹溪著《格致余论》，认为"阳有余阴不足"，擅长滋阴降火和泻火保阴，善从肝肾来诊治虚火旺的虚劳证。明代，温补派崛起，著名的医家如薛己、孙一奎、赵献可、张景岳、李士材等，他们理虚各有特点。其中张景岳最有创见，提出"阳常不见，阴本无余"的精辟见解，在临床上善于调阴阳之虚。他说："善补阳者，必于阴中求阳，则阳得阴助而生化无穷；善补阴者，必于阳中求阴，则阴得阳升而泉源不竭。"这些精湛的论述对理虚论治的发展起了很重要的作用。张景岳因善用熟地黄的经验而被后世医家称为"张熟地"，他创立的左归丸、右归丸和左归饮、右归饮等方剂对调理阴阳精气之虚、治疗肾虚起到了很大的作用。《景岳全书》中设专篇"虚损"进行深入论述，他强调心与虚损的关系，颇有新见，曰：凡劳伤虚损，五脏各有所主，而惟心脏最多，因"喜伤心""思本乎心""怒生于心""惊气本于心"，至于淫欲邪思，损虽在肾，实乃"君火动于上，则相火应于下"的缘故，所以提出"五脏之伤，惟心为本"。他指出了心在七情内伤虚损中的重要地位，颇有临床意义。薛己以一日之内早服理脾胃剂、晚服补肾命门之品这种巧妙的理虚方法，为虚损累及多个脏腑，一方难以求全的复杂病证，提供了新的治疗手段。赵献可的资生化源方法、李士材的脾肾双调原则，都对虚损治疗有所贡献。

明·汪绮石著《理虚元鉴》，其中有"理虚有三本，脾、肺、肾是也"的治虚三本说，对后世治疗虚损有很大的启迪，尤其对肺劳病的治疗有所创见。他认为：用东垣燥剂补土，有碍肺金之清肃；用丹溪之滋阴降火，不利于中州之运化；用立斋辛热助火，有伤于天一之真阴；主脾主肾先贤早多发明，而清金保肺一招，尚未有透达其精微者。故其主张"清金保肺，无犯中州之土"；"培土调中，不损至高之气"；"金行清化，水是长流，乃合金水与一致"。这种平正通达的理虚方法为后世医家所公认。所以《理虚元鉴》虽以调理肺劳为目的，但也广泛地应用于各种虚证的辨治，在理虚这个领域中有着重大的影响。

清代，随着临床实践经验的不断丰富，医家对虚证的认识不断深化。李用粹《证治汇补》中专列"虚损门"，说："虚者，血气之空虚也；损者，脏腑之损失也。"他认识到虚损由气血之不足，导致形质之损伤，即由功能活动的不足，造成器质性的损伤。沈金鳌在《杂病源流犀烛》中说："其所以致损者有四，曰气虚，曰血虚，曰阳虚，曰阴虚。阳气阴血，精又为血本，不离气血，不外水火，水火得其正则为精为气，水火失其和则为寒为热，此虚损之大概。"并指出"气虚者，肺脾二经也"；"血虚者，心肝二经也"；"阳虚阴虚，则又皆属肾"。沈氏之论，把虚损辨证归纳为气、血、阴、阳四者之虚，纲举目张，便于掌握。而后《医宗金鉴》亦持此说，并又做了概括，谓："后天之治本气血，先天之治法阴阳。"这对临床和医教很实际又实用，并对虚损的病名和含义做了阐述："虚者，阴阳、气血、营卫、精神、骨髓、津液不足是也；损者，外而皮、脉、肉、筋、骨，内而肺、心、脾、肝、肾消损是也。成劳者，谓虚损日久，留连不愈，而成五劳、六极、七伤也。"另外，还有一些医家对虚证的认识有许多新见，如王旭高变"肝无虚证"的成说，在《西溪书屋夜语录》中提出了补肝阴、阳、气、血之法，使肝虚证论治渐臻完善。高鼓峰、顾松园、叶天士、王孟英对阴虚证的辨治各有新的认识和治方。如叶氏养胃汤至今应用不衰；顾氏指出："虚劳一证，世之偏于阴虚者，比比皆是，其治有三大要法，一曰补肾水，二曰培脾土，三曰慎调摄，用药以甘寒为主。"吴澄著《不居集》，其中对理脾阴一法尤为擅长。

近代医家对理虚更有发挥和研究，对许多问题做了实验性、科学化、中西医结合的探索，如围绕阴、阳、气、血和五脏虚证的脉象指标、病机本质、传变转归、治法方药等做了大量的观察和探讨。如中医学家姜春华与他的学生对肾本质进行了大量研究，已经有著作问世，其中对肾虚证有实质性的探明。中华人民共和国成立后，许多中医药名家的理虚经验也得到总结和继承发扬。如秦伯未对命门和阴虚及补虚的问题探讨、岳美中对血瘀致虚的证治和老年保健的问题都有独特的创见。中医学家、临床大家朱良春，对虚证更有出色的研究，如虫类药在理虚中应用是有独特经验的，在痹证的治疗中强调从补肾入手并创立益肾蠲痹汤，取得满意疗效的同时也得到科学的验证。

综观中国医药史，从理虚看，其历史是悠久的、内容是丰富的，对人类的防病、治病、抗衰、防老、保健、养生、益寿、延年起着不可估量的作用。尤其是当今世界，人人需要健康，个个要求强壮，有虚必理，有损就修。了解理虚简史的目的是古为今用，使前辈医家的经验能够发扬光大，并有所发展和提高。

二、虚证概念

（一）定义

虚是指人的整体或局部的功能性衰退或器质性损耗及情志性衰弱的一种病证。具体地说，虚是以人体脏腑组织器官的精血津液亏耗或功能衰退及其所主情志的衰弱为主要病理变化的一类慢性虚衰性病证。它可单独存在，成为独立的虚证或虚病，俗称虚劳、虚损、劳损，或谓劳证、损证、劳病、损病等；也可伴发于各种、各类、各个阶段的疾病和病证中，表现出一系列的虚衰症状或证候，如气虚、血虚、气血两虚、肝血虚、脾气虚、脉虚、气少、消瘦、疲乏等。人体常因先天不足，后天失调，或病后失养，诸病失治，庸医误治，久病致虚，或以酒为浆，以妄为常，醉以入房，形神过耗，积劳成伤，渐至元气亏损，精血虚少，神气不振，导致脏腑、经脉、筋骨、肌肉、皮肤、气血、津液的功能衰退和生化无能，出现种种虚象。本病证临床表现复杂、多变、难愈、缠绵，可因虚损之病位、性质、轻重、缓急、转归、发病季节不同而有迥然不同的证候表现，但总以病情缠绵难愈、诸虚不足、神气不振为特点，精、气、神三者俱虚为要点。

（二）分类

虚指正气不足，虚证是由于正气不足所表现的证候，常见面色苍白或萎黄，人体消瘦，四肢酸重，疲倦乏力，精神萎靡，心悸怔忡，形寒肢厥，或五心烦热，自汗盗汗，大便滑泻，小便失禁，阳痿不举，遗精早泄，女子宫寒、带下清稀，腰酸背痛，小儿侏儒、发槁肢细、皮皱骨立等。这些皆为虚证的典型症状和外在表现，但从病机及病理角度，从治病求本的原则来看，在这些症状中有可能存在着邪实正虚，或邪实假虚的病变。如夏季常见的暑湿困脾、湿浊中阻的证候：症见四肢酸重，疲倦乏力等。这些症状看似为虚象，其实是暑湿之邪作祟之实证，非真虚而是假虚证。因此，从这个角度分类，虚当分真假，只有分辨了真虚与假虚，才能理虚，才能对症下药，不至于南辕北辙，导致虚虚实实之弊。

1. 真虚

真虚，简单地说就是我们常说的虚证或虚病，或以虚为主体的病证。它与实证相对，《素问·通评虚实论》所谓"邪气盛则实，精气夺则虚"是指精气被夺失，导致出现人体虚损或不足、匮乏、耗竭、衰败的临床表现。常见的有单纯性虚证、虚中夹实证、至虚有盛候证。

【单纯性虚证】

先天之虚，常见于儿童的先天不足症，有解颅、囟陷、囟填、五软、五硬、五迟、龟背、鸡胸。

解颅：小儿囟门应合不合，头缝开解，名为解颅。常伴头现青筋，面色苍黄，神情呆滞，眼珠下垂，白睛显露，常与五迟、五软同时出现。多因肾气亏损、脑髓不充所致。

囟陷：小儿囟门下陷，不能满平，名为囟陷。常见囟门如坑，凹陷显著，面色萎黄，神衰肢冷，脉沉缓而细，指纹淡滞。多由先天不足、气血俱虚、泄泻病后津液耗损、元气下陷所致。

囟填：小儿囟门凸起，名为囟填。常见囟门肿硬，手足指冷，四肢厥冷，面色苍白，脉沉而细，指纹淡滞。多由阳气衰微、阴寒内盛、寒气凝聚所致。

五软：小儿头项软、口软、手软、足软、肌肉软总称为五软。头项软弱，不能抬举为头项软；口软唇弛，咀嚼无力为口软；手软下垂，不能握物为手软；足不能站，痿弱无力为足软；肌肉不实，皮宽肉削为肌肉软。还可见智力迟钝，神识痴呆，唇舌淡白，脉软无力。多因先天不足、五脏亏损、后天失调、气血津液匮乏所致。

五硬：小儿头项硬、口硬、手硬、足硬、肌肉硬总称为五硬。常见头项强硬，难于转侧，仰头吸气，面青气冷，胸膈壅滞，腹大如鼓，青筋暴露，肌肉紧张，四肢板硬，四末清冷，食少气馁，脉沉而微。多由阳气衰微、阴寒内盛、营卫气血不得宣通、风寒乘虚而入所致。

五迟：小儿立迟、行迟、齿迟、发迟、语迟总称为五迟。筋骨软弱，站立不稳为立迟；行步困难，不会爬行为行迟；牙齿迟迟不出为齿迟；头发稀少，枯黄干燥为发迟；两三岁还不会言语为语迟。多因先天不足、肝肾亏虚、后天失养、脾胃失调、营养缺乏、发育不良所致。

龟背：小儿背高脊凸形若龟背故名之。常伴行步伛偻，俯不能仰，筋骨痿弱，形瘦骨立，发育畸形。多因先天不足、元阳亏损、骨髓不充所致。

鸡胸：小儿胸廓外凸若鸡胸脯故名之。常伴羸弱瘦削，自汗盗汗，肺热喘嗽，痰涎壅盛，脉沉微，舌淡无华。多由先天不足、骨髓空虚、后天失调、脾胃气虚，或肺气壅滞、肺失宣降、痰瘀内结所致。

后天之虚，常见于成年人的虚损证，即中青年、老年人的虚证。一般有两类，即虚劳和劳瘵。虚劳是指元气亏损，脏腑受伤所致的慢性疾病，常无传染性，可单独存在，也可在多种疾病中伴发出现。劳瘵是一种传染性慢性衰弱疾病，古时称"传尸""尸疰"，并认为有瘵虫传染，现代研究发现是结核菌所致的一些慢性消耗性疾病，如常见的肺结核、肠结核、淋巴结核、骨结核等疾病。

虚劳是五劳（心劳、肝劳、脾劳、肺劳、肾劳），七伤（阴寒、阴痿、里急、精漏、精少、精清、溺数），六极（筋极、肉极、骨极、血极、气极、精极）的总称，多由禀赋不足或劳损过度所致。虽然变证很多，但总体来说，不外乎气血、阴阳、脏腑、津液之虚。气虚：气短喘息，自汗不止，面色苍白，时常怕冷，舌淡无华，脉沉细无力。血虚：头晕目眩，惊悸怔忡，面色无华，肌肤干涩，女子经来量少，或月经闭止，舌淡而瘦，脉虚细或芤。阴虚：潮热盗汗，两颧发赤，面赤如妆，烦躁易怒，干咳痰血，健忘失眠，男子梦遗不止，女子带下腰痛，舌红苔剥，脉弦细而数。阳虚：畏寒怕冷，四肢厥冷，面色苍白，纳少便溏，五更泄泻，或阳痿早泄，或宫寒不孕，舌淡白无华，脉沉迟无力。津液亏虚：又谓津枯、液竭，或津亏、津伤，或津液不足，常见咽干舌燥，口渴欲饮，少津无津，肌肤干燥，尿少便结，舌红少津，脉细数。脏腑虚损：有五脏六腑之虚，一般有心气、心阳、心血、心阴之虚，肺气、肺阴、肺阳之虚，脾胃气虚、脾气下陷、脾不统血、脾阳不足，肝血不足、肝阴不足、肝阳不足，肾阳虚、肾阴虚、肾气虚、肾精虚，此为五脏之虚；小肠虚寒、大肠液亏、胃阴不足、胃中虚寒、胆气虚寒、膀胱虚寒，此为六腑之虚。

劳瘵是一种虚损性疾病，但它有一定的传染性，主要症状为潮热、盗汗、消瘦、咳嗽、咯血、失音。劳嗽：干咳无痰，痰中带血，咳剧则咯血，胸痛引背，消瘦骨立，夜间为甚，舌红少津，脉细数。劳热：潮热盗汗，口干唇燥，咳嗽咯血，气喘胸闷，胸中烦热，舌红或绛，脉细弱无力。羸瘦：肌肤甲错，骨瘦如柴，卧床不起，喘息不宁，咳嗽频频，声音嘶哑，颧红唇赤，舌瘦削而红绛，无苔或少苔。

【虚中夹实证】

虚中夹实证是指正气虚弱而又兼邪气的虚实夹杂的病证。一般分虚中夹外邪之证与虚中夹内邪之证。外邪为六淫（风、寒、暑、湿、燥、火）之邪，内邪多由痰瘀作祟。痰是指广义之痰，包括有形之痰和无形之痰，泛指黄色、白色，或透明，或黄白色的病理产物，也是人体中的代谢产物，俗称体内垃圾；中医指体内由于脏腑功能失调而产生的痰浊（狭义之痰即咳唾所见之痰）、痰饮、水湿、潴留于体内水液（病理性水液）、尿浊等。瘀指瘀血（败血凝聚成块）、血瘀（血液循环淤滞）、离经之血。根据津化为痰，血滞为瘀，津血同源，阴精为病的病理、生理的变化原理，临床常见痰瘀同病，治宜痰瘀同治。

虚中夹实证临床表现复杂，证型繁多，如：实证中夹虚证，而以实证为主；虚证中夹实证，而以虚证为主；虚实并重。例如病见痰涎壅盛、咳嗽胸满的实证，同时又有动则喘甚、形寒肢冷、小便失禁的虚证，临床必须辨别其虚实孰多孰少？邪正孰缓孰急？然后才可以决定以攻为主，或以补为主，或先攻后补，或先补后攻，或攻补兼施。

虚中夹实证一般有由实转虚、因虚致实、虚实并存三种情况。

由实转虚，病本为实证，因失治、误治、用药不当等原因，致病程迁延不愈，虽邪气渐去，但正气受伤，逐渐致虚。如高热不退、大汗不止、口渴烦躁、大便燥结、脉洪大而数、舌红苔黄糙之实热证，因治疗不当，日久不愈，导致津气耗损，而见肌肉消瘦、面色枯白、不欲饮食、虚羸少气、舌上少苔或光净无苔、脉细无力等，证为由实转虚，治法亦当随之变化，而应以补为主了。

因虚致实，病本为虚证，由于正气不足，不能布化，以致产生实邪，而出现种种实证。如脾肺气虚，因运化失职，宣降失常，以致出现痰饮或水湿等实邪。治法当以补脾肺之气为主，肺能宣降，脾能运化，则水湿、痰饮自消。又如老人气亏，或产妇失血过多，气亏则肠胃传导无力，血虚则津枯肠燥，因此均可见到大便秘结不通的实证。治法当以补虚为主，使津气复则大便通。

虚实并存，病本为实证，因久病不愈，日久正虚邪实，而现虚实并见之象，或先天禀赋不足，复受外邪侵犯，出现正虚邪实之虚实并存之证。如气虚外感证，症见恶寒发热，热势不盛，时时形寒，自汗不止，头痛鼻塞，咳嗽痰白，语声低沉，倦怠肢酸，舌淡苔白，脉浮无力。治当扶正祛邪，补气解表。

【至虚有盛候证】

虚实有真假疑似之证，在重危急疑难症中常常会出现，给辨证带来困难，也常常因此而误诊、误治，轻则贻误病情，重则危及生命。就虚证而言，就是真虚假实证的辨识，真虚假实证即中医所谓的"至虚有盛候"之假实证。病本虚证，而且是虚证中最严重、最复杂的一种证候。如正气不足，五脏虚损，运化无力，出现腹痛、腹胀、腹满、脉弦等类似实证的征象；但腹痛不拒按，腹满时缓解，腹胀不持续，按之则痛减，脉虽弦重按却无力。从这些情况分析，本虚是病之本质，腹痛、胀、满等症为病之假象，故为真虚假实证。

临床上在疾病严重或濒死阶段，也会有真虚假实的现象。如重病、久病不愈，虚羸不堪，卧床不起，气息奄奄，突然精神抖擞，面色红润，多言多语，喜食多饮，要起床见亲人等，此非正气来复，而是一种真虚假实的表现，说明真元将脱，回光返照，也就是至虚有盛候的现象。

如何辨别真假？首先要注重病机辨证，即"谨守病机，各司其属"(《黄帝内经》)，就是说要从疾病的发生、发展、变化、转归的机理来认识它，透过现象从中认识疾病的本质，除对表现在外的症状要细心详察外，还可主要从脉象、舌象来了解真实情况，如：脉有神无神、重按有力无力、沉或弱；久病伤阴，舌光绛无苔，舌体瘦削；阴损及阳，则舌淡无血色或舌水滑浊腻。

2. 假虚

假虚其实不是真正的虚损证，而常表现出似虚证一样的症状，这类病证称为假虚证。如湿邪致病，无论外湿、内湿，有许多症状患者多认为是自己体质虚弱所致，医者若不加细辨也常常误诊为虚证。如外湿，常见头身重困，四肢酸软，午后发热，时时恶风，与气虚阴弱，营卫不和之表虚证颇为相似；但若再参看脉舌，则见舌淡红，苔白或黄腻，脉濡缓，为外感风湿之表证，即为外湿的典型症状，其治法与表虚证迥异。所以诸如此类的病证需分辨真假，不要误诊为虚证，这是一种假虚证。假虚证有湿阻气滞证、痰瘀互结证、瘀血内结证及大实有羸状证等。

【湿阻气滞假虚证】

湿阻气滞主要是脾湿不化，气机升降失调所致。脾主运化，主升清。运化主要有两方面，一是运化水谷精微以营养全身，二是运化水湿以促进代谢。若运化水湿功能失调，引起水邪泛溢，水湿潴留，常见身重困乏，四肢重滞，少气无力，时时欲睡，口淡无味等症；若脾气不升，气机逆乱，常见胸闷不饥，纳食无味，嗳气不舒，时时叹息，有时腹胀但喜按喜揉，得矢气则胀气稍减，如此证候似属中气不足，脾气下陷之脾虚证；其实从脉舌诊察尚见脉濡缓，舌苔浊腻、色黄或白滑，其非脾虚之证，而是湿阻气滞之实证，是一种假虚证。

【痰瘀互结假虚证】

痰饮水湿，是水液代谢障碍所形成的病理产物，泛称为痰，或称为广义之痰。狭义之痰，一般称作有形之痰，它视之可见、触摸可及、闻之有气味，如咳嗽、咳吐之痰涎、水液，下泻黏液、白胨，颈项瘰疬、瘿瘤等。瘀为瘀血，又称蓄血。凡血液运行不畅或血液凝结成块，或离经之血未能消散皆为瘀血，瘀血不去，血行不畅，气血运行受阻，导致脏腑功能失调，加重血瘀，形成恶性循环，引起多种疾病的发生。因此它是一种重要的致病因素，常与痰饮水湿交结为患，成为痰瘀互结之证。常见痰瘀阻肺，胸闷气喘，面色紫绀，指末厥冷，口唇黑滞，痰稀而清，动则喘甚，如此证候似为肺肾两虚之肾不纳气之证；但脉弦滑，舌淡瘀，苔水滑而浊腻，其并非肾不纳气，而是痰瘀阻肺，升降失常，肺气失宣之实证，是一种假虚证。

【瘀血内结假虚证】

清·王清任著《医林改错》强调瘀血论治，其中许多祛瘀活血之剂效果显著，至今沿用不衰。但在王氏所订诸方证中，有些血瘀证为假虚证，如"通窍活血汤所治症目"中有"头发脱落""耳聋年久""妇女干劳""男子劳病""小儿疳证"等，这些王氏所列瘀血内结之证，从常规辨证，皆多作为虚证论治，如头发脱落、耳聋年久总以为是肾虚所致，因肾其华在发，肾开窍于耳，然而王氏从其特有辨证方法，定为血瘀证。因此，临床上对诸如此类看似虚证的瘀血内结的假虚证，必须要在学习、研究王氏学说的基础上来分析、辨证。

【大实有赢状假虚证】

大实，为邪气盛是病之本，为大实证，在临床上往往出现虚赢的假象。如热结肠胃，痰食壅滞，大积大聚，致使经络阻滞，气血不能畅达，脏腑功能失调，因而出现神情默默，身寒肢冷，肌肤干燥，脉象沉迟或伏而不显等假虚征象。但仔细详察患者，语声高亢，气息粗犷，舌红苔黄糙或滑腻，脉沉迟但按之有力。此为真实假虚之大实有赢状的假虚证。

"大实有赢状，至虚有盛候"是虚实真假的疑似之证，是前人总结的至理名言，在临床上有一定的指导意义，尤其在疑难重危急症的辨证上必须认真、细致地从病因、病机，从病的本原、本质来确定疾病性质，不要被表面假象所迷惑。

（三）意义

认识和明确虚证定义、分类的目的是使我们懂得如何理虚，怎样科学地用中医药理虚。理虚，用通俗的话说是处理虚劳损证，其中"理"的意思包含三点：一是治理，即用中医药的方法来治疗虚证；二是调理，即用调节或调养的方法来治疗虚证；三是梳理，把多变紊乱、错综复杂的虚证，条分缕析，爬梳理清，便于对症下药，并提出正确理虚的方法。因此，其意义主要是达到真正的理虚，扶正祛邪，引导人们正确进补，用科学的方法纠正误补，使人们通过理虚方法达到防病、治病、保健、养生的目的。

1. 达到真正的理虚

真正的理虚是对虚、劳、损、弱、亏等不同的虚证能分辨清楚，能量体裁衣地制订理虚方案，达到恰如其分的治疗目的。因为对虚证的治疗太过与不及都达不到理虚的效果。如补之不足，杯水车薪，无济于事，会造成正气得不到资助，邪气反而更盛，结果扶助了邪气，正气受损；若补之太过，虚不受补，无力把补益之精微充分利用，反而成了人体中的累赘，起到了助邪压正的反作用。因此，理虚必须要正确无误、恰如其分地辨证论治。明·汪绮石虽著有《理虚元鉴》一书，对后世理虚有一定影响，但通读全书会看到其理虚的重点是指劳瘵，也就是西医学所谓的结核病一类的虚损证。这种理虚的概念相对比较狭隘一些，虽然其提出的"理虚三本脾、肺、肾"对当今仍有一定指导意义，但要真正达到理虚的目的，必须要区分虚证是否伴随传染性疾病，还是纯粹的虚证，或虚中夹实之证。

金·张从正在《儒门事亲》中说："良工之治病者，先治其实，后治其虚，亦有不治其虚时。粗工之治病，或治其虚，或治其实；有时而幸中，有时而不中。谬工之治病，实实虚虚，其误人之迹常著，故可得而罪也。惟庸工之治病，纯补其虚，不敢治其实，举世皆曰平稳，误人而不见其迹；渠亦自不省其过，虽终老而不悔，且曰：'吾用补药也，何罪焉？'病人亦曰：'彼以补药补我，彼何罪焉？'虽死而亦不知觉。"又说："夫补者人所喜，攻者人所恶；医者与其逆病人之心而不见用，不若顺病人之心而获利也，岂复计病者之死生乎？呜呼！世无真实，谁能别之？"这段话告诉后人，理虚不是一件简单的医事，有许多医、患所不能理解的误区，不要迷信、迷恋进补，医者不要用补虚来讨好病人，更不要以补虚来害人利己，虚虚实实地伤害病人，所以对于真正的理虚张氏说得可谓淋漓尽致。其中良工就是高明的医生，是先治实证，即祛邪为先，然后才理虚；一般的医生，治虚祛邪不分先后、缓急，有时治好有时治不好，完全是碰运气；最差的医生只知道用补药补虚，不敢祛邪，认为补虚平平稳稳，不会有大害，不找麻烦，其实延误了病情，也看不到其踪迹，这些庸医们也不去检讨自己的过错，虽到老也不会悔改，却说："我用补药补病人有什么罪孽？"而病人不醒悟，也说："医生用补药补我，他有什么罪过呢？"至死也不觉醒误补的祸害。所以世俗之人多喜欢补养其虚，厌恶用祛邪药攻其实，做医生的为了迎合病人心理，而不复计较病人的生死，所以张氏呼吁世人：目前世上没有真假、善恶之分，哪个人能辨别它？

2. 扶正祛邪

扶正是扶助正气，祛邪是祛其邪实。《素问·通评虚实论》中说："邪气盛则实，精气夺则虚。"《素问·评热病论》也说："邪之所凑，其气必虚。"说明只有正气强盛，才能抗拒邪气；人体受邪得病，说明正不敌邪，正气虚衰。《素问·刺法论》中说："黄帝曰：余闻五疫之至，皆相染易，无问大小，病状相似，不施救疗，如何可得不相移易者？岐伯曰：不相染者，正气存内，邪不可干，避其毒气。"明确地指出了疫邪具有传染性，要免受疫邪的感染，必须要扶助正气，同时要避免邪毒之气。当今凡各类传染病流行发生时，首先防治的方法是扶正，即增强人体抵抗力，提高人体免疫力；同时灭杀细菌、病毒等。理虚得当，扶助正气，正气存内，邪不可干，则邪气无法干扰人体而致病。

在病邪乘虚而入时，若能祛其邪气（杀灭细菌等），则能祛邪安正，使正气来复，防止病后致虚。如小儿疳积，常常因在病邪严重时治疗不当，祛邪不力而造成的。临床上小儿患急性菌痢，若不及时杀灭痢疾杆菌，则贻误病机，转变成慢性菌痢，长期痢下不止，消瘦无力，精神不振，胃纳不佳，最后变成小儿疳积。

3. 引导人们正确进补

理虚不是单纯的进补，虽然一般都认为虚则补之，实则泻之，但理虚要讲究正确进补。如何做到正确进补？一是补益的方法为中医治疗八法之一。清·程国彭著《医学心悟》，在"医门八法"中说："论病之原，以内伤、外感四字括之。论病之情，则以寒、热、虚、实、表、里、阴、阳八字统之。而论治病之方，则又以汗、和、下、消、吐、清、温、补八法尽之。盖一法之中，八法备焉；八法之中，百法备焉。"程氏之论，可法可师，对后学有很大启迪，尤其是"一法之中，八法备焉；八法之中，百法备焉"这句至理名言，对临床治疗方法的选择和应用有一定的指导作用。由此可见，补法是八法之一，其八法皆备也，具体地说，有温补、清补、消中带补、滋阴发汗、调和营卫、吐后调补、泻补并施等。这样使补益灵动起来，使补不碍邪，达到补中有疏，补中有通，补中有清，使补而不滞，使补益之品真正达到补虚效果。如四君子汤由人参、白术、茯苓、甘草组成，为补气名方，然而加上理气之陈皮，其补气效果更好，故易名为异功散。二是要使身体由虚、损、衰、弱之体变成强壮、健康之躯，除了药补、食补外，还需要神补，即精神上的调节，简明扼要的是一个字"乐"，即乐观的心态、快乐的心情，笑口常开，每一天有个好心情。这比补药要好得多。反之，每天忧愁苦恼，精神紧张，没有一颗乐观的心，任何补药、补食、补品都起不到补虚的效果。有时因忧郁、恼怒、愤慨而致食欲不振，或不思饮食，若用补益之品补虚，反致虚虚实实之弊，因一般补虚之品多黏滞厚味，有碍消化吸收，造成脾胃运化失常，使虚者更虚、实者更实，不但起不到补虚效果，反而助邪更盛，所以进补的同时心情一定要乐观。三是补虚一定要了解和认识自己。有些人感到疲惫不堪，或一时少气无力，就认为自己得了虚证，不请医生辨证，也不了解自己是否真虚，盲目进补，自己购买补药或保健品进补。由于目前广告很多，宣传许多保健品的效用者大都是一些所谓的专家、教授，或是一些明星，因此盲目跟进，根本不了解自己适合不适合，是否用得上，是否会上当受骗，结果花钱买教训。曾治过一位年逾七旬的老人，夜寐不宁，见广告上宣传脑白金，他买来服后，不但不安眠，反而整夜不眠，最后来医院求诊，结果检查显示他患有糖尿病。他服的脑白金含有大量糖分，造成病情加重，后立即停服脑白金，治疗糖尿病，并每天服西洋参 5g，煎汤代饮，即夜安眠，诸症得解。

4. 用科学的方法纠正误补

迷信补药，喜补、爱补有着很长的历史，前面已经谈到金·张从正对当时人们喜补恶攻陋习的批评和呼吁，可以看到对补虚、进补一定要科学对待，以纠正误补的现象。误补的情况当今越来越剧，其原因大致为：一是由于人民生活水平提高，对健康和保健的意识提高，因此除了温饱外，要求进补。二是目前大量的、以补养身体为宣传内容的保健品和保健食品、药品在各类媒体中出现，使许多人盲目选购。还有非法营销、非法行医，如组织所谓专家开展义诊，推销保健药品、保健食品；有的还专门召集一些老年人参加所谓的健康讲座，更有甚者，在义诊和讲座中，雇佣托儿，使一些人上当受骗，误用所谓补药（保健食品或保健药品），造成破费伤身。因此不要一味相信广告，或别人的游说，要理性认识目前各种媒体的广告宣传。三是科普知识和卫生保健的宣传教育工作力度不够，尤其是广大农村、社区及边陲、经济落后、交通闭塞、文化落后的地区，要加大投入，扩大科普知识和卫生保健的宣传教育，并严厉打击坑害老百姓的营销人员和非法广告，组织医护人员、科技人员下乡，发放科技书刊和各种宣传资料，使广大群众真正懂得科学进补。

三、理虚与治未病

治未病的医学思想，是中医学的一大特色和治病原则，有着悠久的历史，《素问·四气调神大论》中说："是故圣人不治已病治未病，不治已乱治未乱，此之谓也。夫病已成而后药之，乱已成而后治之，譬犹渴而穿井，斗而铸锥，不亦晚乎！"这段话说明古代医家防重于治的治疗思想，在疾病预防、治疗中起着非常重要的指导作用，至今在保健养生、强身健体、抗衰防老、理虚保养中有一定的指导意义，尤其是理虚与治未病关系甚为密切。

（一）未病先防

未病先防是治未病的重要思想，也是预防医学的基本原则，主要是防止疾病的发生。要防止疾病首先是摄生，使有一个强壮的身体，防止机体虚亏，摄生原则有两方面：一是调摄精神形体，增强健康素质，提高防病能力。《素问·上古天真论》中说："其知道者，法于阴阳，和于术数，食饮有节，起居有常，不妄作劳，故能形与神俱，而尽终其天年，度百岁乃去。"这告诉我们，要强身健体，防止早衰，必须懂得天地之道，即自然规律，循法于阴阳之道，即物质和事物的性质，掌握一定的养生保健方法，做到饮食有节制，不大吃大喝，起居有一定规律，不通宵达旦，按时作息，不妄作妄为，不劳逸过度，只有这样才能使形体和精神都得到健康成长，才能得到自然给你的寿命，长命百岁而终结一生。这其实是告诉我们强身防病、抗衰防老的理虚方法。同时，《素问·上古天真论》中还说："恬惔虚无，真气从之，精神内守，病安从来？"就是要我们摒弃一切杂念，使真元之气强盛，精神内敛不外泄，这样疾病怎么来侵犯你呢？这就是《黄帝内经》"正气存内，邪不可干"的理虚思想。二是适应四时变化，避免外邪侵犯。《素问·四气调神大论》说："夫四时阴阳者，万物之根本也，所以圣人春夏养阳，秋冬养阴，以从其根，故与万物沉浮于生长之门，逆其根则伐其本，坏其真矣。故阴阳四时者，万物之终始也，生死之本也，逆之则灾害生，从之则苛疾不起。"也就是说在不同的季节，应有不同的养生保健方法，以防止人体受损致虚。在具体操作上，根据四季万物的寒、热、温、凉的阴阳变化，春夏季节重点是温阳祛寒，秋冬季节重点是滋阴潜阳，从根本上来防病治病，这就是阴阳之道，是万事万物之根本，如果违反这个规律，就损害了事物的根本，破坏了事物真元之气。因此，我们要顺应它则大小疾病不会产生，如果违背它则灾害四起，百病缠身。摄生保健是理虚中的调理内容，也是一种积极的理虚方法，是治未病的中坚。

（二）已病防变

已经得了疾病，要认真分析观察疾病的预后转归，预防疾病的传变，使疾病向好的方向发展。这是治未病的另一个重要意义。其基本原则是在疾病处理上首先应防止病邪深入，病势蔓延，避免造成复杂严重后果。《素问·阴阳应象大论》说："故邪风之至，疾如风雨。故善治者治皮毛，其次治肌肤，其次治筋脉，其次治六腑，其次治五脏。治五脏者，半死半生也。"这说明外邪侵入人体以后，如果不做及时处理，病邪就有可能逐步深入，侵犯内脏，使病情愈来愈复杂，治疗也就愈来愈困难。因此，治疗疾病时，就应注意防止疾病的传变。如《难经·七十七难》说："所谓治未病者，见肝之病，则知肝当传之于脾，故先实其脾气，无令得受肝之邪。故曰治未病焉。"这就是处理脏腑疾病，防止疾病传变的一种治疗方法，它也包括对脏腑虚损证的治疗，在理虚中要"先安未受邪之地"。见肝之虚当先实脾，如肝阴不足，肝阳偏亢，肝气横逆，克犯脾土，当扶脾补中，常用异功散先补脾胃之气，这是理虚中调理方法。在这里告诉我们，治疗疾病要早期诊断，早期治疗，见微知著，防微杜渐，做到既病防变。《素问·八正神明论》中说："上工救其萌芽，下工救其已成，救其已败。"

疾病在发生发展过程中，邪正交争剧烈，若邪盛正衰则病进，正盛邪衰则病退。故当病邪侵袭之初，如能及时扶正治疗，一方面可扶正祛邪，控制病邪蔓延，另一方面可以避免正气过度损耗，正气盛病易愈，正气虚则病常逆变，所以对任何疾病，尤其是虚损病证必须及早理虚。在这里需要注意的是理虚不是单纯进补，而包含更多意义的是调理疾病，使病邪有去路，不至于闭门留寇，邪耗正气。同时，分清邪正的盛衰及邪气的性质和类型，邪气大于或强于正气，当以祛邪为先，集中力量打歼灭战，则祛邪安正，若正气盛而邪气已衰，应扶正祛邪；对邪气的性质和类型进行分辨，主要在于区分外邪（六淫之邪）与内邪（痰瘀内结）。只有这样才能真正达到理虚的目的。

四、理虚与保健品

提到理虚许多人一定会想到琳琅满目的保健品（保健食品、保健药品、保健用品等），但保健品不一定能理虚，更不能够治疗虚证。虽然媒体广告大都是宣传其具有补虚损、抗衰老、养身体、祛疲劳、补肝肾、益气血等功效，然而若不加辨证、辨识、辨认、辨别、辨析这五辨，往往得不偿失，造成误补，浪费钱财，伤害身体，欲补反虚。临床上经常可以看到患者自购人参服后上火的病例：
2006 年 12 月，单某，其女儿为敬孝父母，买了一支高丽参（20g 左
右）送给他，他因长期疲惫不堪，又日见消瘦，但胃口很好，有时
食不知饱，以为可以进补，又逢天气已冷，立冬已过，故未去咨询
医生，一日上午空腹一下子把整支高丽参煎服，2 小时左右，头晕
目眩，烦躁不安，口渴欲冷水，胃中燥热而胀，立即被送医院救治，
急诊医生检查和询问之后，认为是高丽参之副作用，建议请中医解
救；中医通过四诊进行辨证，确诊为阴虚火旺、燥热内盛之证。还
配合进行尿、血及 B 超肝、胆、肾的检查，结果发现尿糖（++++），
进一步进行血糖检测，血糖达 13.7mmol/L，基本上可诊断为糖尿病。
这个案例告诉我们理虚时使用保健品需要医生辨证。

　　辨识主要是识别保健品的真假。不法分子为了谋取钱财，往往
以次充好、以假乱真、以托买药，我们经常可以看到街边闹市有地摊
卖药者，而常见多人围观抢购，这多是托儿们玩的双簧，千万不要上
当受骗。我有一患者在街边小市的地摊上买了所谓的天麻，用治自己
多年的头晕病，他说用红枣同炖可治血虚头晕，并拿来要我鉴定是否
是真货。我看后告知：此非天麻，是一种紫茉莉的块根，不能治你的
病。这说明辨识真假的重要性。此外，还有冬虫夏草、海马、鹿鞭、
海狗肾等名贵的营养保健补品或补药的假冒伪劣品在市场上存在，需
详加辨别。

　　辨认保健品也就是验明真身。市场上的保健品有它的"身份
证"，内容包括：国家批准文号（有食字、健字、药准字），生产日
期，有效期，生产单位地址，保质期，产品批号等。同时，有许多
保健品还有注册商标，有成分、功效主治、规格、用法、用量、禁
忌、贮藏方法、敬告语（如"请仔细阅读说明书并按照说明书使用
或在药师、医师指导下购买和使用"），或警告语（如"服用时请勿

食萝卜""忌用铁器盛放，需用瓷器贮存"），这些内容都是辨认的提要，必须重视它。因为目前市场上有部分不法商人利用节假日亲朋好友互相送礼的机会，用假冒伪劣的保健品来坑害消费者，尤其是在农村或城郊区域的个体小店经常发现假冒的脑白金、黄金搭档、青春宝等。这些假冒伪劣产品，其内容物大都是一些糖水加色素的溶液，对身体无益却有损健康。因此，我们在辨认外包装的同时还需要检查、辨认其内容物，若辨认有假须立即向有关部门举报，如工商行政管理部门、消费者协会。

辨别是区分同一类型的保健品的不同等级、不同品牌、不同产地及不同规格。生产厂家为了满足不同消费者的需求，常常一种保健品有不同的规格，不同的生产单位有不同品牌，如石斛品种多、品牌也多、等级更多。人参是冬令进补的重要补药，它的等级、规格很规范：一般分天、地、人、翁、良字号，五种字号即五种类型，每一种字号又分若干等级，如分10支、20支、30支等（10支即10支人参500g，依此类推），支数小，人参大，价格高。人参又有国产、进口（主要是高丽参）两种，国产又有家种、移山、野山参等。辨别保健品的目的主要是了解保健品的不同价格，根据自己的需求和经济条件来选定不同的、合适的、价廉物美的保健品来理虚。

辨析包含两层意义：一是辨证分析自己的体质虚实情况，做到自己了解自己，这是最基本的要求，如果自己不了解自己，可以通过咨询医生和体格检查来了解自己。二是了解分析所选购保健品的主要成分、功效主治，做到心中有数，符合自己的需求，这是使用保健品的基本目的。如气阴两虚者，少气乏力，潮热盗汗，五心烦热，口干唇燥，舌红少苔，脉弦细而弱，一般可选用西洋参或石斛（石斛的干品又称枫斗，其品种很多）煎服，可任选一种，或两味同煎，以益气养阴。在众多的保健品中，有的偏重于养血，有偏重于益气，有的重在助阳，有的重在滋阴。在冬季需补养，尤其是立冬至冬至是进补的最佳时机，如何选择？第一是根据自己体质情况，通过医生的指导，选购相应的滋补品，如素体阴亏的应补阴为主，如龟板胶之类；素体阳虚的应补阳为主，如鹿角胶之类。第二是了解保健品的种类和价格，以选择价廉物美又对症的补品。冬令进补是人们历年习俗，有谚曰："三九补一冬，翌年无病痛。""冬令进补，翌年打虎。"所以在这进补季节，尤需注意这两方面的问题。

第二章　理虚原则

　　理虚原则，就是理虚的基本准则。它是在四诊中获得客观资料后，对虚证分析综合的基础上提出来的临证理虚规律，因为虚劳损弱病证的发展有一定规律，故治疗也应有一定规律。但由于患者体质、环境等条件的不同，疾病的变化也有差别，因此，在临证时必须按其具体病情来决定具体的治疗原则。理虚原则是根据历代医家治疗经验和有关文献资料的记载，结合我们在临床实践中的体会，大致总结为如下八条。

一、辨证理虚，量体裁衣

　　虚，主要是指正气虚衰不足，正气不足以与邪抗争即是虚的基本病机，可能由于素体虚弱，也可能因病致虚。《灵枢·五禁》说："形肉已夺，是一夺也；大夺血之后，是二夺也；大汗出之后，是三夺也；大泄之后，是四夺也；新产及大血之后，是五夺也。"这是因病致虚的五种常见情况，即形体的羸弱，各种大出血，大汗淋漓不止，大泻如注或利下无度，妇人新产大出血或女子月经如崩等，皆是造成虚损的主要原因，应根据发病的病因进行辨证论治。所以辨证理虚是理虚的首条原则。在辨证论治中要求做到量体裁衣，力争做到收集临床症状全面、真实，不被假象所迷惑，认识虚证病因、病机，理、法、方、药前后一致，用方妥帖，用药味味落实。如何做到辨证理虚，量体裁衣，关键在三方面，一注意变，二少而精，三重善后。

（一）注意变

注意虚证有轻重、缓急之分，老幼、男女之别，四时季节之变，还有地域、社会、环境、嗜好、习惯、风俗的不同，经济、生活、知识水平、个体素养及时代变革的影响，这些都是虚证的变数，在理虚中要时时注意它们的变化。如经济比较落后地区的人，平时生活非常清苦，又负荷繁重的体力劳动，他们每到冬季买点龙眼、荔枝、核桃、黑枣，甚至红糖、白糖等进补，也能起到滋养补益的效果；而经济发达地区或城市居民，或富豪人家，这些东西并不能起到补益效果，一是这些东西平时常吃，不但吃干品还常吃鲜品，如鲜龙眼、鲜荔枝等多作为四季鲜果食用，也是平时常备的食品，二是他们平时多养尊处优，生活条件优裕，根本不把这些东西作为滋补品，他们所认为的补品、补药、保健品都是一些价贵物稀的东西，如价如黄金的冬虫夏草、铁皮枫斗、进口高丽参等，所以这类人服用龙眼之类的东西起不到补益的作用。这时我们就要区别不同情况，选用不同补益之物。同时，由于地域不同，同一滋补品所起作用也不同，福建、广西、广东、海南等热带地区，盛产龙眼、荔枝，由于当地居民平时也常食用，因此，其补虚之功不明显，只有对北方地区或长江流域一带的居民才有明显的补虚作用，他们则视为补益之品。

（二）少而精

用少而精的理虚之品来理虚。体虚之人脏腑功能都很衰弱，不用多而粗杂东西来理虚，否则其脾胃难以承受，造成虚虚实实之弊。如《红楼梦》中的林黛玉体弱多病，对她进行理虚可谓精湛，用高级稀世补品燕窝，又用高级冰糖炖服，书中是这样写的："上等燕窝一两，冰糖五钱，用银吊子熬出粥来，最滋补阴气。"冰糖燕窝是养阴润燥、补益肺肾的名贵滋补品，临床应用有治疗肺痨虚损之干咳少痰、咯血、潮热盗汗的作用。也常作为宴席上的滋补菜肴，如芙蓉燕窝、蜜汁燕窝、五彩燕窝、鸡茸燕窝之类皆是知名药膳和高级补剂。其所以名贵是因其用材少而精，功专效著，用作理虚之品十分妥帖。

（三）重善后

重视善后调理，就是调理虚损之证要打持久战，不可能一蹴而就，人体一旦出现虚证往往累及整体，尤其是五脏之间常互相影响，一脏之亏常常累及其他四脏及相对应的六腑。如脾虚运化失职，其运化水谷精微失常，全身组织器官得不到充分的营养物质，日久则可造成五脏六腑之虚，最后导致脾肾两亏，出现消瘦乏力，精神不振，腰膝酸软，五更泄泻，男子遗精早泄、阳痿不育，女子带下不止、宫寒不孕，胃纳不佳，舌淡无华，脉沉迟无力；其运化水湿功能失职，造成水湿潴留，水泛肌肤，全身浮肿，湿阻阳衰，畏寒怕冷，面色苍白，四肢厥冷，表现出脾肾阳虚的证候。所以，善后理虚十分重要，主要是脾肾两脏的调理，即注重先后天的康复。在这两脏中，后天的康复更为重要，《内经》所谓"四旁失守，当以建中"就是说在疾病严重之时，五脏六腑在其功能丧失的时候，应当从调理脾胃入手，即需建立其中气，临床上所谓"有胃气则生，无胃气则亡"是也。具体表现在能进食、欲食，纳食则安，引食自救，食入则舒，舌上有苔，脉来胃根神三气俱至，这时需糜粥调养，用健脾益气之品如湘莲、红枣、山药、小米、薏苡仁等与粳米适量炖粥服食代餐；也可用木耳、燕窝、雪哈（哈士蟆）加糯米熬粥调养。

总之，做到这些，也就是做到辨证理虚，并能在针对复杂多变的虚损劳弱证时，找到相应的治疗方法。由于虚证患者原本羸弱，正气不足，因此在治疗上更需慎之又慎，小心谨慎，来不得半点失误，所以强调理虚时做到量体裁衣，在具体操作上做到用量由小到大，由少到多，选材由价位低到价位高，由国产到进口，由低级到高级，不要贪大求洋，贪图珍贵、稀少的滋补之物。

二、药补不如食补，食补还需神补

对于理虚，一般人的思路总是强调用药来补虚，其实，正确的理虚方法和原则应该是先从食物中来选择补虚之品，然后再到药物中来选择补虚之品。药、食本同源，我们的先人为了生存在长期寻找食物的过程中，认识了许多食物，其中大部分能充饥果腹，一部分能治病疗疾，这些能治病的就是药物，所以人们认识到"药食同源"，而有一些药物既可食用又可药用，如常见的大枣、山药、薏苡仁、谷芽、麦芽、龙眼肉、百合、鸡子黄等皆是常见的食物，这些食物又是常用的药物。随着中医药的开发和研究，当今有些本是常用的中药，如今却成了人们餐桌上的保健菜肴，如鱼腥草、马兰头、荠菜、马齿苋、天冬、枸杞子及枸杞叶、菊花、蒟蒻，这些中药做成的各种菜肴有很好的保健养生作用，如马兰头、荠菜是春季重头菜肴，对高血压、各种炎症、小儿疳证等都有很好的防治作用，作为菜肴，清香可口，青绿可爱，色香味俱佳；马齿苋，江西地区居民将其作为常用野菜，目前研究发现其具有抗衰老、防治阿尔茨海默症、防治糖尿病的作用。食物是人们赖以生存的基本物质，是天生、自然的需求，《医学心悟》中说："囵地一声，一事未知，先求乳食，是脾者、后天之根本也。"这里说明人一降生第一件事，是要向妈妈讨乳吃，这是后天之根本，即脾胃也；是天生而成的，为自然天地之道，是不可违背的客观事实。书中又说："夫饮食入胃，分布五脏，灌溉周身，如兵家之粮饷，民间之烟火，一有不继，兵民离散矣。"又说："若先天祖气荡然无存，虽有灵芝，亦难续命，而况庶草乎！至于后天根本，尤当培养，不可忽视。经曰：安谷则昌，绝谷则危。又云：粥浆入胃，则虚者活。古人诊脉，必曰胃气。制方则曰补中，又曰归脾健脾者，良有以也。""是知脾肾两脏，皆为根本，不可偏废，古人或谓补脾不如补肾者，以命门之火，可生脾土也。或谓补肾不如补脾者，以饮食之精，自能下注于肾也。须知脾弱而肾不虚者，则补脾为要，肾弱而脾不虚者，则补肾为先，若脾肾两虚，则并补之。药既补矣，更加调摄有方，斯为善道。谚有之曰：药补不如食补。"这些论述说明了食物的补养与脾肾关系密切，在理虚中首先调补脾肾，调补脾肾应从食养入手，在食补少效或无效的情况下，再来考虑用药物理虚，这就是药补不如食补之理。

在《医学心悟》中程氏还提出："我则曰：食补不如精补，精补不如神补。节饮食，惜精神，用药得宜，病有不痊焉者寡矣！"说明精神调摄比用饮食、药物理虚更重要。书中"保生四要"中说："惜精神：人之有生，惟精与神。精神不敝，四体长春。嗟！彼昧者，不爱其身，多言损气，喜事劳心。或因名利，朝夕热中，神出于舍，舍则已空。两肾之中，名曰命门，阴阳相抱，互为其根，根本无亏，可以长生。午、未二月，金水俱伤，隔房独宿，体质轻强。亥、子、丑月，阳气潜藏，君子固密，以养微阳，金石热药，切不可尝。积精全神，寿考弥长。"这里告诉我们补精、神比食补还重要，而在补精、神中，补神比补精更重要。这里所说之精包括精微和精气，精气是指人体五脏六腑之精气，尤其是肾精；精微是指水谷精微，即人体所需要的营养物质。这里所说之神包括神气与情志，神气是指元神之气，如脉之有神与无神；情志是指人的精神活动，如七情之变，即喜、怒、思、忧、悲、恐、惊的变化。从理虚的角度，主要是要做到神志的愉悦，用一个字来概括，即"乐"，做到事事、时时、处处、天天快乐，每天有个好心情，是使心情、神志、精神完全放松、舒畅、欢欣鼓舞、和谐相处的一种健康状况。不要为名利而朝夕热衷，耿耿于怀，要做到"四乐"，即以苦为乐、知足常乐、助人为乐、自得其乐，只有这样才能积精全神。反之，如七情致病，神志不宁，则任何补药、补食都无济于事。如过思伤脾，脾伤气弱，健运失职，水谷不化，营养匮乏，五脏俱损，不仅进食困难，即使勉强进食，亦难消化吸收，所以食补还不如神补。只有保持好的精神状态，食补、药补才能发挥理虚的效果。

三、先祛其实，后补其虚

张从正《儒门事亲》在"汗下吐三法该尽治病诠"中说："人身不过表里，气血不过虚实。表实者里必虚，里实者表必虚；经实者络必虚，络实者经必虚，病之常也。良工之治病者，先治其实，后治其虚，亦有不治其虚时。"这里告诉我们人体分表与里，表为肌肤和肌肉，里为脏腑和经络，人体表里之组织器官全赖气血之濡养，气血的病变主要是虚实之变化，实为邪气实，虚为正气虚，表有实邪，里气必虚，里有实邪，表气必虚；经浅络深，经有实邪，络脉必虚，络有实邪，经脉必虚，这是疾病变化的常规。医术高超的医生治病，首先是祛其邪实，然后再去理虚，也有的根本不去理虚，这就是邪去正自安，或祛邪以扶正之治法。

先人的经验告诉我们，理虚治病，若非纯虚之病证，应先祛邪实，然后才能理虚。在临床上常见虚实并兼，或虚中夹实，或实中夹虚，如咳喘之证，常见咳嗽气喘，胸闷痰壅，自汗不止，面色不泽，时寒时热，畏风怕冷，舌淡而水滑，脉濡缓无力，此为肺阳虚衰，痰浊内阻之咳喘证。在治疗方法上，首先要祛其痰浊，只有痰浊去，气道才能通畅，肺气才能正常宣降，咳嗽气喘，胸闷痰壅诸症才会消除，一般常用三子养亲汤合旋覆代赭汤加浮海石、青礞石等，有很好的疗效；在邪去之后，才能理虚，理虚重在温肺散寒，益气固表，常用玉屏风散合桂枝汤加茯苓、泽泻等，有补虚益气之功。若反而行之，先补其虚，后祛其邪，则胶柱鼓瑟，痰浊胶滞，气道壅塞，气喘咳嗽更甚，胸闷不能平卧，形成虚虚实实之征象，此不懂虚实补泻先后之误也，笔者临床时有所见。

临床上纯虚无邪之证少见，若久病不愈，或大病、重病之后正气衰败，正邪交争不烈，且邪气不盛之时，可先补其虚，以扶助正气，这时需详察正邪之盛衰，权衡利弊，在扶正补虚时只能一时，需时时观察邪之盛衰。如临床上我们碰到支气管扩张大咯血，咯血盈盆，气息奄奄，气随血脱，这时当大补元气，回阳救脱，急宜用高丽参 1 支（10～15g）煎服，以大补元气，补气摄血，则血渐止而气渐复。这就是补虚救脱的常用方法，这种补法我们称为峻补法。遇见虚脱或极虚之候，即使有邪亦需先理虚，顾元气的存无，大补元气，挽救垂危，这是普遍性中的特殊性，也是理虚原则。若正气来复，邪气尚在，当需虚实并治，即扶正与祛邪并行，或以扶正为主，佐以祛邪，或以祛邪为主，佐以扶正；就气随血脱之候，用人参峻补元气之后，血止神清，但胸闷痰阻，咳喘未平，或痰中带血，时有潮热，这时需在扶正的同时，时时祛其邪气，即在补肺润肺的基础上加清热化痰、凉血解毒之品，常用百合固金汤合黛蛤散以善后调理。

四、虚不受补，重在调理

虚劳损弱反映了人体正气虚衰，尤其是脏腑功能的衰退，在脏腑中以脾肾两脏为虚损的根本，所以前辈医家提出了"补脾不如补肾"（孙思邈）和"补肾不如补脾"（许叔微）的不同见解。而后清代程国彭认为："脾肾两脏，皆为根本，不可偏废，古人或谓补脾不如补肾者，以命门之火，可生脾土也。或谓补肾不如补脾者，以饮食之精，自能下注于肾也。"明代李士材认为："独举脾肾者，水为万物之元，土为万物之母，二脏安和，一身皆治，百疾不生。"这些古人的见解告诉我们，理虚中需注重脾肾两脏的功能。脾为后天之本，主要功能是主运化，升清，统摄血液；在这些功能中以主运化为重中之重，所谓主运化是指脾有主管消化饮食和运输水谷精微的功能。只有脾气健运，也就是脾主运化的功能正常，则饮食水谷精微的消化、吸收、运输的功能才能旺盛；反之，若脾不健运，消化、吸收、运输饮食水谷精微的功能失职，则会引起腹胀、纳呆、便溏、倦怠、消瘦等症。因此，在人体整体衰弱的情况下，脾的运化功能也相应衰退，这时若用补剂理虚，往往会出现虚不受补的状况，尤其是大剂、重剂、峻补之剂、大补之剂更不能接受。已故著名医家魏长春说："安身之本必资于食，衰弱久病重在护胃。"由此可知，对虚证需注意脾胃的功能，在一般情况下，脾胃功能衰退，受纳有碍，须知护胃为第一要务，因此，不要急于进补，尤其是药补。如阴虚血亏者，不能用大剂熟地黄及以熟地黄为主的制剂，如六味地黄丸、大补阴丸、左归丸（饮）、右归丸（饮）；阳虚气弱者，不能用重剂人参及以人参为主的制剂，如四君子汤、生脉散、人参蛤蚧散。滋阴补血之品，味厚而重浊，食之碍胃，若有邪气，常胶结为患，不仅起不到补益的效果，反而加重病情，可以出现不进饮食，胃脘胀满，腹痛腹泻，舌苔浊腻，口苦拒食等；而助阳益气之品，气味升散，性温而热，服之易助邪耗气，常会引起腹胀、气壅、胸闷、烦躁，甚或发热。由此可见，虚不受补，主要是与脾运化功能有关，但与肾的关系也很大。

肾为先天之本，其主要功能是藏精、主水、纳气。《黄帝内经》认为，肾受五脏六腑之精而藏之。肾精化气，即化生肾气，它由肾阳蒸化肾阴而产生，肾阴、肾阳又都以肾精为物质基础，所以肾精包含肾阳、肾阴，肾阳又称元阳、真阳，是人体阳气的根本，对各脏腑组织起着温煦、生化的作用；肾阴又称元阴、真阴，是人体阴液的根本，对各脏腑组织起着濡润、滋养的作用。肾中阴阳犹如水火，故前人又谓"肾为水火之宅"，或称"肾为水火之脏"。《医宗必读》中说："肾兼水火，肾安则水不夹肝上泛而凌土湿，火能益土运行而化精微，故肾安而脾愈安也。"《医学心悟》中说："古人或谓补脾不如补肾者，以命门之火，可生脾土也。"由此可见，脾肾两脏是互相依存的。肾精属阴，肾气属阳，故也可称肾精为肾阴，肾气为肾阳，肾阴、肾阳是人之根本，以维持正常的生理平衡。虚证常累及肾，尤其是久病、重病多见肾虚，若进大剂补虚之品，必然要造成吸收、消化的障碍，肾阳衰微，命门之火不能温煦脾土，其他脏腑也不能发挥正常功能，进补之品不但起不到补虚作用，反而成为人体中的累赘，若不去除，也可成为新的病邪。所以虚不受补是医、患必须认识的一条原则。那虚证又如何处理呢？唯一的方法就是调理，这也是理虚的意义所在。

调理虚证的目的是使"虚不受补"变成"虚能受补"，在具体操作上大有讲究，主要有以下内容可供我们参考。

1. 在理虚中要重视饮食调养

选择一些药食兼优之品补养人体，如气虚甚者可给山药粥、山药汤，或红枣汤、红枣粥；血虚甚者可给龙眼汤、龙眼羹，或枸杞子茶、枸杞子粥。也要了解病人的喜好，满足其相应的食物，若病人素来喜甜饮食，就多给其甜味食品，如肺阴虚者多吃梨、橘、甜杏仁，脾气虚者多吃枣、饴糖；若喜酸者，就多给酸味食品，如胃阴不足者多吃梅、杏子、草莓，肝阴虚者多吃木瓜、猕猴桃、山楂等。对病人的饮食习惯也要有所了解，如有的喜素食，有的喜荤腥，有的喜食干食，有的常常吃粥，有的喜热食，有的要冷食等。这些在饮食调养时都应注意。

2. 在理虚中要重视脾胃功能

看病人是否有食欲，是否想吃平时喜欢的东西，尤其是平时嗜好的东西，如有的喜饮酒，病中往往不喜欢饮酒了，若其想酒喝，就要满足他，因为这是引食自救的现象，说明病在逐步好转。再要看病人的舌苔，苔薄白、质淡红，说明有胃气，能饮食。在饮食中要以容易消化的食物为主，首先要选择健脾和胃之品，如粳米、莲子、山药、芡实、薏苡仁等。在制作上以粥、羹、糊、汤等流质或半流质为主。在服用时宜温服为好，太热太冷皆不利于脾胃；服后可摩脘腹少时，以助其运化之力。

3. 在理虚中要注意开阖灵通

《医学心悟》中说："天地之理，有开必有合，用药之机，有补必有泻，如补中汤用参芪，必用陈皮以开之；六味汤用熟地，即用泽泻以导之。古人用药，补正必兼泻邪，邪去则补自得力。"这里告诉我们，在治病、理虚中要注意补中有泻，补中有疏，补中有通，补中有散，不能硬补、呆补、强补，犹如宴席上在大鱼大肉、山珍海味等丰盛的菜肴中，需要配备咸菜、竹笋之类一样，使食之更鲜美、更营养、更全面。在理虚中也要懂得这个道理，注意开阖灵通有时显得非常重要。这与在日常生活中，每日丰盛菜肴容易吃腻，常常碍胃，需蔬菜、水果来调节一样，有谚曰："一日不吃青，眼里冒金星。"

4. 在理虚中要分辨轻重缓急

《医学心悟》中说："有当峻补者，有当缓补者，有当平补者。如极虚之人，垂危之病，非大剂汤液，不能挽回；予尝用参、附煎膏，日服数两，而救阳微将脱之证。又尝用参、麦煎膏，服至数两，而救津液将枯之证。亦有无力服参，而以芪、术代之者。随时处治，往往有功。"这里不但告诉我们补虚要注意缓急，同时还介绍了程氏的峻补经验，值得我们细细品味，尤其可贵的是介绍了对贫穷无钱买参而需参补者的替代方法，即用"芪、术代之者"的经验，至今仍有指导意义。其后，程氏还说："至于病邪未尽，元气虽虚，不任重补，则从容和缓以补之，相其机宜，循序渐进，脉症相安，渐为减药，谷肉果菜，食养尽之，以底于平康。其有体质素虚，别无大寒、大热之证，欲服丸散以葆真元者，则用平和之药，调理气血，不敢妄使偏僻之方，久而争胜，反有伤也。"这里告诉我们理虚要遵循"先治其实，后治其虚"的原则，对病邪未尽，正气虽虚者，主张"相其机宜，循序渐进"的从容和缓的补益方法，就是说要看适宜的时机进行理虚；主张饮食调养，渐渐减药，用平和的药物来调补气血。由此可见，程氏理虚非常慎重，慎之又慎，细致入微，这是我们值得借鉴的经验，也是十分宝贵的理虚思想。

五、分别真假，标本兼治

虚实真假之变，临床必须详察。前面我们已提到"大实有羸状，至虚有盛候"的特殊真假之象，然而较多见的假虚假实证是一些常见疾病中的假象，《仁仁斋医学笔记》中记载了"阴虚湿痹病似损，甘露消毒使康宁"的案例，曰："甘露消毒丹，为叶天士方，见《温热经纬》。具有化浊利湿、清热解毒的作用。张禾芬太夫子尝用于阴虚体质的湿痹证，其证邪不外达，日久留于经隧，状似损怯，微寒微热，汗出不解，面容萎黄，脉沉弦细数，舌质红，苔白黏满铺。用清热药，低热不退；以滋养补剂治之，则伏湿之邪益固；用表剂发汗，则正气徒耗。乃体虚邪恋，湿邪无力外达之候。以此丹为主，佐清淡养阴、和胃通络之品，如桑枝、白茅根、大豆黄卷、忍冬藤之类煎汁送服，汤丸并进，缓治自愈。"分析这个案例，其症若劳损之证，然而透过表象看本质，为体虚邪恋，湿邪未清之证，用甘露消毒丹化浊利湿，清热解毒，缓治而愈。以祛邪为主，用清轻疏透之品，托邪外达，而病得愈。若作损怯之证治之，则湿邪留恋不去，胶结为患，加重病情。在处方用药中，稍佐养阴利湿之品如白茅根、大豆黄卷之属，做到标本兼治。

如何识别真假，做到标本兼治？除察舌按脉外，《魏长春临证经验集》中有"按摸虚里穴，可辨体虚实"的记载，曰："《素问·平人气象论》曰：'胃之大络，名曰虚里，贯膈络肺，出于左乳下，其动应手，脉宗气也，乳之下，其动应衣，宗气泄也。'清·魏玉璜的《续名医类案·虚损》中介绍吴厚先治薛氏子，吐血止后，忽患心跳振衣。指出此心跳，乃虚里之动也。凡患肾虚劳怯者，多见此症。按曰：凡治小儿，不论诸证，宜先揣此穴（即虚里穴），若跳动甚者，不可攻伐，以其先天不足故也，此千古未泄之秘也，珍之贵之（王孟英集魏氏按语辑成《柳洲医话》中亦予刊入）。"魏长春通过学习，以及日本丹波元简按诊法的启迪，在临床中体会到：按摸虚里穴，对疾病虚实的诊断很有帮助，虚里脉动应衣，为宗气外泄失藏之象，凡跳跃剧烈者，是根本不足之虚证，非肾亏即胃弱；反之，按摸虚里穴沉静，并见脉弱、舌淡者多为郁证或虚弱证；儿童或瘦弱之躯者，均宜先按摸虚里穴，若跳跃剧烈，需补气益阴，以防气液耗损。总之，用药需参合体质，做到既不恋邪，亦不伤正，达到鼓舞元气，祛邪外出，正复邪去，整体康复的目的。

久病、重病或长期卧病在床的虚劳怯弱之病证，若见病人红光满面，多言多语，喜食多食，要见亲人，有的甚至要外出看看外面的人事，其精神异常兴奋，其行为与前大相径庭，这时需详细观察病情，尤其是脉、舌的变化，以知其虚实真假，防止真虚假实的误诊，这在临床上往往是一种假象，并非是病在好转，也非正气来复，而多是残烛复明之危症，因此，要注意病的剧变，多从真虚考虑，要做峻补的准备，以挽救垂危。在临床中，脉诊是辨别真假虚实的重要手段，几千年来历代医家都非常重视，它反映疾病的轻重、缓急、安危、生死的转归。古人有言"多诊识脉，屡用达药"。只有多诊，通过临床上无数次的实践，才能认识脉象的真谛；只有屡用，通过反复的临床应用，才能掌握药性，使方药成为自己惯用、善用的达药（达药即能达到预期疗效的方药）。如魏长春经验：久病无神而倦怠，虽见缓脉是败象。《三指禅脉诀》中称，缓脉为无病之脉，最佳；诸病见此，则无危险。但在临床实践中，常遇久病精神衰弱，胃纳日减者，其脉虽见和缓，多致不起。而《慎柔五书》也说："久病之人，脉大小、洪细、沉浮、弦滑，或寸浮尺沉，或尺浮寸沉，但有病脉，反属可治。如久病浮中沉俱见和缓体倦者决死。"魏氏的经验对我们来说诚属宝贵！因为缓脉的表现，许多医家认为这是无险象的佳脉，而魏氏从实践中告诉我们缓脉有时候是久病、虚败欲绝的表现，这种假象值得关注。由此可见，要分辨虚实真假，脉诊是很重要的。

舌诊也是区分虚实真假的重要诊断方法。如在《仁仁斋医学笔记》中介绍的经验，曰："舌绛无津，虽以阴虚血热为多，但亦有因痰闭气阻，津液不能上升所致者，此时须问明胸脘是宽是闷，头脑清爽抑晕胀，二便是否通调，方可确定诊断。舌赤起光亮，形似镜照面者，为镜面舌，多属危急病症。外感病见此，多系平素阴虚血热体质，邪入于血分之象，须急进大剂清解凉血之品；若系内伤噎膈、反胃，或肝硬化腹水等病，则是真气暴露、阴液涸竭之危象……舌苔中黑苔，有寒热之别，苔灰黑而质红润泽不紫赤者，为虚寒之症；若舌胖大则是脾寒，舌圆短的则属肾虚。若苔焦黑起刺而质深红干燥、缺乏津液者，为热证。"

六、同物相求，同气相聚

虚证，有功能性虚损和器质性虚损之分。脏腑的正常功能衰退，如脾胃运化功能衰弱，会出现食欲不振，四肢无力，大便不化，时溏时硬，舌淡无华，脉弱无力等症，这是脾气虚弱的表现。脏腑的器质性虚损，如肾脏的实质性损伤，长期肾病不愈（肾炎及肾病综合征等），导致其"主水"的功能障碍，会出现全身水肿，小便不通，甚则呼吸困难，危及生命。所以，在理虚时要分辨其是何种虚损，并采取相应的理虚方法，就一般而言，器质性虚损比功能性虚损辨证难、病情重、治疗复杂、预后不佳，而器质性虚损与功能性虚损又是相互依存、促进、转化的。由于这种复杂、多变的状态，故在治疗方法上就要有一个原则，即做到"同物相求，同气相聚"，是器质性虚损的要修补虚损的有形之物质，是功能性虚损的要增强虚损的无形之气（即功能活动）。只有这样，才能有针对性、有目的地靶向理虚。如何做到靶向理虚，大致有以下三方面。

1. 整体观理虚

整体观包括两重含义：一是人与自然是一个统一的整体；二是人是一个统一的整体，有诸内必形于外。在理虚上就要体现这样的观念，做到同物相求，如冬主收藏，"冬不藏精，春必病温"，所以冬天要补肾补精。《素问·四气调神大论》有专篇关于四季养生的记载，天地自然与之相应，冬季有许多补肾益精之品可供我们选用，如人参、熟地黄、枸杞子、女贞子、沙参、西洋参、何首乌等，这些补益之品是大自然赐予我们的，我们要珍惜、利用它们，为我们防病、治病、保健、养生服务。

人是内外相应的整体，五脏六腑通过经络把五官九窍联系成一体，中医学用阴阳五行学说有条理地把它们联结起来，来指导我们认识疾病、治疗疾病。如五脏中的肝、心、脾、肺、肾，相应的是木、火、土、金、水，其联络方式：木－肝－胆－筋－目－怒（在外的神志），火－心－小肠－脉－舌－喜，土－脾－胃－肉－口－思，金－肺－大肠－皮毛－鼻－悲忧，水－肾－膀胱－骨－耳－恐惊。在临床上若肝血不足，肝阴匮乏，筋脉拘急，常有腓肠肌痉挛，西医多认为缺钙，但补钙往往不效，这时需用酸甘化阴，以养血柔肝之品调补，如芍药甘草汤（芍药 30g，甘草 5g）；我常用木瓜（用宣木瓜或淳木瓜，非广东的番木瓜）30g、冰糖 10～20g 同炖喝汤，一般 3～5 剂见效。这里说明筋脉之病与肝有关，肝阴不足，筋脉失养，需要用酸甘化阴之品补之，这酸甘之品是大自然赐给我们的，在自然界又是如何用五行来联系的呢？请看：五味，木－酸、火－苦、土－甘、金－辛、水－咸；五色，木－青、火－赤、土－黄、金－白、水－黑；五季，木－春、火－夏、土－长夏、金－秋、水－冬；五气，木－风、火－暑、土－湿、金－燥、水－寒；五化，木－生、火－长、土－化、金－收、水－藏；五方，木－东、火－南、土－中、金－西、水－北。人体五行归属与自然界五行归属是紧密地联系在一起的，这也就是天人合一的整体观。如春天大地复苏，万物以荣，一片青青，肝木升发，风邪得胜，多患筋病，结果色青，其味多酸，常治肝病，如青皮、青蒿、青葙子、青梅、青木香、青防风、青橘叶等，皆是治疗肝病的良药。五味、五色入五脏，以补益五脏之虚，这就体现整体观理虚的重要性。

2. 同物观理虚

同物观，主要指相同形质来理虚，其包含两种意思，一是同质，二是同形。人是动物的一种，又称高级动物，与一般动物的最大区别是：人，能直立行走，会劳动，能创造世界，改造世界。但与一般动物相同的是有血有肉，能活动，有生命。一般认为人与动物是一类，植物是另一类，所以认为人与动物是同质的。同质理虚，就是当人体虚损时，要选择同质的东西来调补，具体地说，要用"血肉有情之品"即动物的血肉之躯来调补人的身躯。如病人气血两虚，面色苍白，四肢无力，头晕目眩，舌淡无华，脉沉细无力，首先要用动物药来补气养血，如以猪、羊、牛、鸡、鹅等血、肉服食，或禽蛋、胚胎、胎盘、乳类等也是极好的滋补食品。在临床上有用动物胎盘制成的各种滋补品和保健品，中药中的紫河车就是人胎盘，有大补精血之功。在动物药的应用中，有许多是胃虚用猪肚（即猪胃）、腰痛用猪腰（即猪肾）、脚弱无力用牛蹄筋等。这说明在同物理虚中，要注意同形理虚。

同形理虚，就是以动物的各个部分补益人体的相应部分，即用头补头，用身补身，用脚补脚，用脑补脑，用眼补眼，用筋补筋，用骨补骨等，这在动物药的应用中非常普遍。如肾虚阳痿，作强无能，或举而不坚，精冷不育，腰酸背痛，或早泄阴冷，性欲减退等，治宜补肾益精，温肾壮阳，常用动物的生殖器官入药，如海狗肾、鹿鞭、狗鞭、牛鞭等所谓的鞭药，这些动物鞭药对应补益人之肾精和肾阳，有明显的补肾壮阳，兴奋性神经，提高性欲和性功能的作用；又如小孩多吃动物脑髓，如鱼头、猪脑、牛脑、家禽的头脑，有补脑生髓、增强记忆、益智聪明的作用。动物如此，植物也如此，上部之虚用植物上部，下部之虚用植物下部，籽能补籽，藤能通络，心能清心等。

3. 同气观理虚

《黄帝内经》中说："形不足者，温之以气；精不足者，补之以味。"气属阳，天给人以五气；精属阴，地给人以五味。《医学启源》中说："夫药有寒、热、温、凉之性，有酸、苦、甘、辛、咸、淡之味，各有所能。夫药之气、味不必同，凡同气之物，必有诸味，同味之物，必有诸气，互相气味，各有厚薄性用不等。"这里告诉我们，药物有寒、热、温、凉（平）四气，有酸、苦、甘、辛、咸（淡）五味，这是中药的四气五味，即称为药性。中医的"气"概念广而复杂，有指功能的，如脏气、经气等；有指物质的，如精气、水谷之气等；在中药学上有四气，即指药的特性，也就是药物的基本功能。同气观理虚，就是根据人体的阴阳、气血、脏腑、经络、津液、表里之虚，选择相应的补益物质，以恢复正常的生理功能。同气之物，必有诸味，同味之物，必有诸气。比如同是寒性之物，而有不同的味，诸如生地黄、麦冬甘寒，石膏、薄荷辛寒，黄连、龙胆草苦寒，芒硝、犀牛角咸寒，明矾、凌霄花酸寒。同是甘味之物，而有不同之气（即药性），诸如西洋参、石斛甘寒，熟地黄、当归甘温，女贞子、百合甘凉，肉桂、丁香甘热，甘草、山药甘平。

在理虚时应用不同气、味的药物以调理相应的虚证，具体在《素问·阴阳应象大论》《素问·至真要大论》《素问·脏气法时论》有载，现简述如下：论中说，味为阴，味厚为纯阴，味薄为阴中之阳；气为阳，气厚为纯阳，气薄为阳中之阴。味厚则泄，薄则通，气厚则发热，气薄则发泄。又说，辛甘发散为阳，酸苦涌泄为阴，咸味涌泄为阴，淡味渗泄为阳。凡此之味各有所能，然辛能散结润燥，苦能燥湿软坚，咸能软坚，酸能收缓，甘能缓急，淡能利窍。故经中说，肝苦急，急食甘以缓之；心苦缓，急食酸以收之；脾苦湿，急食苦以燥之；肺苦气上逆，急食苦以泄之；肾苦燥，急食辛以润之。经中又说，肝欲散，急食辛以散之，用辛补之，酸泻之；心欲软，急食咸以软之，用咸补之，甘泻之；脾欲缓，急食甘以缓之，以甘补之，以苦泻之；肺欲收，急食酸以收之，以酸补之，以辛泻之；肾欲坚，急食苦以坚之，以苦补之，以咸泻之。凡此者，是明其味之用也。若用其味，必明其味之可否；若用其气，必明其气之所宜。如临床上能懂得和应用五脏的苦欲补泻理论，对理虚会有新的认识，现举《汤液本草》中的记载，曰："肝苦急，急食甘以缓之，甘草；欲散，急食辛以散之，川芎。以辛补之，细辛；以酸泻之，芍药。虚以生姜、陈皮之类补之。经曰：虚则补其母。水能生木，肾乃肝之母。肾，水也。苦以补肾，熟地黄、黄柏是矣。如无他证，钱氏地黄丸主之。实则白芍药泻之。如无他证，钱氏泻青丸主之。实则泻其子，心乃肝之子，以甘草泻心。"其他心、脾、肺、肾均有记载，可以参阅，并指导我们五脏理虚。

七、引物自救，随其所愿

《冯氏锦囊秘录》中说："脏各有神，凡酷嗜一物，皆其脏神所欲。斯脏之精气不足，则求助斯味以自救。如妊妇肝肾不足，则嗜酸咸。老人精血亏，则嗜肉食。故凡病人所嗜之物，只可节之，不可绝之。若久药厌烦，可缓之病，不妨暂停药饵，调进所嗜之味，胃气一旺，便可长养精神；若病势不能勿药者，则宜冲和之药味，易于入口，勿伤胃气。设不知此，而绝其脏神所嗜之食，强其胃气所伤之药，胃气既伤，化源绝灭，而欲病退神安者，难矣！"这里告诉我们，每一脏器都有它所最需要的东西，这是它们正常生理活动的物质基础，如果脏器的精气不足时，就常常用这种物质，以自己救助自己。如妊娠妇女，肝肾不足，则喜吃酸咸之物，因酸入肝，咸入肾也；老年人精血不足，则喜吃肉类之物，因血肉有情之品可补之。所以凡是病人所喜欢或喜爱之物，只能节制它，不能禁绝它。如果服药日久而使病人厌恶烦恼，若是慢性病，则可暂时停止服药，而以病人所喜欢的食物来调理，这样做既能使胃气兴旺又可长养精神。如果病人尚能服药，则用平和之品调养，使之易于入口而不伤脾胃。假如不知道这些道理，而禁绝其所喜欢之物，硬要服食伤胃之药，这样胃气受伤，生化之源灭绝，要病愈而精神安和是不可能的。这就是"引物自救，随其所愿"的基本思想。

在《仁仁斋医学笔记》中也体现出十分重视病人的这种"引物自救，随其所愿"的理虚原则，书中说："临病人问其所便，明爱恶则知宜忌。古人云：'临病人问所便。'慢性疾病如果病人服药已久，而未能见效者，此时应了解病人平时的饮食所好，如果这些喜爱的食品对有病之体没有妨碍，或不会产生较大的影响，就应酌情放松忌口，让其诱开胃口，促进食欲增强。如水肿病人忌盐已久，可适当略进些咸味；湿热病人久忌荤腥，可略吃一些鲜味等。往往放松忌口以后，由于食欲增进，营养增进，抵抗力增强，而使疾病好转；倘若一味强调忌口，反会影响病体的早日康复。"我们在临床上，对老年人（65岁以上）理虚或治疗其他疾病时，也强调这个原则：即使需忌口或禁食某一种食物，也一律去除，皆开禁，不忌。尤其是一些目前认为的不治之症、难治之病，或久病垂危之病人，主张随其所愿，他（她）想吃什么给什么，而且嘱其多想想要吃的东西，及时告诉我们，及时满足需要，只有这样才能使虚损之体得到其真正所需要的物质，达到及时康复的目的。我曾治一高血压、高血脂、糖尿病病人，年高 86 岁，过去在饮食服务有限公司工作，喜食红烧猪蹄，并要加冰糖同炖。退休后，经医院查验有三高症，禁食此类食物，还需要低糖、低脂、低盐饮食，二十几年如一日。近年消瘦严重，精神不佳，乏力少动，步履维艰，也不想吃食。家人甚为担心，于是陪同前来就诊。问及是否想吃冰糖炖的红烧猪蹄时，他精神忽然开朗，并说："二十几年没有进嘴了，身体有毛病不能吃啊！当然想的……"诊其脉濡缓无力，舌红而干少苔，二便畅顺，肌肤干燥，说话无力。我沉思片刻，决定开禁，告其家人，即刻回家，为其烧冰糖红烧猪蹄一只，如何制作由患者指导。暂不服药，以观后效。翌日，其女来医院说："比吃药还灵，病好了许多……"我告之：原来的药（西药）照常服用，并开一方五味异功散（党参、白术、茯苓、炙甘草、陈皮）；并嘱，红烧猪蹄适当服食，一般他真的很想吃时吃，最多一只，做到有节而不禁，如每个月吃 3～5 次，以满足其愿。经过这样调理之后，现康复如初，家人不仅满意而且也放心了。

还有一些长期患多种疾病的病人，每次要吃一大把药，有中药、西药，有汤药、成药，日久胃肠不适，有的见药欲吐，或入口恶心，甚至会导致头晕、呕吐，对这种情况要引起重视，不能无所谓，或强制服药，而要顺其意，导其苦。首先要暂停服药，以恢复其胃气，再进一步用精神疏导，然后用食养调理，如莲子、红枣、山药、薏苡仁、龙眼、荔枝、茯苓、芡实与粳米或糯米炖粥调理，只有这样，服药之后才能发挥药效，否则，违其意则逆乱，使病加重，身体更虚。临床上我曾遇一病人，年近 30 岁一男子，身体修长，面色苍白，胃下垂有两三年，胃纳不佳，四肢无力，一直服补中益气丸，小效，因丸剂难以消化，前来要求改服汤剂，以补中益气汤加味（原方加枳壳）5剂。服后，很不舒服，时有欲吐之感，服第3剂出现药后即吐，于是拿余药前来咨询，查看药味，没有问题。我细细思索，可能是升麻之故，一是升提太过，胃气上逆；二是升麻性寒，寒凉太过。我决定拣去方中升麻，并嘱加红枣10枚，再服。之后，不但不吐，且服后舒服，病有减轻。所以，在理虚时还要考虑多种因素，要尊重病人，要相信病人，不能责怪病人，要多从医生本身去查找问题。

八、非药理虚，不可忽视

用药物、食物来理虚，这是本书的重点内容，毋庸置疑。然而不用药物、食物来理虚，在医患中有许多经验和方法，值得我们去学习和应用，故不可忽视，而要重视它。非药理虚要提倡、推介，因为它不用药、食，节约费用，便于推广，病人乐于接受，又取法自然，大多数来自民间百姓，有丰富经验，悠久历史，便于操作，大多数是简、便、验、廉的方法。现简单介绍实用、有效的几种方法，以供参考。

1.“动、静、乐、寿”来理虚

体弱多病者，除了必要的补益药、食外，做好“动、静、乐、寿”四字的保养，对理虚有很大帮助。这四字原是养生之道，可以说是诸多养生方法的高度概括和升华。动，是与静相对的，改变原来的位置和状态谓之动。动，一般指运动，人体运动主要是体育运动，还包括劳动，以及各种有益健康的活动，人们要健康长寿，要强健身体，必须参加、坚持运动，因为运动对人体的智力、情绪、意志、器官、各个系统都有保健作用。"生命在于运动"这一最朴素的真理和永不过时的口号是我们健康防病的保证。运动通过锻炼运动器官，增强功能活动；适量运动能增强心肌力量，预防心脏疾病；任何运动都是在神经系统的支配和调节下进行的，故能调节神经系统，加强心脑功能；同时，运动对消化系统、呼吸系统也有增强功能的作用，所以虚劳损弱者进行适当、适量的运动能达到理虚的效果。如步行运动，适合所有慢性病病人采用，只要注意量力而行，对身体健康都有好处，值得提倡。静，是相对的，是静止、平静状态，没有声响，不动休止，为物质运动的特殊形式。人要摄生保健，"养静为摄生首务"（清·养生家曹庭栋语），人的精神首贵静养，则气血得以安宁，心乱则百病生，心静则万病去，静能保神蓄精，精足则神气旺，静能节欲安神，神安则身安，因此要理虚必先安神，安神之宝就是静养。乐，就是快乐，是心情、神志、精神上完全放松、舒畅、欢欣、鼓舞、和谐的一种健康状态。要使人能有病早愈，无病健康，心理上、心灵上的快乐是非常重要的，"快乐每一天"是健康的根本标志，具体地说，是心灵与精神上的健康标志。快乐能调畅气血和经络，喜乐之情能克制七情之害，七情是指喜（过喜）、怒、思、忧、悲、恐、惊，这七情之变只能用喜乐之情来克制。我们在治疗上有一句话是"药治不如食治，食治不如神治"，就是说神治为第一治则，神治具体是指精神上的快乐是治疗疾病的首要方法，只有在快乐的心情下，才能使药治、食治发挥作用，否则任何灵丹妙药、山珍海味都不能起作用。寿，泛指寿命，即人的生长年龄。寿命长短与父母的遗传因素、自然环境、医疗保健、生活方式、医疗救治有密切关系，如何认识人的寿命，这对人的健康很有影响，尤其是老年人，对寿的认知度很低，每天怕死，非常紧张，结果适得其反，造成重重的精神压力，促使人体免疫力急剧低下，致使疾病乘虚而入，结果使其无病得病，有病加重，促使短命。对寿命长短应有正确的认知：①生老病死，人生之常，不要去听信、追求、寻觅或吃"长生不老药"。②尽终天年，快乐人生，要快乐对待每一天，天天都有好心情。③珍惜生命，重在自然，人生活在地球上是一种幸运，一个人的生死只有一次，21世纪科学研究的重点是"人类生存战略"，我们的国家一切都是以人为本，做到人的生命为第一，同时要顺应自然，顺其自然，要按照客观规律来办事，"不求长寿，自然长寿"。④懂得"死而不亡曰寿"的道家对长寿下的定义，就是"寿与天齐，造福后人"，意思是他们的身躯虽然消失，但他们的精神、功勋、功德、学说、经验永远造福、教育、激励后人。⑤安贫乐道，无欲无求，保晚节，仁者寿。人年过60岁之后，退休、离休，人就进入老年期，过去的辛劳和生活工作上的甜酸苦辣都要忘却，用健康的心态做到安贫乐道，不追求物质生活上的享受，安于清贫，不贪吃、财、欲，保持晚节，仁者长寿。

"动、静、乐、寿"是养生保健、非药养生的基本原则，同时也可作为理虚的基本原则，因虚损之体若能按此理虚，不仅强身健体，而且能防病疗疾，则何虚之有！

2."动、静、乐、寿"法众多

动、静、乐、寿作为理虚的非药疗法，在日常生活中，可操作的方法很多，其效果也很好，现推介几种如下。

（1）林间休养法

树林是"吸尘器"，能净化空气，又是"防疫员"，能杀灭病菌，还是"除噪器"能消除噪声，因此，它是养病理虚的好地方。在20世纪70年代，我曾遇一位患肺结核的老人，年近七旬，长期用抗结核病的药治疗，不见好转，后来，他带了日常生活用品移居到山区林间生活，并带了一些营养补品，不用抗结核的西药，一年后下山复查，病竟痊愈。由此可见，这种非药休养法是理虚的好方法，也是一种静养方法，是以静为主、动静结合的方法。

（2）钓鱼静养法

体弱多病之人，若有钓鱼的兴趣爱好，可在河、江、湖、塘、溪、池及水库边垂钓，这些钓鱼之地空气清新，野草葱茏，偶尔听到几声清脆悦耳的鸟鸣，可驱散我们心中无数的忧郁，对高血压、肺结核、神经衰弱、老年慢性支气管炎等有很好的辅助治疗作用。垂钓是手、脑、眼配合，动静结合的一种有益健康的活动，能消除疲劳，增强体质，防治疾病，是调理虚损的好方法。

（3）花卉怡情法

花卉是天然的"保健医生"。其色、香、姿、韵对人类的健康起着重要作用，清·吴师机著《外治医说》，其中说："看花解郁，听曲消愁，此外治之理，即内治之理也。"说明花卉能治病，如：菊花，清肝明目；牡丹，凉血活血；月季花，调经活血；金银花，清热解毒；桂花，温中和胃等。同时其色、香不但能直接药用，其姿、韵还能调节情志，人见到花卉就会特别兴奋，逢年过节，婚庆喜事，花卉是不可或缺的。种花养草是一种轻松愉快的劳动，是有益健康的活动；观赏花草，花前月下，静静品茗赏月，是静中有动的情趣活动，对人体健康、防病疗养有很好的作用。

（4）书画怡养法

书画，既是艺术又能健身，它需运用手、腕、臂、脑之力，如同练功一样，刚柔结合，弛张有序，动中有静。通过书画锻炼，能调节情志，净化心灵，使精神、体质都得到健康。因此，年老体弱者可学习书画。各地都有老年大学，大都开办书画培训班，可去参加学习。许多人通过学习书画，不仅学到技巧，而且精神面貌焕然一新，身体更健康了，生活更充实了。

（5）音乐欣赏法

欣赏音乐，倾听清脆悦耳、婉转悠扬的音乐，可使血压下降，血脉流畅，使许多心脑血管疾病得到缓解，精神更充沛，精力更充足。人的大脑分左右两个，右为语言脑，左为音乐脑，音乐家比其他人多用音乐脑，因此他们情绪活跃，精神健康。欣赏健康悦耳的音乐，能得到特殊的营养，增加生活情趣，使虚者健，弱者强。

以上举例了常见实用，符合"动、静、乐、寿"养生原则的非药理虚方法；除此之外，还有游览名山大川法、日光熙照法、捏脊按摩法、梳理抓爬法、笑口常开法等，这里不做一一介绍。总之，我们在理虚时，不要一味相信和应用药治，而要重视非药理虚，提倡非药理虚，这亦是理虚原则之一。

第三章 理虚方法

中医对疾病（包括大量虚性疾病）的辨证方法比较灵活，目前尚缺乏标准化、规范化、定量化的科学方法。根据中医学理论知识，并结合中医临床经验，理虚方法一般采用辨证理虚、病证理虚、症状理虚三个方面。辨证理虚主要介绍阳虚证、阴虚证、气虚证、血虚证、津液亏虚证及五脏六腑之虚证；病证理虚主要介绍内科病证、妇科病证、儿科病证中的各类虚证；症状理虚主要介绍临床上比较突出又比较独立的一些虚性症状，如乏力、脑鸣等各种症状。

一、辨证理虚

辨证理虚是指通过分析、辨别证候的不同来调理虚损劳弱之证。所谓证候，是综合分析了各种症状，对疾病处于一定阶段的病因、病位、病变性质及邪正双方力量对比等各方面情况的病理概括。因此，辨证理虚的过程实际上就是以脏腑、经络、病因、病机等基本理论为依据，对通过四诊（望、问、闻、切）所取得的症状、体征等临床资料进行综合分析，辨明其虚损的内在联系和各种病变间的相互关系，从而做出诊断和理虚的过程。

证候不同于症状，症状是通过望色、闻声（闻气味）、问症状、切脉（包括按诊）等手段，诊察疾病在外显现的各方面表现，从而为了解疾病的原因、性质及内部联系并为辨证论治提供第一线的、最原始的依据。如风寒表实证，这是一个证候；这个证候由若干症状综合分析而得到，常见症状：发热恶寒，头痛身疼，四肢酸楚，鼻塞流涕，项背强痛，脉浮而紧，舌淡苔薄白。这些症状经综合分析，其病因为外感风寒之邪，其病位在肌表和肺，其属表实证。

临床上从证候辨证理虚，一般有阳虚、阴虚、气虚、血虚、津液之虚、脏腑之虚、未病之虚、病后之虚等八大部分，现从症状、病机、治疗诸方面逐一介绍。

（一）阳虚证

阳虚证包括真阳不足、亡阳、脏腑阳虚，其中脏腑阳虚有肾阳虚、脾阳虚、肝阳虚、心阳虚、肺阳虚、脾肾阳虚、心肾阳虚之分。

1. 真阳不足

【症状】头晕目眩，自汗不止，畏寒怕冷，四肢厥冷，四末常清，喘咳身肿，阳痿精冷，足软无力，五更泄泻，脉弱无力重按微细，舌淡无华或苍白。

【辨证】头为诸阳之会，阳气虚衰，不能升达于头，故头晕目眩；阳气衰微，卫阳虚弱，不能固表，则自汗不止，畏寒怕冷；阳气不足，不能通达四肢，故四肢厥冷，甚则四末清冷；阳气不足，气血不行，心主血，肺主气，心血瘀阻，肺气上逆，则喘咳身肿；真阳出于肾，真阳衰微，阳痿精冷；真阳不足，火不生土，脾土无火，则五更泄泻；脾主四肢，肾主骨，脾肾阳虚，故足软无力；阳气衰弱，无力鼓舞气血，则脉弱而微细，不能充盈于舌，则舌淡无华或苍白。

【治则】扶阳益气，温肾散寒。

【方药】拯阳理劳汤（《医宗必读》）：党参 30g、黄芪 30g、白术 10g、当归 15g、肉桂 5g、五味子 5g、炙甘草 5g、陈皮 5g。若泄泻甚者，加诃子炭 10～30g；头晕目眩者，加川芎 15g、明天麻 10g；自汗不止者，加龙骨、牡蛎各 30g；喘咳身肿者，加葶苈子

10g（包煎）、桑白皮 30g；阳痿精冷者，加菟丝子 10g、枸杞子 15g，甚者，加海马 5g（研吞）。（药物剂量，根据我临床应用所定，为成人剂量，儿童酌减，可以参考，或请医生指导。下同）

【护养】

①避风寒，居室内。尤其是冬季需保暖增温，必要时用保暖器增温。

②吃一些温补食品。如狗肉、牛肉、羊肉、鹿肉、胡椒粉、龙眼肉、红枣等；也可服温性补胶（或补膏），如鹿角胶、鹿胎膏、龟鹿二仙膏、高丽参、参附膏（一般市上有售）等。

③候鸟式避寒。如冬季寒冷时段去温热带生活，北方的到南方去。如广东、海南、福建等地是冬季过冬避寒的好地方，真阳不足者每年 11 ～ 12 月就可去那里生活了。

2. 亡阳

【症状】 畏寒甚剧，四肢逆冷，按之若冰，气息奄奄，似断似续，肌肤寒冷，汗冷清稀，口不渴，喜热饮，脉微欲绝，舌淡紫色。

【辨证】 阳气欲脱，阳虚则内寒，阳气不能伸达，故畏寒甚剧，四肢逆冷，按之若冰；阳气衰竭，元气亦虚，则气息奄奄，似断似续；阳虚气馁，不能充盈肌肤，卫阳不守，则肌肤寒冷，冷汗清稀；阳虚寒胜，寒湿不化，故口不渴；寒则热之，引热自救，则喜热饮；阳微欲脱，气血不行，则脉微欲绝，舌淡紫色。

【治则】 回阳救脱，温阳散寒。

【方药】 四逆汤（《伤寒论》）：附子 15g、干姜 10g、炙甘草 5g。若气虚阳亡者，加高丽参 5g、补骨脂 10g；冷汗清稀，肌肤湿冷者，加麻黄根 20g、龙骨 30g、牡蛎 30g；脉微欲绝，舌紫色者，加桃仁 10g、红花 5g，或加炙桂枝 10g；口不渴，喜热饮者，加茯苓 15 ～ 30g、生姜 10g。本证为急危重症，注意观察病情，必要时中西医并进，随时防止元阳虚脱而亡。

【护养】

①进行重症护理，随时观察病情的急剧变化，及时向主管医生汇报病情，并向家属说明病情的严重程度。

②做好保暖增温工作，保证室内温暖，空气流通。

③准备热粥，或米汤也可，病人欲食时随时喂食，以养胃气。

④冷汗不止时，用龙骨、牡蛎等量研细粉，外扑于肌肤以止汗，及时用热毛巾擦干汗液。

⑤保持病人及家属情绪上的稳定，保持室内安静、清洁。

3. 肾阳虚

肾阳虚临床上分肾阳不足与肾虚水泛两种情况，在辨证论治上有所区别，故需分别介绍。

（1）肾阳不足

【症状】 面色苍白，形寒肢冷，精神不振，腰膝酸软，四肢发冷，阳痿早泄，夜尿频数，妇女宫寒不孕，带下清稀，脉沉细而弱，尤以二尺为甚，舌淡苔白。

【辨证】 阳气不能温煦形体，故形寒肢冷，面色苍白，精神不振；腰为肾之外府，肾阳衰微，下元虚惫，故腰膝酸软，四肢发冷；肾藏精，主生殖，肾阳虚弱，生殖功能衰退，故阳痿早泄，女子不孕，带下清稀；阳虚气弱，无力鼓动脉气，则脉沉细而弱，尺脉属肾，则二尺为甚；阳虚气弱，气弱则血少，故舌淡苔白。

【治则】 温肾补阳。

【方药】 金匮肾气丸（《金匮要略》）：熟地黄 30g、山药 15g、萸肉 15g、泽泻 10g、牡丹皮 10g、茯苓 10g、桂枝 10g、附子 15g。或右归饮（《景岳全书》）：熟地黄 30g、山药 15g、枸杞子 15g、萸肉 10g、附子 10g、杜仲 10g、肉桂 5g、炙甘草 5g。若阳虚内寒甚者，加干姜 5g、补骨脂 20g；阳痿早泄者，加锁阳 10g、巴戟肉 10g；宫寒不孕，带下清稀者，加露蜂房 10g、蛇床子 10g。

二方均有温补肾阳之功，但温补肾阳之力右归饮强于金匮肾气丸。右归饮，其组方与药物配伍的特点：①滋阴药与助阴药配伍，阴生阳长，阴阳互根。②补肾药与补养肝脾药配伍，而以熟地黄为为主，用量较大故重点补肾。因此，临床上多用之。金匮肾气丸，市售有成药，丸者缓也，肾阳虚不甚者，可常服用，每日 3 次，每次 5g 左右（约 20 粒），淡盐汤送服。

【护养】

①多进温补食物，如羊肉、狗肉、鹿肉、牛肉、核桃仁、龙眼肉、黑枣；冬季要进补，如鹿角胶、高丽参、哈士蟆、冬虫夏草等熬膏。

②保精藏精，静心寡欲，男子减少房事或自慰行为，多参加有益身体的活动，如参加各类文化娱乐活动、各种体育运动，看看健康的电视节目和报纸杂志等。

③进食之物宜温热，不吃冷或冰制食物，即使是夏天也应吃热的食物，但也不宜吃刺激性食品，如辛辣的热性食物，或白酒、葱、蒜等，以防耗散阳气。

（2）肾虚水泛

【症状】 畏寒肢冷，尿少水肿，腰以下肿甚，按之没指，脘腹胀满，腰酸身重，或见心悸气短，喘咳痰鸣，舌淡胖嫩有齿印，苔白滑，脉沉弦。

【辨证】 肾阳虚衰，气化失司，水邪泛滥，故尿少水肿；水液不能蒸腾，势必趋下，故腰以下肿甚；阳虚火衰，不能温煦肢体，则形寒肢冷；阳虚水停，气机阻滞，则脘腹胀满；水邪泛滥，上逆凌心射肺，故心悸喘咳，胸闷气短，痰鸣辘辘；阳虚水泛，水湿痰浊内盛，则舌淡而胖嫩并有齿印，苔白滑，脉沉弦。

【治则】 益气温阳，化气行水。

【方药】 真武汤（《伤寒论》）：附子 15g、茯苓 10g、白术 10g、白芍 10g、生姜 8g。或用济生肾气丸（《济生方》）：熟地黄 30g、茯苓 10g、黄肉 12g、牡丹皮 10g、泽泻 10g、怀牛膝 10g、车前子 10g（包煎）、肉桂 6g、附子 10g。若畏寒肢冷甚者，加炙桂枝 10g、黄芪 30g；水肿甚尿少者，加陈葫芦壳 40g、玉米须 30g；心悸喘咳者，加葶苈子 10g（包煎）、桑白皮 30g、老茶树根 30g；痰鸣者，加竹沥 30 ～ 50mL、天竺黄 20g、胆南星 10g；气虚甚，脉沉弱者，宜加高丽参 5g（另炖服）。

真武汤重在温肾壮阳而治其本，故以大辛大热的附子为主药；在治本的基础上，又配健脾利湿之品以治其标，药用茯苓、白术健脾燥湿，淡渗利湿；生姜辛而微温，走而不守，宣肺温胃，又能助附子行散溢于肌表之表湿。姜、术、苓三药，培土制水，附子温肾壮阳，釜底加薪，合而用之，使散者散，利者利，气化水，水化气，则水道通利，水火相济，补阳制水，肾虚水泛之证得愈。

济生肾气丸，原名加味肾气丸。由肾气丸加牛膝、车前子而成，亦为治肾阳虚衰，水泛肌肤之专方，但与真武汤相比其力较逊，故常用于一般肾虚水肿而偏于阳虚者。

【护养】

①肾虚水泛者，阳气不足，表气不固，营卫虚弱，常易感冒，而感冒又要加重病情，所以预防外感，保暖防寒，增强人体抵抗力是十分重要的。平时可服玉屏风散（黄芪、防风、白术），气候变化时及时添加衣服，一旦感冒应及早治疗，冬季防风寒，夏季不贪凉。

②淡渗利湿，能利水消肿，因此，饮食宜清淡为主，限盐、糖、油的摄入量，不吃油炸、高糖食物，如糖果蜜饯、油炸食品、大鱼

大肉等。

③苦寒泻火，亦能伤阳，阳虚则寒，因此，不吃性味苦寒之品，如苦瓜、马兰头、笋、莲心、芦荟等；应多进性味甘温之品，如狗肉、羊肉、牛肉、乌龟、乌骨鸡、龙眼、核桃仁、胡椒粉、山药等。

④适当进行户外活动，如步行运动，每天1～2次，慢步行走，并观赏户外景观，以调节情志；也可种花养草，既得到小劳，又陶冶情操，还可保健养生。尤其是肾虚水泛，全身浮肿者，通过适当活动、运动、劳动，能活动气血，对疾病有所帮助。

⑤服一些药酒、药茶。少量饮酒有益健康，尤其是果酒、黄酒含有多种营养成分，并有活血养血作用，如我曾用黑枣浸泡黄酒，辅助治疗肾病综合征，有很明显的退肿利尿、抗贫血、消蛋白功效。药茶，可长服黄芪玉米须茶，或黄芪益母草茶。这些都是行之有效的保健方法。

4. 脾阳虚

【症状】 面色萎黄，胃纳不佳，腹胀便溏，脘腹时痛，痛时喜按喜温，四肢不温，或肢体重滞、浮肿，小便不利，或女子带下清稀，脉沉细或迟弱，舌质淡嫩，苔白滑。

【辨证】 脾阳虚则运化无权，故胃纳不佳，腹胀便溏；脾色主黄，故面色萎黄；阳虚则内寒，寒则收行，故脘腹时痛，喜按喜温；脾主四肢，阳气虚衰，不能达于四肢，则四肢不温；阳虚气化失常，则肢体重滞，甚则浮肿，小便不利；脾阳虚弱，水湿内停，女子带下清稀；脾阳虚弱，无力鼓舞脉气，则脉沉细或迟弱；脾阳不振，水湿不行，气血不能充盈于舌，故舌质淡嫩，苔白滑。

【治则】 温中散寒，健脾益气。

【方药】 理中汤（《伤寒论》理中丸）：党参30g、白术15g、干姜5g、炙甘草5g。或实脾饮（《济生方》）：厚朴10g、炒白术15g、茯苓 15g、木瓜 10g、广木香 8g、草果仁 8g、槟榔 10g、附子 10g、干姜 6g、炙甘草 5g、生姜 5g、大枣 30g。若腹痛便溏者，加乌药 10g、高良姜 6g；便溏甚者，加诃子炭 30g、石榴皮 30g；肢体浮肿，小便不利者，加泽泻 15g、车前子 10g（包煎），或加炙桂枝 10g；带下清稀者，加山药 30g、白果 10g；长期面色萎黄者，加黄芪 30g、当归 10g。

理中汤，《伤寒论》中为理中丸方，在 396 条中说："大病瘥后，喜唾，久不了了，胸上有寒，当以丸药温之，宜理中丸。"本方主治脾胃虚寒证。证属虚寒，非温热而寒不除，非补益则虚损不平。方中干姜辛热，温健脾胃，以祛寒邪，为主药；虚则宜补，故用党参补益脾气，为辅药；脾虚则生湿，故用白术健脾燥湿，为佐药；三药一补、一温、一燥，再用炙甘草益气补中以扶正，并调和诸药，为使药。四药组方，各司其职，成为补中温阳，散寒益脾之剂。临床应用时，一般在各药主司的基础上增损，如党参加黄芪，其补脾益气之力更佳；白术加苍术，燥湿之功更胜；干姜加草果仁，温中之力更强；炙甘草加红枣，调和补中之力更好。

实脾饮，有记载来自《世医得效方》，可作为参考。本方为治阴水的代表方。由于脾肾虚寒，气不化水，水湿内停，"诸湿肿满，皆属于脾"（《素问·至真要大论》）。水为至阴，故其本在肾；水化于气，故其标在肺；水惟畏土，故其制在脾。方中干姜温运脾阳，附子温肾助阳，肾阳得温，才能化气行水，二药为主；辅以白术、茯苓健脾和中，渗湿利水；土气不足，则木以克土，木瓜之酸温，则能土中泻木，使木不克土而和肝；气滞则水停，气行则湿化，故加厚朴以理气降逆；木香善调脾胃之气滞；槟榔行气又利水消肿；草果仁善治湿郁伏邪，厚朴、木香、槟榔、草果仁醒脾化湿，行气导滞，为佐药；使以甘草、生姜、大枣调和诸药，兼益脾温中。诸药相合，组成一方，温脾阳，暖肾气，则行气利水，诸症自除。本方以温补脾为主，体现了治病求本的法则，实脾则治水，故得"实脾"之名。

临床上，脾阳虚甚者，以理中汤为主随证加味，原方套用一般很少；若为脾阳虚之阴水证，则可用实脾饮治之，常可原方套用，或少许加减用之。

【护养】

①保护脘腹部位，使之不受寒冷。常用护腹带（市有售，由棉、丝、毛制作而成）保护脘腹部位，即使夏天也可用，使之温暖，防治胃寒痛及腹泻，有明显效果。

②不吃性寒、味甚苦的药、食，如龙胆草、苦参、苦丁茶，大剂量的黄连、穿心莲、莲心，以及苦瓜、西瓜、梨、柿等。多进性温、味甘的药食兼优的药、食，如大枣、龙眼、山药、玉米、莲子、芡实、秫米、胡萝卜、饴糖等。

③做到饮食有节，不暴饮暴食，做到饮食定时、定量，不吃不洁的食物，防止食物中毒而伤害脾胃，做好食品卫生保健工作。

④饭后摩腹，从脘至腹进行按摩，先顺时针按摩 30 ～ 100 次，再逆时针按摩同样次数。也可饭后散步，但不要做剧烈运动，如奔跑、跳跃等。

⑤冬季要防寒保温，尤其是腹部要防止风寒入侵，重点部位是脐部（即神阙穴），如小孩不要露脐。

5. 肝阳虚

【症状】 面色青灰，胁下坚胀，腹满不欲饮食，时时不乐，如人将捕之，视物不清，眼生黑花，喜悲恐，不得太息，懈怠不耐劳，忧郁胆怯，四末不温，脉沉细而迟，舌淡而青紫，苔薄白。

【辨证】 肝虚则生寒，寒则阳不足，肝阳虚则面色青灰；寒则气滞血瘀，故胁下坚胀，腹满不欲饮食；肝在志为怒，肝阳虚则失其刚烈之性，故时时不乐，胆气亦虚，则如人将捕之，喜悲恐，忧郁胆怯，不得太息；肝开窍于目，肝阳虚则肝血不能上达于目，故视物不清，眼生黑花；肝阳虚衰，脾土亦虚，寒自内生，脾失健运，则懈怠不耐劳，四末不温；肝阳虚弱，气血不行，故脉沉细而迟，舌淡而青紫，苔薄白。

【治则】 暖肝养血，行气散寒。

【方药】 暖肝煎（《景岳全书》）：当归 15g、枸杞子 10g、茯苓 10g、小茴香 8g、肉桂 6g、乌药 10g、沉香 3g（冲）。若胁下坚胀者，加炙鳖甲 15g、土鳖虫 10g，或加马鞭草 30g，以软坚散结，消除坚胀。胁下之积为胀之根也，此症似西医学所指的肝硬化早期，在此基础上，加养血柔肝之品，如白芍、木瓜之类。情志不乐，不得太息者，加柴胡 10g、玫瑰花 6g，或加青皮 10g、钩藤 12g（后下）。视物不清，眼生黑花者，加青葙子 15g、女贞子 30g。懈怠不耐劳者，加黄芪 30g、川芎 15g。

秦伯未在《谦斋医学讲稿》中说："引起肝寒有两个原因：一为直中寒邪，使肝脏气血凝滞，表现为四肢厥冷，腹痛，指甲青紫，脉象细弦或沉纳欲绝，病来急骤。一为肝脏本身阳虚，功能衰退……这里所说肝脏本身阳虚，即生理方面的肝阳不足，所以呈现功能衰弱，属于虚寒。治疗虚寒，应在补'体'之中加入温养，不同于受寒的专用辛温通阳。这是治疗的原则，其他内脏也是如此。"秦氏之论告诉我们，肝阳虚属肝寒的一种，其中应有虚实之别，在治疗方法和选方用药上有所区别，景岳暖肝煎是治疗肝阳虚的基础方。

【护养】

①"见肝之病，知肝传脾，当先实脾。"所以要护养好脾胃的功

能，做好健脾养胃的食疗工作，如用糜粥调养，多吃莲子、山药、小米、芡实粥。也可多吃花粥，如绿萼梅、玫瑰花、佛手花、豆蔻花粥等，以疏肝健脾。

②调节情志，保持精神愉快，遇事不怒，大事化小，小事化了，有良好的心态，乐观的心情。为了有好的精神状态，应多参加文化娱乐活动，如唱歌、跳舞，也可看花解郁，还可去旅游等。

③清代王旭高对肝气、肝火、肝风提出了许多具体治疗方法，其中都可适用的有七法：一为补肝法：用何首乌、菟丝子、枸杞子、酸枣仁、芝麻、沙苑子。二为敛肝法：用乌梅、白芍、木瓜。三为镇肝法：用石决明、牡蛎、龙骨、龙齿、代赭石、磁石。四为补肝阴法：用生地黄、白芍、乌梅。五为补肝阳法：用肉桂、川椒、苁蓉。六为补肝血法：用当归、川续断、牛膝、川芎。七为补肝气法：用天麻、白术、菊花、生姜、细辛、杜仲、羊肝。王氏的治疗肝病法很切合临床，可供医患选用。特辑录之，备考。

④中医对肝和肝病的认识有许多与西医学对肝和肝病的认识相似，所以对肝阳虚的临床表现需进一步认识和了解，必要时需做肝功能或生化检查，如慢性迁延性肝炎、早期肝硬化往往会表现出肝阳虚的症状。

⑤肝喜疏泄、条达，郁怒伤肝，肝阳虚者情志上的表现多见抑郁症的一系列症状，所以需从肝郁护养。

6. 心阳虚

【症状】　畏寒怕冷，肢体不温，面色暗滞，心胸憋闷，胸前作痛，脉细涩而微，舌淡紫色或有瘀点；若心阳虚脱，则大汗淋漓，四肢厥冷，口唇青紫，呼吸微弱，脉微欲绝，神志不清，甚至昏迷，有时心前区闷痛（心肌梗死之象）。

【辨证】　心阳虚者，多因久病体虚，暴病伤阳，或高年脏气衰竭所致，发病急暴危重，辨证必须胆大心细，不可粗心大意。

心阳虚弱，鼓动无力，血脉不得充盈，心主血脉，故心胸憋闷，胸前作痛，甚至神志不清或昏迷，脉细涩而微，或重则脉微欲绝；阳虚气弱，气行则血行，故气血不能上达于面，则面色暗滞，口唇青紫，舌淡紫色；阳气不能温煦肢体，则畏寒怕冷，肢体不温，甚至四肢厥冷；心阳衰竭或暴脱，宗气大泄，汗为心液，故大汗淋漓，病情危笃，心阳虚脱。

【治则】　温补心阳，或回阳救逆。

【方药】　保元汤（《博爱心鉴》）：黄芪30g、人参（用党参30g，用高丽参5～15g）、肉桂6g、炙甘草10～15g、生姜10～15g。本方主要用于一般的心阳虚弱。若心阳虚脱，即需回阳救逆，用参附汤（《正体类要》）：人参（常用高丽参10g，重则20g）、附子15～30g。急煎服，或灌服。（常中西医结合治疗，以挽救垂危。）凡心阳不足，虚汗不止，肢体倦怠，可用芪附汤（《重订严氏济生方》）：黄芪30g、附子30g、生姜5片。方中尚可加白术30g，或炙桂枝10g、白芍30g；平时可常服黄芪生脉饮口服液（市有售、药房有配）。

若心阳欲绝，手指甲、口唇青紫，口吐涎沫，或无脉，或脉来沉迟无力，或脉涩结，可用回阳救急汤（《伤寒六书》）：熟附子15g、干姜10g、炙甘草10g、人参（用高丽参6～15g，用党参30～60g）、白术10g、肉桂10g、茯苓15g、姜半夏10g、五味子6g、陈皮6g。方中加味，曰："呕吐涎沫，或有小腹痛，加盐炒茱萸。无脉者，加猪胆汁一匙。泄泻不止，加升麻、黄芪。呕吐不止，加姜汁。"还说："临服入麝香三厘调服。中病以手足温和即止，不得多服，多则反加别病矣。"这段内容对于心阳欲绝的救治很有参考价值，特录之以供借鉴。

【护养】

①心主神明，精神意识是人体内脏器活动的主宰，因此要做好四季的调神，如春要情志畅达，夏要安静神志，秋不要使神志外驱，冬要神藏于内不要暴露于外。心阳虚者，心气也虚，调节情志有助于心阳与心气的生发。

②心阳虚弱，畏寒怕冷，必须做好保暖工作，尤其是胸前、背部、肩胛部位要保暖，不能受风寒的刺激，否则易使心阳受损而发病；冬季要佩戴护胸、护背、护肩，以防止风寒入侵。

③进食有益于补养心阳的药酒、药茶，如龙眼酒（《万氏家抄方》）：龙眼肉250g、白酒1500g。把龙眼肉放入容器中，倒入白酒，加盖密封，置阴凉处，经常摇动数下，1个月后开封即可服用。每天早晚各1次，每次30～60mL，或随量饮用。有温阳益气，养血安神之功，常服能使精神安和，夜寐安宁，四肢温暖，胸宇宽畅，心阳得补，心气得养。也可饮枸杞茶（笔者验方）：枸杞子15g、枸杞叶15g、甘菊5g、绞股蓝10g。开水冲泡，一天到晚当茶饮用。长期饮用，对心血管疾病有很好的防治效果。此茶入口清香、甘美，很适合老年人服用。

④适当运动，必须指出"不能不动，不能剧烈运动"。每天可做全身的按摩运动，从头到脚逐一按摩，可在起床前或睡前进行，可自己动手按摩，也可由家人按摩，按摩方法自定，但以舒适为标准。还可每天进行步行运动，慢慢行走，结伴散步，达到身体放松、精神舒畅的目的。

⑤随身携带必要的药品，如宣通心阳、开窍宣痹的苏合香丸、神香苏合丸（即麝香救心丸），以作为心阳闭阻时急救之用，是急则治标的有效方法。因心阳虚者，心气也虚，气血运行无力，随时可发生胸闷憋塞、心前区作痛的心阳闭阻的现象，这时需及时救治，

故需随身备药。

7. 肺阳虚

【症状】 畏寒怕冷，背部尤甚，面色惨白，泻痢喘咳，身肿尿少，大便溏泻，少气不足以息，咳嗽痰稀而清，语言无力，声音低怯，或嘶哑失声，脉浮重按无力，舌淡无华，苔白滑。

【辨证】 肺主皮毛，肺阳虚弱，卫阳不足，阳虚则寒，故畏寒怕冷；背为阳，为肺所主，故背寒更甚；肺色主白，肺阳虚衰，不能充达于面，故面色惨白；肺与大肠相表里，肺阳虚则大肠寒，故泻痢，或大便溏泻；肺阳虚则肺气弱，肺主气，则喘咳，少气不足以息，咳嗽痰稀而清；肺为宗气所聚之脏，肺阳不足，肺之宗气亦虚，故语言无力，声音低怯，或声嘶失音；肺脉在表主浮，阳虚气弱，则脉浮重按无力，舌淡无华，苔白滑。

【治则】 温肺散寒，益气补虚。

【方药】 补肺汤（《备急千金要方》）：五味子 10g、干姜 6g、肉桂 6g、款冬花 10g、麦冬 10g、桑白皮 30g、大枣 30g、粳米 30g。若喘咳不宁，气急胸闷者，加炙麻黄 10g、细辛 3g、葶苈子 10g（包煎）；身肿尿少者，加茯苓 10g、泽泻 10g、车前子 10g（包煎），肿甚加陈葫芦壳 30g、地骷髅 30g；畏寒怕冷，卫阳虚弱者，加炙桂枝 10g、白芍 15g；泻痢便溏者，加葛根 30g、诃子炭 15g；少气不足以息，语言无力，声音低怯者，加黄芪 30g、山药 30g；失声者加玄参 10g；痰清稀，苔白滑者，加重干姜、肉桂剂量至 10 ～ 15g，或加益智仁 15g。

一般肺阳不足者，可用玉屏风散（《世医得效方》）：黄芪 30g、白术 10g、防风 6g。本方专治肺阳虚弱，卫阳不固的自汗证。肺主气，属卫，外合皮毛，人以卫气固其表，气虚阳微，腠理空疏，营阴外泄，则呈表虚自汗，恶风，易感风寒之邪。临床常以玉屏风散加味用之；目前市售有玉屏风口服液、玉屏风颗粒冲剂，便于服用。也可配汤剂或散剂煎服。

【护养】

①注意保暖防寒。肺为华盖之脏，风寒之邪首当其冲，若肺阳虚弱，风寒常易侵犯，因此，天气变化时及时添加衣服，一旦受寒宜速托邪外出，如用解表方药解表散寒，或用生姜红糖汤或紫苏代茶饮服，并盖被取微汗得解。

②进食补肺、性温之品，如食用羊肺汤、当归生姜羊肉汤、牛奶、牛肉、狗肉等。"冬吃萝卜夏吃姜，不劳医生开药方。"这是民间谚语，对于肺阳虚者十分适合。冬天宜多吃萝卜，古有"十月萝卜小人参"之喻，"饭焐萝卜地人参"之说，人参补气温阳，冬吃萝卜如吃人参，对肺阳虚者极有好处。生姜为温肺化痰之佳品，古有"上床萝卜下床姜"之谚，因上床萝卜益气助消化，下床生姜解表御风寒。

③肺阳虚者，每在夏季头伏天（在阳历 7 月 16 ～ 18 日）用冬病夏治药贴疗法在肺俞、大椎、膏肓、足三里等穴药贴治疗，或在华佗夹脊药贴，使之发泡，这种方法有提高自身免疫力的作用，对肺阳虚弱的哮喘、老年性慢性支气管炎有扶正固本的治疗效果。

8. 脾肾阳虚

【症状】 形寒肢冷，面色惨白，腰膝或少腹冷痛，下利清谷，或五更泄泻，或面浮肢肿，小便不利，甚至水鼓胀满，脉沉弱，舌淡嫩，苔白滑。

【辨证】 本证多因久病耗气伤阳，以致肾阳虚衰不能温养脾阳，或脾阳久虚不能充养肾阳，终成脾肾阳气俱伤。脾肾阳虚，不能温养形体，故形寒肢冷，面色惨白；阳虚内寒，经脉凝滞，故少腹腰膝冷痛；脾肾阳虚，釜底无火，水谷不能腐熟运化，故下利清谷，五更泄泻；阳虚水停，水湿泛溢，故面浮肢肿，小便不利，水鼓胀满。

【治则】　温补脾肾，温阳化气。

【方药】　附子理中汤（《太平惠民和剂局方》）：附子15g、干姜10g、党参30g、白术15g、炙甘草6g。或用四神丸（《内科摘要》）：补骨脂10g、五味子6g、肉豆蔻10g、吴茱萸6g、生姜10g、大枣30g。若形寒肢冷甚者，加炙桂枝10g、黄芪30g；腰膝或少腹冷痛者，加乌药15g、小茴香10g、延胡索10g；下利清谷，或五更泄泻者，用四神丸加葛根30g、诃子炭15g、车前子10g（包煎）；水鼓胀满，面浮肢肿，小便不利者，加玉米须30g、陈葫芦壳30g，亦可用蟋蟀2对（研吞）。

脾肾二脏，为人之先后天之本，两脏常相互影响，共同为病，因此临床上脾肾阳虚较为多见。如肾虚阳痿早泄，日久不愈，常伴见四肢清冷，大便溏泻，导致脾阳亦虚，在用药上如芡实、山药是脾肾两补之品，既可药用，又可食用，为药食兼优之品。脾虚便泻，日久不止，常伴见腰酸背痛，耳鸣耳聋，导致肾气亦虚，在用药上如益智仁、补骨脂是脾肾两补之药，临床上可随时配伍应用。

【护养】

①清·王清任在《医林改错》中对腹部有较深认识，他说："气府乃抱小肠之物，小肠在气府里是横长，小肠外气府内，乃存元气之所。元气即火，火即元气，此火乃人生命之源。"王氏把腹部认作气府，有一定的临床指导意义，如他说："人气向里吸，则气府满，气府满，则肚腹大；气向外呼，则气府虚，气府虚，则肚腹小。"我们常常可以看到，病人若表现出腹式呼吸，说明元气将脱。由此可见，保护好腹部也就是保护元气；腹部为脾肾所主，因此，对脾肾阳虚者护腹十分重要，尤其是老人、小孩，四季皆宜佩戴护腹。

②用食物调养脾肾是积极、有效、易于操作的保健方法。如秋冬季多吃栗子及含栗子食品：一每日早晨吃生栗子3～5粒，去壳及衣后放入口中，细细品味，与唾液充分混合，缓缓咽下，一粒栗子咀嚼3～5分钟。二亦可做栗子糕（俗称重阳糕）吃，用糯米粉加水、糖揉搓成糕，然后嵌入栗子肉若干，上蒸笼蒸熟，切块，即可食用。此糕黏稠，不易消化，故不要贪吃，食得适量、有味，则有温补脾肾之功。三栗子粥，即用粳米、糯米各一半，适量栗子肉，加水温火慢慢炖成粥，既可作为主食也可当点心。

③按摩或揉搓以脐为中心的腹部，以及以肾俞（双侧）为主的腰部肌肉，每天晚上1次，可自己按摩或由家人给你按摩，达到局部皮肤发红、发热为止，一般15～30分钟。有助于脾胃运化和肾气升发。

9. 心肾阳虚

【症状】 心悸怔忡，形寒肢冷，腰酸背痛，唇甲青紫，尿少身肿，胸闷气滞，动则更甚，舌青紫暗淡，苔白滑，脉沉微细涩。

【辨证】 心火下降，肾水上升，水火相济，心肾之阳协调共济，以温煦脏腑，运行血脉，气化津液。心肾阳虚，鼓动无力，寒水不化，水邪凌心，故心悸怔忡，胸闷气滞；阳气虚弱，气血不能温养形体，故形寒肢冷，腰酸背痛；阳虚水停，泛滥肌肤，故尿少身肿；心主血脉，心肾阳虚，不能温运气血，血行瘀滞，故唇甲青紫，舌青紫暗淡，脉沉微细涩；阳虚气化失调，水湿内停，则苔白滑。

【治则】 温补心肾，温阳散寒。

【方药】 济生肾气丸（《济生方》）：熟地黄30g、山药15g、萸肉15g、牡丹皮10g、茯苓10g、泽泻10g、肉桂8g、附子10g、怀牛膝10g、车前子10g（包煎）。若心悸怔忡，胸闷气滞，动则更甚者，加紫石英60g、沉香3g，或加全瓜蒌10g、薤白10g；指甲青紫，舌青紫暗淡者，需加活血化瘀之品，如丹参30g、川芎15g，或水蛭5g（研吞）；尿少身肿甚者，需加重温阳化气、行水消肿之品，如炙桂枝10g、陈葫芦壳30g、老茶树根30g；腰酸背痛者，加补骨脂10g、杜仲10g、核桃仁7枚，并加绍兴酒15～30mL冲服。

在临床上常见心肾阳虚者，多因久病不愈，或劳倦内伤所致，突出的症状是喘与肿，而皆为虚喘与虚肿。在用药选方上，就必须从心肾阳虚所致的虚喘、虚肿上来决定，故诸如真武汤（出自《伤寒论》，组成：附子、白芍、茯苓、白术、生姜）合保元汤（出自《博爱心鉴》，组成：黄芪、人参、肉桂、生姜、甘草）也可增损用之。药如平喘纳气之白果、沉香、五味子、旋覆花、代赭石、龙骨、牡蛎等；利水消肿之玉米须、益母草、通草、椒目、赤小豆、冬瓜皮、茯苓皮、生姜皮、桑白皮等皆可选用。

【护养】

①平日饮食主张三低：低盐、低油、低糖。要少进荤腥食物，如大鱼大肉、油炸食品、味美之物等；多吃新鲜果蔬；少进饭店、酒楼应酬公务和参加盛宴，多自己动手做饭菜。

②要多参加室内活动，防止风寒侵犯人体，外出活动最好有家人陪伴，防止水邪凌心，发生心悸心慌，或胸闷气喘，冬季一般不宜外出活动或运动，可在家里晒太阳，做广播操、保健功等。

③心肾阳虚者，在情志的调节上也十分重要，心在志为喜，过喜则伤心，可以用恐解之；肾在志为恐，恐伤肾，可以以思胜之。正常的喜，于心于肾皆有益，因喜为乐的表现，心情快乐有助于疾病康复，也是养生保健的重要方法。因此，在情志上要保持乐观心态，每天有一个好心情，参加使人快乐的各类文体活动，看看喜闻乐见的影视作品等。

④必须戒烟、少酒、多喝茶，就是说不要吸烟，吸烟对心肺影

响很大，对心肾阳虚者，会增加气喘、胸闷；少量饮酒有益健康，能温通气血，行血消肿，但酗酒有害健康和社会；"茶为万病之药"，常品茶、会饮茶是养生防病的好方式，如常喝绿茶能降脂化痰，常饮红茶能温胃和中，常饮花茶能疏肝理气。

⑤参加全身性运动，促使气血流畅。心肾阳虚者，最适宜步行运动，这对心脏有一定好处，一般采用中速步行（每分钟 80 ～ 100 步）。在步行运动中可结合上肢扩胸和摩腹运动，这样更有利于气血的流通。

（二）阴虚证

阴虚证包括真阴不足、亡阴、脏腑阴虚。脏腑阴虚又分为肾阴虚、肝阴虚、心阴虚、肺阴虚、胃阴虚、肝肾阴虚、肺肾阴虚。

1. 真阴不足

【症状】 虚火上扰，面赤如妆，口干咽燥，头晕目眩，骨蒸潮热，夜间盗汗，梦遗滑精，烦热不止，大便干结，五心烦热，舌红少津，脉细数无力。

【辨证】 真阴不足，阴虚火旺，火性炎上，故虚火上扰；因非实火，故面赤如妆，两颧发红；阴虚内热，津液耗损，故口干咽燥、大便干结、舌红少津；阴虚血亏，不能滋养头目，故头晕目眩；阴血不养筋骨，内热不止，故骨蒸潮热、烦热不止；阴虚火扰，精室不固，则梦遗滑精，失精不止，更致阴虚，内热更甚，则盗汗不止，五心（手足各二心、心窝合为五心）烦热；阴血亏虚，不能充盈脉管，故脉细数无力；阴血不能输布于舌，又因内火甚，故舌红少津。

【治则】 滋阴降火，养阴增液。

【方药】 大补阴丸（《丹溪心法》）：黄柏10g、知母10g、熟地黄30g、龟板30g（先煎）。原方黄柏、知母各125g，熟地黄、龟板各 175g，为细末，用猪脊髓做蜜丸，每次 6～9g，空腹盐汤送服，早、晚各 1 次。朱丹溪认为："阴常不足，阳常有余，宜常养其阴，阴与阳济，则水能制火，斯无病矣。"后世称其为养阴学派的代表。本方为其学说的代表方，以滋阴药与降火药相配，相辅相成，互相为用为其特点。若是只降火而不滋阴，即火势暂息，犹恐复萌；若只滋阴而不降火，则火旺之势，又易灼阴，故必须滋阴与降火并用，才可两全。

若头晕目眩甚者，加天麻 10g、钩藤 12g（后下）；口干咽燥，大便干结者，加玄参 15～30g、北沙参 15g，或加鲜石斛 30g（打碎煎）、芦根 30g；梦遗滑精者，加龙骨、牡蛎各 30g，金樱子、覆盆子各 15～30g；盗汗者，加麻黄根、稽豆衣各 30g；烦热甚，五心热者，加地骨皮、银柴胡各 10g，如骨蒸潮热，需加大滋阴药用量，如再加生地黄 30g、龟板胶 15g（另烊冲）。在本方的应用中，需时时顾及脾胃的消化吸收功能，必要时加些健脾和胃之品，如陈皮、广木香、豆蔻、枳壳等。

【护养】

①真阴不足者要多进滋阴之品，如龟、鳖、乌骨鸡、黑芝麻、西洋参等。其中龟、鳖，既可清蒸食肉，也可熬胶，即龟板胶、鳖甲胶，此两种胶皆为滋阴之上品。一般补阴者，多以"血肉有情之品"即动物药为主。

②阴虚则内热，内热重者不耐夏季的炎热，因此在夏季要做好防暑降温，但因正气也虚，抗病力弱，长期在空调房往往易得空调病，所以应到天然的避暑地去避暑，如高山寺庙、森林公园、防空山洞等，皆是夏天清凉之地。有条件的可在夏天里去气温低的沿海地区生活。

③节制性事，减少性生活，减少自慰，保精养神，使肾精充盛，

抗病能力增强，同时注意精神上的健康，多看有益健康的报刊书籍和参加健康的文化娱乐活动。

2. 亡阴

【症状】 畏热手足温，汗出热而黏，口渴喜冷饮，脉细数而疾，按之无力，舌光而绛，无苔；还兼见原发疾病的危重症状，如高热大汗，剧烈吐泻，失血过多等症状。

【辨证】 阴液欲竭，阴虚极，虚火盛，故因热畏热，手足温热；热盛火旺，煎熬津液，汗为津液，热迫津溢，故汗出热而黏；热盛则伤津劫液，故口渴喜冷饮；阴虚血热，热迫血行，故脉细数而快疾，阴虚血少，气血不足，则按之无力；阴血亏损，虚火又盛，故舌光绛，无苔。本证很少单独出现，往往是一些重危急病症中表现出亡阴征象，所以常伴随着原发病的危急症状，这也是导致亡阴的原因。

【治则】 救阴养液，益气补血。

【方药】 拯阴理劳汤（《医宗必读》）：高丽参 10g、麦冬 10g、五味子 8g、当归 10g、白芍 30g、生地黄 30g、龟板 30g（先煎）、女贞子 15g、薏苡仁 15g、牡丹皮 10g、橘红 10g、莲子 30g、百合 30g、炙甘草 10g。阴阳是互根的，阴竭则阳气无所依而散越，阳亡则阴无以化而告竭，所以亡阴与亡阳难以截然分割，只有先后主次的不同，阴亡阳也衰，故在救阴的同时，往往要补阳益气，方中高丽参就是补阳以救阴，为本方之主。临床救阴不可不知。

若汗出热而黏者，加龙骨、牡蛎各 30g，或加西洋参 10g；口渴甚喜冷饮者，加鲜石斛、鲜芦根、白茅根各 30～60g；若大出血者，需止血、凉血兼活血，加花蕊石 30g、墓头回 30g、白及 10g；剧烈呕吐者，加姜半夏 10g、川黄连 5g、苏梗 10g；泻下不止者，加赤石脂 30g、禹余粮 30g、诃子炭 15g；高热大汗者，加石膏 60g、知母

10g；若亡阴严重者，需中西医结合治疗，必要的补液是很重要的。

【护养】

①亡阴为重危急症，必须时时观察病情的变化，防止意外事故的发生（注意生命体征的记录），尤其是夜间更需密切关注病人。

②做好保暖工作，室内空气流通，安静、有序地护理和治疗，及时给病人补充营养，如各种有营养的流质，或半流质饮食。

③有汗必须及时用热毛巾擦身，把汗擦干净，也可用龙骨、牡蛎粉扑身，以固表止汗，防止汗液耗竭而亡阳。

3. 肾阴虚

【症状】 头晕目眩，耳鸣耳聋，视物不清，健忘少寐，腰膝酸软，形体消瘦，咽干舌燥，夜间为甚，五心烦热，午后潮热，面赤如妆，盗汗遗精，女子月经不调，或经少经闭，或崩漏不止，脉细数，舌红少苔而干。

【辨证】 肾阴虚，髓海不足，脑失所养，故头晕目眩，耳鸣耳聋，视物不清；肾主骨，肾虚则骨弱，故腰膝酸软；肾精不足，则形体消瘦；肾阴虚，肾经脉循咽喉，则咽干舌燥，夜间为甚；阴虚阳亢，虚火内动，则五心烦热，午后潮热，面赤如妆；虚火扰动精室，故遗精，热迫汗泄，则盗汗；肾阴虚衰，精血亏损，虚火内扰，故女子月经不调，或经少经闭，或崩漏不止；精血不足，阴虚内热，故脉细数，舌红少苔而干。

【方药】 六味地黄丸（《小儿药证直诀》）：熟地黄15g、萸肉15g、山药30g、牡丹皮10g、茯苓10g、泽泻10g。六味地黄丸的组方药物有一定比例，有诀曰："地八淮萸四，丹苓泽泻三。"即熟地黄八，山药、萸肉四，牡丹皮、茯苓、泽泻三的比例，此方自古以来十分繁用，其类方之多也居诸方之首。若头晕目眩，耳鸣耳聋，视物不清者，加甘菊10g、枸杞子15g、天麻10g、磁石30g；腰膝酸软者，加杜仲 10g、龟板 30g（先煎）；咽干舌燥，夜间为甚者，加玄参 15g、天冬 10g、麦冬 10g，或西洋参 6g、鲜石斛 30g；午后潮热，五心烦热者，加白薇 10g、地骨皮 12g、牡蛎 30g；遗精不止者，加金樱子 30g、莲须 15g、覆盆子 30g；盗汗如水者，加碧桃干 12g、稽豆衣 30g、龙骨 30g、牡蛎 30g；经少经闭者，加当归 15g、黄芪 30g；崩漏不止者，加墓头回 30g、仙鹤草 15g、阿胶 10g（蛤粉炒）。总之，六味地黄丸是一个基础方，临证需加减应用。

肾阴亏虚，虚火偏旺者，常用知柏地黄丸，也是本证的常用方，知柏地黄丸（《症因脉治》）即六味地黄丸加黄柏 10g、知母 10g 而成。书中记载：具有滋阴降火之功，主治阴虚火旺，劳热骨蒸，盗汗，口干舌燥，或咽喉疼痛，尺脉独大。在临床上，除中成药知柏地黄丸常用外，在处方中很少用知母、黄柏来降火，因此两味药性味苦寒又滑利，影响脾胃的运化，会带来胃部不适或泄泻之副作用，但脾胃强盛，虚火内扰者还是可用的。

【护养】

①保护肾精，爱惜肾精，做到行房有度，随着年龄的增大，性生活要逐渐减少，以保护肾阴；对青少年要进行科学的性教育，尤其是进入青春期的青少年。做好这点有利于保证肾精不过度损耗，肾阴虚就少发生，肾精充足，其他疾病也会减少。

②多食补肾阴、养肾精的食物，一般黑色食品具有补肾之功，尤其补益肾阴，黑色食品如乌龟、乌骨鸡、黑芝麻、黑糯米、黑豆、鳖、黑玄参、黑木耳等，平时可做菜、炖粥、泡汤、制膏（胶）进行食用。

③保护头发、腰部、耳朵、牙齿、足心等。这些人体部位皆为肾所司的在外的组织器官，所以保护好它们就会使肾精、肾阴充足。发宜多梳，每日梳头 3～5 遍，每遍梳 60 次左右，可防止脱发和头

发早白。腰宜常摩，两手按摩两腰部，上下、左右按摩 15～30 分钟，能疏通气血，补肾壮腰。耳宜常弹，用两手掌掩耳，食指放在中指上向下弹响 10 次，然后突然张口。弹耳可预防耳聋，增强记忆。齿宜常叩，叩齿即上、下排牙齿轻轻咬合，每次轻叩 36 次，先叩大牙，后叩门牙，可达到固齿补肾的作用。足心宜常擦，以右手心（劳宫穴）擦左足心（涌泉穴），可以交通心肾，水火相济，心肾相交，肾火得安，肾阴不耗。

④女子经期，要做好经期卫生。避免精神刺激，若不良的精神刺激常常会引起烦躁、恐惧、紧张、忧虑等，造成郁怒伤肝，肝肾两伤，从而发生崩漏不止，因此要有良好的心理和精神状态。同时给予合理饮食，不吃生冷、不易消化、有刺激性的食物。在经期要防止寒湿为患，寒冷季节做好保暖工作，及时添加衣服，尤其是小腹部更需保温；夏季不要下水游泳或去太凉的地方避暑。

⑤严禁赌、黄、毒。

4. 肝阴虚

【症状】头晕目眩，面色无华，夜寐多梦，耳鸣如蝉，目干涩痛，视物模糊，或成雀盲，肢体麻木，或筋脉拘急，肌肉瞤动，爪甲不荣，月经量少，或闭经，脉细而弦，舌淡少苔。

【辨证】肝阴虚多由生血不足，或失血过多，或久病耗损肝血所致。它是属肝虚证之一，它是肝血虚的表现，秦伯未对此有明确的说法："我体会，肝阳、肝阴是以肝气、肝血作为基础。前人在实践中认识到肝脏气血存在着两种不同的作用，就称为肝阴和肝阳，类似于肾命水火区分为肾阳和肾阴。所以从肝脏的气血来说，血为体，气为用，从整个肝脏来说，气血是体，阴阳是用。肝阴、肝阳绝对不是在气血以外的一个抽象名词，也不能与肝气、肝血分离。"

肝血不足，不能上荣于头面，故头晕目眩，面色无华，耳鸣如蝉；肝开窍于目，肝血不能荣目，则目干涩痛，视物模糊，或成雀盲；肝主筋，爪为筋之余，肝血虚，则筋脉失去营血的濡养，故爪甲不荣，筋脉拘急；肝主风，血虚动风，则肢体麻木，肌肉瞤动；血少肝虚，故月经量少，或经闭；血不足以安静神志，则夜寐多梦；血不充盈，血脉空虚，故脉细而弦，舌淡少苔。

【治则】 滋阴养血，补肝养肝。

【方药】 补肝汤（《医宗金鉴》）：当归10g、白芍15g、川芎10g、熟地黄30g、酸枣仁15g、木瓜10g、麦冬10g、甘草6g。原方治肝血不足，筋缓不能收持，目暗视物不清之证。若肝阴虚，肝阳亢，而头晕目眩者，加甘菊10g、枸杞子15g；耳鸣如蝉者，加磁石60g、怀牛膝15g；视物不清，目干涩痛者，加石斛30g、女贞子15g、决明子15g；肢体麻木，肌肉瞤动者，加明天麻10g、钩藤12g、全蝎6g；月经量少，或闭经者，加桃仁10g、红花6g、丹参30g；夜寐多梦者，加夜交藤30g、茯苓15g、珍珠母60g。

秦伯未的经验说："补肝药包括养肝、滋肝、柔肝，主要是补养肝血，肝虚用补血法不难，应当注意的是：不影响脾胃运化，勿同辛温香窜的活血药含混。常用药有当归、白芍、熟地黄、制首乌、阿胶、潼蒺藜、枸杞子、羊肝。"其他，如酸枣仁、丹参、石斛、桑椹子、女贞子等也可随症加用。

【护养】

①调节情志，防止郁怒伤肝，肝喜疏泄、条达，因此要有乐观心态，遇事不怒，有事发泄，否则会肝郁化火，动血耗血，或肝不藏血而出血，或肝阳上亢而昏厥。为了有一个乐观的心态，宜多看一些喜闻乐见的相声、小品、滑稽喜剧，鼓励病人参加文娱体育活动。

②进补养肝之品，尤其春季是肝风当令的季节，必须注意养肝、

滋肝、柔肝。主要在饮食上进行调补，常用以肝补肝的方法，也多进血肉有情之品，如羊肝、猪肝、鸡肝、鸭肝、鹅肝等，制成各种菜肴，不仅美味可口，而且大补肝阴；同时，不仅以肝补肝，这些动物的血同样有补血养肝的功效。

③按摩眼部，不仅是促进眼睛的健康，同时也能养血补肝。肝开窍于目，对双目的保健也能促进肝血的充盈，经常按摩眼睛能防治眼底病，防止眼睛老化、白内障，促进血液循环，消除眼睛疲劳，使双目顾盼灵活，神采奕奕。因此眼睛的健康直接反映了肝阴、肝血的充盛。

5. 心阴虚

【症状】 心悸怔忡，遇事善忘，失眠多梦，五心烦热，夜间盗汗，口干咽燥，脉细数，舌红少津，苔白薄或少苔。

【辨证】 心阴虚亏，常发生于失血之后心失所养，或热病伤阴，或七情内伤，暗耗阴血。心失所养，故心悸怔忡，遇事善忘；阴血不能养心，则神不守舍，故失眠多梦；心阴不足，虚火内扰，迫津外出则盗汗，阴虚内热，则五心烦热，上扰于口，则口干咽燥；阴虚血少，热迫血行，则脉细数；血热阴虚，则舌红少津，少苔或薄苔。

【治则】 滋养心阴，安神宁心。

【方药】 补心丹（《摄生秘剖》）：党参30g、玄参15g、丹参30g、茯苓12g、五味子6g、炙远志10g、当归15g、桔梗6g、天冬10g、麦冬10g、柏子仁12g、酸枣仁30g、生地黄30g、朱砂（适量或不用）。本方可制成丸或丹剂，现为汤剂的参考剂量，其中朱砂当今已不入煎，或不用，目的是防止汞中毒。若心悸怔忡，健忘严重者，加磁石30g、石菖蒲10g；失眠多梦，夜寐不安者，加夜交藤30g、珍珠母60g；五心烦热者，加地骨皮12g、银柴胡10g，去远志、桔梗、柏子仁；盗汗者，加龙骨20g、牡蛎30g、碧桃干10g、稽豆衣30g，去党参、远志、桔梗；口干咽燥甚者，加鲜石斛30g（或用枫斗）、西洋参5～10g。

本方即天王补心丹方，目前有中成药，名为天王补心丸，服用方便，但疗效缓慢，药力也不及汤剂。临床上还需药食并补。

【护养】

①心主神明，七情之变与心的情志变化关系最大。心，在志为喜，但过喜伤心，因此，要注意情志的调节，保持喜乐的心情，做到笑口常开，每天有一个好心情，用喜克制其他脏腑的情志变化，即怒、思、忧、悲、恐、惊。在保持喜悦心态的同时，要注意有度、有节，尤其遇到特大喜事时，要注意有节制，否则容易伤心，即所谓"乐极生悲"；过喜除神志上的损伤外，还会导致脏腑上的损害，尤其心阴虚者，心火偏旺，常扰动心志，形成恶性循环，使心阴更伤。

②老年人心阴本来就不足，心阴虚则心血亏，容易导致精神和神经上的病变，最常见的是阿尔茨海默症和心阴虚衰的冠心病，还有老年性睡眠障碍，因此，对这些老年性常见病要预防在先，做好保健工作。

③重视食疗，选择一些有益于补养心阴的食物，如龙眼肉、带心莲子、小麦、百合，以及各种动物的心脏、脑髓等（有高脂血症者不用），可做成菜肴、点心、粥类。常用的有龙眼肉炖藕：鲜藕切片500g、龙眼肉50g、红枣30g加适量水，共炖，至藕酥烂后食用其汤及内容物，也可加冰糖调味，使之美味可口，又补养心阴和心血。

6.肺阴虚

【症状】 形体羸弱，少气乏力，声音嘶哑，口干咽燥，或失声难语，干咳少痰，痰少而稠，或痰中夹血，午后潮热，五心烦热，时时盗汗，面赤如妆，脉细数，舌红少津，或无苔。

【辨证】　本证多因劳损所伤，或久咳伤及肺阴，故形体消瘦而羸弱，少气乏力；肺阴不足，津液亏耗，肺失清润肃降之能，故声音嘶哑，口干咽燥；肺阴虚则肺气弱，则失声难语；阴虚则内热盛，热灼津伤，故干咳少痰而痰稠；热盛迫血妄行，故时有痰血；肺阴虚则金不生水，故肺肾阴虚，则午后潮热，五心烦热，盗汗不止；虚火上扰，则面赤如妆，两颧如抹胭脂红；阴虚血亏，内热扰动，故脉细数，舌红少苔，或无苔，舌干少津。

【治则】　滋阴清热，润肺止咳。

【方药】　百合固金汤（《医方集解》）：百合 30g、大生地黄 30g、大熟地黄 30g、麦冬 10g、玄参 12g、贝母 10g、桔梗 6g、当归 12g、白芍 12g、炙甘草 5g。若少气无力者，加黄芪 30g、生晒参 15g，或西洋参 6g；声音嘶哑，不能语言者，加胖大海 5g、木蝴蝶 6g、蝉蜕 6g；干咳少痰，而痰稠者，加北沙参 30g、浮海石 30g、黄芩 10g；痰中夹血者，加仙鹤草 30g、藕节炭 10g、白及 10g；夜间盗汗者，加龙骨、牡蛎、糯稻根各 30g；胃纳不佳者，去大生地黄，大熟地黄用砂仁拌炒入药。本方亦可制成丸剂，即名百合固金丸，以缓调肺阴之不足。

本方近代用于治疗肺结核，慢性支气管炎，支气管扩张，矽肺，肺炎中、后期属肺肾阴虚者。方中百合、生地黄、熟地黄滋养肺肾；麦冬助百合以润肺止咳；玄参助生地黄、熟地黄以滋阴清热；当归、白芍养血和阴；贝母、桔梗清肺化痰；甘草调和诸药，并合桔梗以利咽喉。合而用之，肺肾阴液得养，虚火自降，诸症自消。凡肺系之病，属肺阴虚亏者，皆可用之。

【护养】

①肺阴虚者，内火偏盛，尤其是相火较盛，扰动精室，男子常梦遗、早泄，因此需保肾节欲，爱惜阴精，清心寡欲，减少和节制房事、自慰，保持健康乐观的精神状态，参加有益于心身的体育活动。

②肺阴虚者，在常见的肺系疾病中，有的会传染，如肺结核，但大多数不会传染，如支气管炎、矽肺等，因此，为了区别不同情况，必须要中西医结合，如 X 射线的透视、摄片检查，以明确诊断，做好预防工作。同时在未明确诊断的时候，要做好自身的防护，如戴口罩，不要对口谈话和呼吸等。

③保持室内空气新鲜与流通，尤其是冬季为了防寒，闭门塞户，使室内空气污浊，造成肺受邪毒，抵抗力下降，被传染上肺结核。在公共场所更要做到空气流通，尤其是夏季天气炎热，汗流浃背，既要防暑降温，又要养阴增液，补充大量水分。

④肺阴不足者，注意食养，多吃滋养肺阴之品，如梨、柿饼、百合、白木耳、黑木耳、哈士蟆、柚子等。如梨，生吃生津止渴，熟吃滋养肺阴，所以久咳、干咳、咽干口燥，宜吃熟梨；市售的雪梨膏就是用梨久熬而成的。而高热伤津劫液者，宜鲜梨取汁饮服，如五汁饮（梨汁、荸荠汁、苇根汁、麦冬汁、藕汁），它是《温病条辨》中专治温热病高热伤津的名方。

7. 胃阴虚

【症状】 饥不欲食，口干舌燥，干呕呃逆，脘痞不畅，胃脘灼热，或时有疼痛，大便干结，小便短少，脉细数，舌红少津，或光绛无苔。

【辨证】 胃阴不足，多因火热耗伤阴液所致。胃阴虚，则胃热重，故善饥；阴液少，故不欲食；胃阴不足，津不上承，故口干舌燥；胃失津润，则失其和降，故干呕呃逆，脘痞不畅；阴虚则生内热，热扰于内，则胃脘灼热，时有疼痛；津伤胃燥，肠道失润，故大便干结，小便短少；胃阴虚弱，津血俱亏，则舌红少津，或光绛无苔；阴虚血少，则脉细；热扰于内，则脉数。

【治则】　养阴生津，滋养胃阴。

【方药】　养胃汤（《温病条辨》）：沙参 30g、麦冬 10g、玉竹 15g、生地黄 15g、冰糖 10g。本方为阳明温病，下后汗出，胃阴受伤之证而设，方中沙参，临床有南沙参与北沙参之分，南沙参滋阴力逊于北沙参，但两药功效主治相同，往往同时应用，更有鲜沙参者，其质润多汁，为滋养胃阴之佳品。若饥不欲食者，加生谷芽 15g、鲜石斛 30g；口干舌燥者，加芦根 30g、荸荠 7 只、白茅根 30g、葛根 15g；干呕呃逆者，加竹茹 15g、绿萼梅 5g；胃脘不适者，加豆蔻 5g、川黄连 3g；胃疼痛难受者，加白及 10g、延胡索 10g、白芍 30g、炙甘草 6g；大便干结，小便短少者，加火麻仁 15g、生首乌 30g；冰糖对糖尿病病人不适用，可随时去之。然而本方可用于糖尿病病人阴虚火旺的中消证。如去冰糖，加天花粉、山药、川黄连、黄芪等是治疗中消的有效方剂。

《温病条辨》中尚有增液汤一方，由玄参、麦冬、生地黄组成，有增液润燥之功，本方为此方衍化而成，原为治疗温病之方，在杂病治疗中变化较多，因此，临床很少单独应用，常随症加减，或多方合用。

【护养】

①胃阴虚，阴液亏，需增加体液，补充水分，所以在饮食上除了用养阴润燥之品外，在制作上要做成流质，或半流质饮食，如汤、粥、羹、糊。在饮食的选择上常用养阴生津之品，如山药、梨、藕、荸荠、百合、豆浆、番茄等。常见的如山药粥：山药（鲜者更好）

30～50g、粳米30g、莲子（去皮、心）30g共炖粥，可作为主食或点心。也可将梨、藕、荸荠绞汁饮用。

②在日常生活中，少进宴席，以防暴饮暴食，不致伤害胃肠；同时，严禁饮酒或食辛辣刺激的食物，如烈性的白酒，以及辣椒、生大蒜、生大葱；对油炸食品、高糖黏稠之蜜饯不宜多食，这些食品虽然美味可口，但不易消化，容易生热、生湿，易伤胃阴。

③脾胃在志为思，思虑过度易伤脾胃，因此不要过度紧张，要懂得慢节奏、慢生活。尤其是许多人为了取得好成绩，往往废寝忘食、夜以继日地学习、工作，结果脾胃受损，胃阴受到损耗，因此，平时做到饮食有节，起居有常，慢生活，是防止胃阴损伤的重要措施。

8. 肝肾阴虚

【症状】 头晕目眩，耳鸣耳聋，腰膝酸软，咽干口燥，胁肋隐痛，五心烦热，两颧发赤，午后潮热，健忘失眠，男子遗精早泄，女子月经涩少，脉细数，舌红少苔。

【辨证】 肝肾同源，肝阴与肾阴相互资生，盛则同盛，衰则同衰，肾阴不足常导致肝阴不足，肝阴不足亦会使肾阴亏损。阴虚则阳亢，故肝肾阴虚以阴液亏虚、阳亢火动为病变特点。

本证多因七情内伤、劳伤精血、房劳伤肾，或久病不愈，耗损肝肾所致。肝肾阴虚，虚火上扰，则头晕目眩，耳鸣耳聋，咽干口燥；腰为肾之外府，胁肋为肝之域，肝肾阴虚，失其所养，故腰膝酸软，胁肋隐痛；肝肾阴虚，阴虚则内热，故五心烦热，两颧如妆，午后为甚；虚火扰动精室，则遗精早泄；虚火扰乱心神，则健忘失眠；肝肾不足，则冲任空虚，故经来涩少；阴虚内热，故脉细数，舌红少苔。

【治则】 滋补肝肾，养阴清热。

【方药】 杞菊地黄丸（《医级》）：枸杞子 15g、甘菊花 10g、熟地黄 30g、山药 15g、萸肉 10g、牡丹皮 10g、茯苓 12g、泽泻 10g。本方为六味地黄丸加枸杞子、甘菊而成。原方主治肝肾不足、视力昏花、眼睛枯涩之症。其功效为滋养肝肾，清肝明目。若目疾甚者，加决明子 10g、夜明砂 10g（包煎）、青葙子 12g；头目眩晕者，加天麻 10g、石决明 30g；耳鸣耳聋者，加灵磁石 30g、骨碎补 30g；咽干口燥者，加鲜石斛 30g、天花粉 12g、天冬 10g、麦冬 10g；胁肋隐痛者，加橘络 5g、白芍 15g、炙甘草 6g；五心烦热，两颧如妆，午后潮热暮甚者，加地骨皮 12g、白薇 10g、牡蛎 30g；遗精早泄者，加金樱子 30g、覆盆子 30g、刺猬皮 15g（煨）；月经涩少者，加阿胶 10g（另烊）、当归 15g、红花 6g；失眠者，加柏子仁 10g、炙远志 8g；健忘者，加石菖蒲 10g、川芎 15g。如此增损，主要针对汤剂应用的辨证用药，临床上有中成药杞菊地黄丸可用，但"丸者缓也"，效力缓慢，而汤剂既能随症加减，又药力充足，即"汤者荡也"。

【护养】

①节欲安神，滋养肝肾。欲指欲望，它包括物质和精神上的欲望。肝在志为怒，肾在志为恐，怒与恐即神志不宁，要使神志安宁，就要节欲，如果一心想猎取名利，斤斤计较，患得患失，久而久之，必然损伤肝肾；每天为官位奔波，时时为自己打算，终日不得安宁，暗伤肝肾。所以，要淡泊明志，知足者常乐。

②保养肾精，蓄精全神，清静寡欲，有益肝肾。这对成年人和老年人尤为重要，因为，青年人为事业、家庭、生活、工作而奔波，每天有大量的体力、精力上的消耗；老年人经历了大半辈子的磨难，肝肾已经虚弱，不任重负，因此，要更珍惜肾精和肝血，为此要懂得节欲，这具体指的是性欲，不要乐而忘形，务快其心，做到有度、有节。

③食养肝肾，多进有益于肝肾的食物，尤其要做好四季的饮食调养。春天是肝气当令之季，要进食酸甘养阴之品，如梅、五味子、木瓜、金樱子、覆盆子等。可单独服用，或熬膏服食，如金樱子膏。冬天是肾气所主，要进补肾益精之品，如补肾阴之熟地黄、女贞子、桑椹子、乌龟、鳖等。可配制成药膳服食。

9. 肺肾阴虚

【症状】 咳嗽少痰，或干咳痰血，口干咽燥，或声音嘶哑，语言低怯，或失音不语，腰酸背痛，骨蒸潮热，盗汗颧赤，心烦意乱，夜寐不宁，男子遗精早泄，女子月经不调，脉细数，舌红少苔。

【辨证】 阴虚肺燥，津不上承，肺失清润，则咳嗽少痰，口干咽燥，或声音嘶哑；肺阴不足，肺气亦虚，故语言低怯，或失音不语；肾阴虚亏，则腰酸背痛；阴虚则生内热，火热上炎，灼伤肺络，则干咳痰血；火扰神明，则心烦意乱，夜寐不宁；火扰精室，则遗精早泄；阴虚血亏，则女子月经不调；阴虚生内热，故骨蒸潮热，盗汗颧赤，脉细数，舌红少苔。

【治则】 滋补肺肾，养阴清热。

【方药】 八仙长寿丸（《寿世保元》）：熟地黄30g、山药15g、萸肉15g、茯苓10g、泽泻10g、牡丹皮10g、五味子8g、麦冬10g。本方又称麦味地黄丸，即六味地黄丸加麦冬、五味子。若口干咽燥，咳嗽少痰者，加北沙参15g、天冬10g、百合30g；声音嘶哑者，加木蝴蝶6g、胖大海6g、玄参12g；语言低怯，失音不语者，加黄芪30g、枫斗10g、桔梗6g；腰酸背痛者，加杜仲10g、狗脊30g、龟板15g（先煎）；干咳痰血者，加白及10g、藕节炭12g；骨蒸潮热，盗汗颧赤者，加龙骨15g、牡蛎30g、稆豆衣30g、地骨皮10g；心烦意乱，夜寐不宁者，加夜交藤30g、珍珠母30g、合欢皮10g、合欢花10g；遗精早泄者，加莲须10g、金樱子15g、覆盆子15g；月经不调者，加当归 15g、黄芪 30g、香附 10g。同时，本方也可制成丸剂服用，但目前市上无售。

本方滋补肺肾，主治阴虚劳损，咳嗽带血，潮热盗汗等症，临床也可配合服用琼玉膏（人参、生地黄、茯苓、白蜜炼成），或百合固金汤随症加减。

【护养】

①肺虚背寒，肾虚腰痛，因此要护背、护腰，一是要保护两处的温暖，不要受寒、受风，必要时佩戴护背和护腰的保健带。二是保护好两处使其不要受到外伤，如击、撞、拉、牵等剧烈的刺激。

②中西医结合，及时检查，若见痰血，或潮热不退，盗汗不止，必须要做 X 射线胸部透视或摄片，亦可做 CT 检查，以明确诊断。若是肺结核，需及时隔离，并送专科医院治疗。

③滋补肺肾，药食调养。进食营养丰富、新鲜、维生素含量多的蔬果，如猕猴桃、番木瓜、草莓、梨、百合、银耳、银杏、甜杏仁、柿饼，以及动物的肺，如猪肺、羊肺、牛肺等。常可炖粥或汤服用，或做成菜肴食用，如栗子肉炖羊肺：栗子肉 250g、羊肺 1 具，羊肺洗净，去净肺内泡沫，在开水中焯半熟，切块；锅内放少量香油，加葱、姜少许，煸炒后入栗子肉、羊肺同炒，加水、酱油适量，煮熟透后即可食用。本菜肴栗子补肾，羊肺补肺，为肺肾同补之佳品，尤其是肺肾阴虚者用之更佳。

④保持室内空气流通、新鲜，不要受寒、受风，预防感冒，长期、反复感冒易伤肺肾，所谓"伤风不醒便成劳"，说明经常感冒，自身抵抗力下降，病邪常易入侵，容易变化其他疾病。室内保持适当的温度，肺肾阴虚者体质虚弱，抗寒抗热能力明显减弱，既怕热又怕冷，弱不禁风，因此要适时增减衣被等。

⑤适当参加户外活动，尤其要做到每天早晨运动。在太阳出来

后到树木较多的公园、绿地去散步，打太极拳。或在天晴好的时候，去水边垂钓。

（三）气虚证

1. 元气虚

【症状】 少气懒言，疲倦乏力，头晕目眩，时欲昏厥，自汗怕冷，动则气喘，甚则诸症加剧，脉虚无力，舌淡无华。

【辨证】 由于久病不愈，耗损元气，或因年老体弱，脏腑功能衰退，或因饮食不节，脾气虚衰，故少气懒言，疲倦乏力；气虚不能荣于上，故头晕目眩，甚至时欲昏厥；卫外之气不固，故自汗怕冷；元气虚弱，宗气亦虚，故动则气喘；动则气耗，故诸症加剧；元气虚弱，无力鼓舞脉气，故脉虚无力；气虚血亦衰，故舌淡无华。

【治则】 补气扶元，调补脏腑。

【方药】 正元饮（《秘旨方》引《中医临床手册》）：人参（常用党参30g，元气虚甚，需用高丽参5～10g）、白术15g、茯苓10g、炙甘草6g、山药30g、黄芪30g。若元气衰竭，气息奄奄者，需挽救真元之气，加附子15g、炙桂枝10g，或用独参汤（高丽参1支，约10g）；少气懒言，疲倦乏力者，加黄精30g、玉竹20g，或加红枣30g；自汗怕冷者，加干姜6g、防风5g，或合桂枝汤（桂枝、白芍、生姜、大枣）同用；动则气喘，需补肾纳气，加补骨脂15g、沉香5g（冲）、紫石英60g；动则诸症加剧者，加大人参、黄芪、白术之剂量。

本方为四君子汤加山药、黄芪而成，四君子汤加陈皮名为异功散，说明加入理气健脾、化痰利湿之陈皮能提高补气的效果，所以在补气时要注意理气，使补而不壅，补中有疏。除陈皮外，如豆蔻、砂仁、代代花、玫瑰花、茉莉花、金橘饼等，皆可随症加用。

【护养】

①元气虚者，有轻重缓急之分，临床上需仔细分辨，做到重则重治、轻则轻治、急则急治、缓则缓治的原则。在护养上也要遵循这个原则。如"自汗怕冷"，自汗，重则自汗淋漓，轻则微微汗出；怕冷，重则振抖不止，汤水不能温，轻则加衣被则解。因此，要注意观察并及时处理。

②时时注意保暖防寒，必要时用空调增温，以保护阳气。元气又称原气，是由父母之精遗藏于肾，化生为肾中的元阴、元阳之气，故称元气，是人生命活动的原动力。元气不足，畏寒颤抖，所以必须做好增温保暖工作，以防止阳气的损失。

③人之元气，由先天父母所给，因此，对小儿疾病的诊疗，首先要观察其元气的盛衰，以知其疾病的预后与转归，元气足，精神好，病易愈；反之，元气不足，百病丛生，常易恶化，预后不良。这就要观察其是否存在"五软""五硬""五迟""龟背""鸡胸"的先天不足之证，以做必要的配合治疗。

④元气虚弱，要注意后天的培补，因此，要调理好后天之本，即脾胃功能。从饮食上来调养，进食补气健脾的药食，药如黄芪、党参、炙甘草、太子参、山药、白术、黄精、玉竹、莲子、茯苓、大枣、陈米等；食如糯米、扁豆、芡实、燕麦、玉米、苹果、无花果、葡萄、萝卜、莲藕等，还有"血肉有情之品"如羊肉、鹿肉、牛肉、狗肉等。这些食物可制成各种保健食品，以调养元气。

⑤针灸推拿也应配合调养，尤其是先天不足，后天失养的病人，在药食调养的同时，刺激穴位，调节经络，协调五脏是扶助元气的积极方法，常用方法：灸足三里、灸百会、灸大椎、灸膏肓、灸华佗夹脊等。这些穴位可选 1 ～ 3 个进行灸疗，灸法有两种：一是用艾绒直接瘢痕灸，效果好，但疼痛难忍，留下疤痕；二是冷灸，即

用发泡药贴的方法，使穴位发泡化脓，这种方法疼痛减少，只有灼热感。

2. 心气虚

【症状】 心悸气短，动则加重，面色苍白，神疲体倦，自汗少气，脉细弱或结代，舌淡苔白薄。

【辨证】 心气不足，鼓动无力，血脉空虚，则心悸气短，少气，脉细弱或结代；气虚卫阳不固，故自汗出；心气虚则心血亦亏，气血不能上荣，故面色苍白，舌淡苔白薄；动则气耗，故活动时诸症加重；气虚血衰，神明失养，则神疲，身体失养，则体倦。心气虚多由久病体虚，或年高脏气衰弱，或先天禀赋不足所致，常表现为功能方面的病变。

【治则】 补益心气，安神宁心。

【方药】 养心汤（《证治准绳》）：黄芪30g、人参（一般用党参30g或高丽参5～10g）、茯苓15g（原方有茯神，当今少用）、炙甘草10g、当归12g、川芎30g、五味子6g、柏子仁12g、酸枣仁30g、炙远志10g、肉桂6g、半夏曲10g。若心悸气短者，加附子10g，去肉桂，加桂枝10g；自汗少气者，加重黄芪至60g，加白术15g、防风6g；脉结代者，加丹参30g、老茶树根30g；无失眠，去远志、柏子仁、酸枣仁。

养心汤重在补心气，兼养心血，具有补气养血，宁心安神之功，所以临床上多用于失眠多梦，夜寐不安等症，此为神明之虚。若心悸气短，脉结代者，此为心之体即血肉之心之虚；补心之体用，重在补心气，养心血，除上方外可合生脉散，即加麦冬（生脉散：人参、麦冬、五味子。加黄芪即称黄芪生脉饮）。

【护养】

①保持精神、情志上的安静和愉悦，做好环境、情绪、生活上

的安定，减少或消除精神上的压力和负担，保持轻松、舒畅、快乐的心情。

②坚持小劳，每天参加轻松愉快的运动、活动和劳动，以使气血流畅，心气充沛，精神舒畅，如做四肢运动、做广播操、慢步行走、种花养草、观鱼养鸟等。不宜做剧烈、重负荷、强体力劳动、运动和活动，如跑步、跳高、拔河、打球、爬山等运动，以及挑担、锄地、抬重物等劳动。否则，易引发心气衰竭。

③心气虚弱者，需注意气候的变化，尤其在大热、大冷的时候，常会发生心悸气短等心气不足，心血瘀阻的现象，所以要预防在先，不致因气候剧变而导致心气耗损；因大热汗出，耗伤阳气，使心气心阳受损；因大冷使血脉受寒凝涩不通，心气、心阳闭阻，常会发生心气脱，心阳竭的危象。

④调节饮食，多进新鲜、应时、低糖、低盐、低油的饮食。以素菜、蔬果为主；少食或不食腌腊制品、高糖及高脂肪的美食；多食鱼类，以淡水鱼为佳，少进生猛海鲜；多食菌菇类食物，如香菇、木耳、金针菇之类。这些食物有利于清除体内有害物质，清洁血管，使血流畅通，心气得养。

3. 肺气虚

【症状】　咳喘无力，动则气喘，神疲少气，声音低怯，面色惨白，自汗畏风，肩背为甚，常常感冒，经常鼻塞，脉弱无力，舌淡无华。

【辨证】　肺气虚弱，多因久咳久喘耗伤肺气，或素体气弱，化生不足，以致肺气匮乏。肺主气，肺气亏损，则咳喘无力，声音低怯；肺主皮毛，肺气不足，卫气亦虚，腠理不固，故自汗畏风，经常感冒，肺开窍于鼻，故常鼻塞，肩背为肺所主，故肩背为甚；肺气虚弱，则全身气血亦虚，故神疲少气，面色惨白；肺朝百脉，肺气不足，则脉弱无力，舌淡无华。

【治则】 补益肺气，益气固表。

【方药】 补肺汤（《备急千金要方》）：五味子 8g、干姜 6g、肉桂 6g、款冬花 10g、麦冬 10g、桑白皮 15g、大枣 30g、粳米 30g。若咳喘无力，声音低怯者，加黄芪 30g、北沙参 15g；自汗畏风，经常感冒者，合玉屏风散（黄芪 30g、白术 10g、防风 6g）；鼻塞甚者，加苍耳子 10g、川芎 30g；面色惨白，神疲少气者，合异功散（党参 30g、白术 15g、茯苓 12g、甘草 6g、陈皮 6g）。

补肺汤中的粳米宜改糯米，则补肺之力更好，一般补胃气用粳米，补肺气用糯米；这从仲景白虎汤中用粳米之意，与补肺阿胶汤中用糯米之意，可以明鉴。

【护养】

①肺虚气弱，卫外不固，因此要预防感冒，慎防风寒，尤其冬季为寒气当令，春季为风邪当令时要加强防护，除了减少外出以避风寒外，要随时注意冷暖，添加衣服。经常感冒者，可增强自身抵抗力，如常服玉屏风散（市售有玉屏风颗粒、玉屏风口服液）。

②加强身体锻炼，增加肺活量，增强御寒能力，每天参加晨练，如跑步、跳绳；若体质较弱，可做深呼吸运动，扩胸运动、体质较强，可参加冬泳、滑雪、攀岩、爬山等强运动量的锻炼。

③忧愁悲哀易伤肺气，心情快乐，肺气舒畅，悲哀忧郁肺气失宣，日久肺气受损，病邪乘虚而入，故常染肺结核之疾。要保持肺气充盛，必须要有一个健康的心态。

④护背、护肩、护胸对肺气虚者非常重要，有时比服药更有效。尤其是小孩、老人更要做好护背、肩、胸的保健工作，即使在夏季气候炎热时也必须要做好，冬季必须用特制保健用品戴在背、肩、胸上。

⑤素体肺气虚者，建议在伏天进行冬病夏治，一般用药贴冷灸的方法，常在每年头伏天或端午节进行，常灸肺俞、膏肓、足三里，或华佗夹脊。这种外治方法犹如冬令补剂。

4. 肾气虚

【症状】　神疲倦怠，腰膝酸软，小便频数，夜尿频多，尿后余沥，或遗尿失禁，男子滑精早泄，或阳痿不举，女子带下清稀，或胎动流产，脉沉弱无力，舌淡苔白薄。

【辨证】　由于年高，肾气衰弱，或年幼先天不足，肾气虚弱，或久病、劳损伤肾，以致肾气亏损，封藏失职。肾为先天之本，肾气虚，则全身功能衰退，故神疲倦怠；肾主骨，腰为肾之外府，肾气虚，则腰膝酸软；肾主水，肾虚不固，膀胱失约，故小便频数，夜尿频多，尿后余沥不尽，甚或遗尿失禁；肾气虚，封藏失职，精关不固，故滑精早泄，或阳痿不举；肾气不足，肾阳虚衰，不能固护冲任，故带下清稀，或胎动流产；肾气虚弱，无力鼓动脉气，则脉沉弱无力，气虚则血少，则舌淡苔白薄。

【治则】　补益肾气，固摄肾精。

【方药】　肾气丸（《金匮要略》）：大熟地黄30g、萸肉15g、山药15g、茯苓10g、牡丹皮10g、泽泻10g、桂枝10g、附子12g。若腰膝酸软者，加怀牛膝15g、川续断12g、狗脊30g；小便频数，膀胱失约者，加桑螵蛸10g、益智仁16g、白果10g；滑精早泄者，加潼蒺藜15g、芡实30g、金樱子30g；阳痿不举者，加鹿角片10g（先煎）、海马5g（研吞）；带下清稀者，加露蜂房10g、海螵蛸30g、白果10g；胎动滑胎者，加寿胎丸（出自《医学衷中参西录》，组成：菟丝子、桑寄生、川续断、阿胶）。

肾气丸又称金匮肾气丸、崔氏八味丸、桂附地黄丸、八味丸等。其衍生方也较多，如加鹿茸、五味子为十补丸（出自《济生方》，以治肾虚，足膝软弱，小便不利者）；加车前子、川牛膝为加味肾气丸（出自《济生方》，以治肾虚，腰重，脚肿，小便不利者）。这些方剂也是以补肾气为主的加减方，可供选用。

【护养】

①肾气不足多见于老年人，所以年龄在60岁以上者要保肾护肾。肾藏精生髓，主骨生水，开窍于耳，其华在发。根据肾的这些生理特点和功能进行护养，如爱惜肾精，要减少性生活，节制房事；增强筋骨，要多进补动物骨髓、筋骨等；护养好膀胱，不要忍小便，有尿即解；护养好两耳，有耳鸣或耳聋，马上求医；观察自己的头发，若白发多而早生，需请医生及时治疗。

②肾气虚弱，主重养生，养生注意"黄金律"：一动与静，动和静是一个0.618的比例关系，四分动六分静最合理。二饮食，饭吃六、七成饱，饮食为六分粗粮四分精粮。三环境，环境温度22～24℃最舒服，因人体体温为37℃，与0.618的乘积为22.8℃，这个温度机体新陈代谢、生活节奏和生理功能为最佳状态。四婚姻，结婚最佳时间是一年12个月的0.618，在7～8月，因秋季是人性欲与免疫力最佳的黄金季节。

③肾气虚弱，宜常搓脚心，脚心为肾经所循行之处，每天坚持1～2次搓脚心，持之以恒，能有补肾气，健脑髓，活气血的功效。干搓：左手握住左脚背前部，用右手沿脚心上下搓100次达到脚心发热；反之，则用右手握住右脚背前部，方法同前。湿搓：把脚放入温水盆中，泡到脚红，方法同干搓。酒搓：倒30mL白酒或酒精于杯中，按干搓方法操作，只是搓时需蘸一点酒来搓脚心。这也是养生保健的好方法。

5. 脾气下陷

【症状】头晕目眩，语言无力，语声低怯，气短乏力，自汗倦怠，纳呆食少，食入则胀，脘腹重坠，便意频繁，或久泻脱肛，或子宫下垂，脉濡弱，舌淡无华，少苔。

【辨证】　脾气虚弱，中气不足，或久泻久利，或劳役过度，导致中气下陷，或气虚下陷。脾气不升，清阳之气不能上荣于头，则头晕目眩；中气不足，宗气化生匮乏，故语言无力，语声低怯，气短乏力；气虚不能固表，故自汗；脾主四肢和肌肉，脾气虚弱，则倦怠；脾气下陷，升举固摄无权，故脘腹重坠，便意频繁，或子宫下垂，或久泻脱肛；脾虚失运，则纳呆食少，食入则胀；脾虚气陷，气血不畅，或行则迟缓，则脉濡弱，舌淡无华，少苔。

【治则】　健脾益气，升提举陷。

【方药】　补中益气汤（《脾胃论》）：人参（一般用党参30g）、黄芪30g、白术15g、当归10g、柴胡12g、炙甘草6g、陈皮5g、升麻10g。若头晕目眩者，加川芎15g、葛根30g；语言无力，语声低怯，气短乏力者，加胎盘粉5g（研吞）、冬虫夏草3～5g（另炖服）；自汗倦怠者，加防风6g、炙桂枝10g、白芍15g、大枣30g；脘腹重坠，便意频繁者，加大黄芪剂量至60～120g；久泻者，加湘莲30g、山药30g；脱肛者，加枳壳60g、地榆15g；子宫下垂者，加芡实30g、金樱子30g。

补中益气汤除升提中气外，又为治疗气虚外感发热的代表方，即所谓"甘温治大热"也。但阴虚内热忌用，而且必须随症加减，本方应用甚广，其中主药为黄芪、党参、升麻。《景岳全书》有举元煎（人参、黄芪、白术、升麻、甘草），该方可谓药简意赅之补中益气之剂，临床可随证应用。

【护养】

①脾气下陷者，除用内服药辨证论治外，配合外治十分重要，有时能起到立竿见影的作用。现在在保健用品的开发上，也有多种

产品，如各种"托"，常用的有胃托、肾托（腰托）、子宫托；还有"带"，如腰带、腹带等。

②配合针灸、推拿、按摩以升提中气，常用：灸百会穴治疗脱肛、子宫下垂；按摩腹部、腰部治疗胃下垂、肾下垂，如长期坚持揉腹，能增强胃肠的消化功能，促使胃肠平滑肌的收缩，使其蠕动加强，达到升提胃肠的作用，使下垂的胃肠回复。

③通过深呼吸以升提中气，人的宗气充足，使下陷之气得到回升，如一边吸气一边提缩肛门，坚持每晚做 10～30 次，能使脱肛回缩，大有升提中气的效果。又如每天坚持做腹式深呼吸，有意识地提升胃腹部，每天晚上做 30～60 次，能有效地治疗胃下垂。

6.脾胃气虚

【症状】　食少纳呆，食后脘腹胀满，四肢倦怠，少气懒言，消瘦乏力，面色萎黄，大便溏薄，或先硬后溏，脉缓弱无力，舌淡苔白。

【辨证】　脾胃气虚，多因饮食失调，或劳倦伤脾，或吐泻太过所致。脾胃之气虚弱，则运化和受纳功能不足，故食少纳呆，食后脘腹胀满；脾虚气弱，则气血不足，无以充养肌体，故四肢倦怠，少气懒言，消瘦乏力，面色萎黄；脾不健运，水谷难化，故大便溏薄，或先硬后溏；脾胃气虚，生化气血不足，故脉缓弱无力，舌淡苔白。

【治则】　补中益气，健脾助运。

【方药】　异功散（《小儿药证直诀》）：人参 5g（一般用党参30g）、白术 15g、茯苓 10g、甘草 6g、陈皮 6g、生姜 5g、大枣 30g。原方为散，前五味等量为末，取 6g，加生姜 5 片、枣 2 个水煎服（用于小儿）。若食少纳呆者，加谷芽、麦芽各 10g，湘莲 30g；食后脘腹胀满者，加豆蔻 6g、广木香 6g；四肢倦怠，少气懒言，消瘦乏力，面色萎黄，脾胃气虚甚者，加黄芪30g、山药30g、当归15g；大便溏薄者，加诃子炭15g、车前子10g（包煎）。

异功散为四君子汤加陈皮而成。四君子汤为补中益气之剂，加入陈皮理气化湿，使之补气而不滞气，这样补气之功更胜一筹，故有"异功"之称。脾胃气虚，也可用参苓白术散互联（出自《太平惠民和剂局方》，组成：扁豆、人参、白术、茯苓、山药、莲子、薏苡仁、桔梗、砂仁、大枣、甘草）治之，此方补气健脾，和胃化湿，比上方更切合临床。

【护养】

①护养脾胃，注意暖胃，保护胃脘、腹部不受风寒，除不裸露脘腹外，还要保暖增温，戴上护脘、护腹，保护好脐部。如脾胃气虚，胃脘胀满，遇寒作痛，大便溏泻者，有些老年人常戴护脘、护腹，并在脐部放置热水袋，其效果比服药要佳。

②药粥健胃，又助消化，脾胃气虚者应多吃健脾药粥。食粥不仅暖胃助消化，而且还是延年益寿的养生之道。常用的药粥：黄芪大枣粥（黄芪30g、大枣30g、粳米50g。黄芪煎取药汁约500mL，去药留汁，加入大枣、粳米炖粥）；茯苓糯米粥（茯苓15g、莲子30g、糯米50g。茯苓研细粉，莲子、糯米加适量水炖粥，将成粥时加入茯苓粉，待茯苓熟后即可服用）。此二款药粥均有健脾益气的好疗效，建议临床应用。

③花茶解郁又理气，疏肝理气能益脾。在补脾健胃时要注意肝木克脾土，要补气不滞气，为此，用花入药，制成花茶，有利补气。常用的花茶：玫瑰花茶（玫瑰花7朵、金橘3粒，开水冲泡）；茉莉花茶（茉莉花5g、绿茶3g、枸杞子10g，开水冲泡）。此二款花茶，气清而芳香，为人人喜爱的花茶，取用方便，操作简单，每天饮用，疏肝益脾。

7. 脾肺气虚

【症状】 面色苍白，食欲不振，腹胀便溏，甚则面浮肢肿，短气乏力，咳喘痰多，痰白而清稀，脉细弱，舌淡苔白。

【辨证】 久咳肺虚，气不布津，影响脾气；或饮食不节，痰湿内生，阻碍脾气，不能输精于肺而致脾肺气虚。脾虚气弱，运化失常，故食欲不振，腹胀便溏；脾不运湿，气不行水，水湿泛滥，则面浮肢肿；肺虚不足以息，故短气；脾虚不及于四末，故乏力；脾为生痰之源，肺为贮痰之器，痰湿阻肺，肺失宣降，故咳喘痰多，痰白而清稀；脾虚气弱，肺虚少气，故气血不充，面色苍白，脉细弱，舌淡苔白。

【治则】 补益脾肺，温化痰湿。

【方药】 六君子汤（《医学正传》）：人参（常用党参30g）、白术15g、茯苓15g、甘草6g、姜半夏12g、陈皮6g、生姜5g、大枣30g。若食欲不振者，加谷芽10g、麦芽10g、砂仁5g；腹胀者，加广木香、枳壳；便溏，加车前子、泽泻；面浮肢肿者，加陈葫芦壳30g、地骷髅30g；短气乏力者，加黄芪30g、山药30g；咳喘痰多者，合三子养亲汤（莱菔子、白芥子、苏子）；痰白而清稀者，加干姜6g、鹅管石30g；面色苍白，气血不足者，加黄芪30g、当归15g。

六君子汤加木香、砂仁为香砂六君子汤（《名医方论》），有补气健脾，化痰理气之功，组方更全面，补气不碍气，使脾肺气虚者补而不滞，所以临床上也可选用。

【护养】

①脾肺气虚者，痰湿内阻，脾运不健，肺气不宣，因此，需注意饮食清淡，少食或不食高脂肪、高糖、高盐饮食，如大鱼大肉、糖果蜜饯、腌腊制品、霉酱食品等。

②脾肺气虚，宜培土生金，每天晚上按摩足三里，每次按摩100～200次，至局部皮肤发红、发热为佳。或用冷灸也可：斑蝥一只，研粉，水调，涂于足三里穴，外贴上橡皮膏，一般6小时左右有水泡，水泡不要弄破，让其自然干瘪或破裂，否则疼痛难忍。日本有谚曰："若要身体安，三里常不干。"说明灸足三里有强身保健的作用。

③推荐一款药食兼备，脾肺双补的药粥，即芡实山药薏苡仁茯苓粥：芡实30g、山药30g、薏苡仁30g、茯苓15g、糯米50g。其中，山药可以用鲜山药，市有售；无鲜者可用干品，中药房有售。芡实、薏苡仁、茯苓均为中药，薏苡仁水浸24小时，茯苓研细末，糯米淘洗后用，共入锅中加水炖，先猛火煮沸，然后文火慢炖成粥。粥成后加自己喜好的调味品，如糖、盐、胡椒粉等。本粥清香可口、酥糯结合、取材方便，具有健脾益气、润肺化痰、利湿解毒之功，尤其适合老年人服用。

8. 心肺气虚

【症状】 面色苍白或暗滞，口唇青紫或黑滞，心悸气短，咳嗽少气，胸闷发憋，气喘吁吁，动则更甚，自汗清冷，乏力倦怠，脉细弱或结代，舌青紫或见瘀斑，苔水滑。

【辨证】 心肺气虚，多因劳倦过度，或久病咳喘，耗伤心肺之气所致。心主血，肺主气，心肺气虚，则气血不足，或瘀滞不行，不能上荣于面，故面色苍白或暗滞，唇舌青紫或瘀斑；心肺气虚，气行则血行，气滞则血瘀，气血不行，血脉阻滞，故心悸气短，乏力倦怠；肺气不足，故咳嗽少气，胸闷发憋；动则耗气损血，故气喘吁吁，动则更甚；肺主皮毛，肺气虚，则营卫弱，故自汗清冷；气虚则阳衰，阳气不足，气化无能，水湿停滞，故舌苔水滑。

【治则】 补益心肺，益气养血。

【方药】 保元汤（《博爱心鉴》）：黄芪30g、人参（常用党参30g）、甘草6g、肉桂6g、生姜10g。若面色苍白或暗滞，口唇青紫或黑滞者，为气滞血瘀，去肉桂，加丹参30g、桂枝10g、桃仁10g、红花6g；心悸气短，乏力倦怠者，加重黄芪至60g，人参用生晒参30g，加麦冬10g、五味子6g；自汗清冷者，加龙骨20g、牡蛎30g、防风6g；咳嗽少气，胸闷发憋者，加全瓜蒌10g、薤白10g；气喘吁吁，动则更甚者，加紫石英60g、沉香6g；水湿内停者，加茯苓15g、车前子10g（包煎）。

本方有补气温阳之功，原治虚损劳怯，痘疮气虚顶陷，血虚浆清，不能灌浆之症。原方有"加糯米一撮"，以温补肺气，可按需加减。现为"治男女气虚之总方"。适用于心肺气虚，元气不足者。

【护养】

①心肺气虚，气血不足，血行不畅，咳嗽而喘，因此戒烟很重要，年轻人要戒烟，老年人要少吸，或吸烟毒较小的香烟。烟对心肺损害很大，能加重其虚。如临床上常见的肺气肿、肺心病，其症状表现多为心肺气虚，或心血瘀阻之象，这类病人禁烟尤为重要。戒烟在于自己的决心与恒心，以及意志与毅力，没有灵丹妙药。

②适当锻炼，根据自己的心肺功能进行步行运动，慢速每分钟60～80步，中速每分钟80～100步，快速每分钟100～200步，逐步增加步行路程，步行中结合上肢扩胸和抚腹运动，以增强心肺功能。

③饮食调养，推荐3款药食兼备的食疗方：a）雪羹汤：海蜇（洗净）、荸荠各30～50g，煎汤内服。本方养阴润肺，化痰止咳，又能软坚化结；对长期咳喘多痰者有治疗效果。b）汪雪汤：山药45g、牛蒡子12g、柿霜饼18g。先煎山药、牛蒡子，去药取汤，再入柿霜饼，溶解后食用。早晚各服1次。本方清养心肺，润肺化痰，

利咽散结；肺热咳嗽，咽喉痒痛者可经常饮用。c）核桃杏仁粥：核桃仁 30g、甜杏仁 15g、粳米 50g 共煮粥，每天早晚服食。本方补肾润肺，止咳化痰；肺心病、肺气肿等心肺气虚者可长期服用。

9. 肺肾气虚

【症状】　呼多吸少，喘促短气，动则更甚，声低气怯，或自汗不止，甚则冷汗淋漓，尿频失禁，肢冷面青，或面赤躁扰，咽干口燥，脉细数或虚浮无根，舌淡少苔。

【辨证】　久病喘咳不愈，劳伤肾气，损及肺肾之气而致肺肾气虚。肾为先天之本，气不归原，肾失摄纳，故呼多吸少，喘促短气，动则更甚；肺气不足，宗气亦虚，故声低气怯；肺主皮毛，气虚则卫阳不固，故自汗不止，虚甚则冷汗淋漓；肾气不足，膀胱失约，则尿频失禁；肾阳虚衰，不能温养四肢，故肢冷；肾气不充，则面青；若偏重于阴虚，则面赤躁扰，咽干口燥，脉细数；偏重于阳虚，则气浮于外，故脉浮虚无根，舌淡少苔。

【治则】　补肾纳气，收摄肺气。

【方药】　七味都气丸（《医宗己任编》）：熟地黄 30g、山药 15g、黄肉 15g、牡丹皮 10g、泽泻 10g、茯苓 10g、五味子 10g。此方又称都气丸、都炁丸，由六味地黄丸加五味子而成。原为治肾虚气喘之剂。若呼多吸少，喘促短气甚者，加补骨脂、核桃，或合黑锡丹（出自《太平惠民和剂局方》，组成：黑锡、硫黄、川楝子、胡芦巴、木香、附子、肉豆蔻、补骨脂、阳起石、沉香、茴香、肉桂）；语声低怯者，加黄芪 30g、升麻 10g；自汗不止，甚则冷汗淋漓者，加龙骨 15g、牡蛎 30g、稽豆衣 30g；尿频失禁者，加益智仁 13g、桑螵蛸 10g、肉桂 6g；四肢清冷者，加炙桂枝 10g、当归 15g；面赤躁扰，咽干口燥者，加鲜石斛 30g、西洋参 6g、珍珠母 30g；气浮于外，阳虚甚者，加人参 10g，人参一般需要用进口高丽参，或用生晒参 30g，党参无济于事。

本方单独应用势单力薄，对于肺肾气虚之轻症，也需随症加味，以增强疗效；然而，其立法组方可法可师，在补肾益肺上，用六味地黄丸与五味子组合，可谓药专意明，故可作为肺肾气虚证的代表方。

【护养】

①注意平时的固本治疗和护养。肺肾气虚者，临床上突出的症状是肾不纳气，动则气喘，因此要强调平时治本，治本当固肾；急则治其标，治标要治肺；需标本兼顾，平时补肾，发时治肺，肺肾同补，则金水相生，相得益彰。食补者，有如核桃仁、山药、黑芝麻、芡实、百合、桑椹子等植物药食，还有羊肉、牛肉、鹿肉、狗肉、胎盘、脐带、乌龟、鳖等动物药食，可供我们选用。

②养肺气与大气（即空气）密切相关，肺为宗气所聚，所以要注意空气的新鲜和清新。一选择植物多的地方；二必须要有充足的阳光，因为只有有阳光，植物才能进行光合作用，吸收二氧化碳，放出氧气；三做有利于扩充肺气（宗气）的运动，以增加肺活量，保证人体有足够的氧气，提高血中的含氧量，使脏腑组织器官得到充分的营养。

③移居低层楼房（无电梯），不宜在高层生活（一般以 3 层为限），因为楼层太高，上楼耗氧量大，会造成气喘加重，甚至影响疾病，导致病情加重，尤其是老年人肾虚气喘，更不能住高层。

（四）血虚证

1. 血脱

【症状】 大出血（吐血、咯血、衄血、便血等）后，面色惨白，神疲乏力，气息奄奄，头晕目眩，甚至昏厥，心悸心慌，或出血不止，脉芤或沉细无力、重按则无，舌苍白无津或光绛无苔。

【辨证】 "气为血之帅，血为气之母"，大出血后，气随血脱，气血不能上荣于面，则面色惨白；气血脱失，全身失去濡养，故神疲乏力，气息奄奄；气血不荣于头，则头晕目眩；不荣于心，则心悸心慌；气不摄血，则出血不止；大出血后，气血大亏，不能充盈脉道，则脉芤或沉细无力；气虚血亏，津液受损，则舌苍白无津或光绛无苔。

【治则】 益气摄血，止血养血。

【方药】 参附汤（出自《妇人良方》，组成：高丽参10g、附子18g）合十灰丸（出自《十药神书》，组成：大蓟15g、小蓟15g、荷叶30g、侧柏叶10g、白茅根30g、茜草根10g、大黄10g、焦栀10g、棕榈皮15g、牡丹皮10g）。若气虚甚者，面色惨白，气息奄奄，神疲乏力，头晕目眩，加大高丽参剂量至15～20g，加黄芪60g、当归15g；出血不止者，加白及10g、仙鹤草40g、三七5g（冲服）、阿胶珠10g（另烊）、蔂头回30g；舌无津而光绛者，加西洋参6g、枫斗15g，或鲜石斛30g。

血脱与气脱往往同时存在，所谓气随血脱也。所以，在症状与辨证用药上两者不可分离，在养血、补血、止血的同时，必须兼顾补气、益气、固脱，有时补气益气比止血补血更为重要。在止血的同时要注意活血化瘀，做到"止血而不留瘀"。这也是十分重要的，如三七、蒲黄、花蕊石、大黄、丹参、益母草，甚至桃仁、红花、水蛭等也可加用。

【护养】

①血脱是一种重危急症，除中医药治疗外，必须中西医结合抢救。在大出血的情况下，首先根据病位进行止血，并同时进行扶正治疗，如补气益血，增加血容量，可直接输血。并注意观察生命体

征（呼吸、血压、脉搏）和神志、脉象。

②解除病人、家属的心理压力和思想负担，做好安抚解释工作。保持病室的安静、有序、清洁、卫生，及时处理病人的排泄物（痰血），准备好必要的抢救药品及器械。

③病人病情稳定后，适当进食易消化、清凉、美味的流质或半流质饮食，如雪梨粥、百合粥、山药粥、莲子羹、荸荠羹、桂花藕粉羹、柿霜饮、金橘饮等。服用时宜凉或稍温，不宜太热或有刺激性东西存在，以防止再出血。若出血不止，一般禁食为好。

2. 心血虚

【症状】 头晕目眩，面色无华，唇舌苍白，心悸心慌，失眠多梦，健忘善虑，脉细弱，舌苔白薄。

【辨证】 心血不足，心失所养，故心悸心慌；血衰不能上荣于头，则头晕目眩，唇舌苍白，面色无华；血不养心，神不守舍，则失眠多梦，健忘善虑；血虚不能充实血脉，故脉细弱；血虚气衰，则舌苔白薄。

【治则】 养血安神，益气宁心。

【方药】 养心汤（《证治准绳》）：人参6g（一般用党参30g）、黄芪30g、茯苓15g、当归15g、川芎10g、姜半夏10g、柏子仁10g、酸枣仁30g、肉桂6g、远志10g、五味子6g、炙甘草10g。若心悸心慌者，加珍珠母30g、磁石30g、石菖蒲10g；失眠多梦，健忘多虑者，加琥珀末5g（冲服）、龙骨15g、牡蛎30g；头晕目眩者，加天麻10g、升麻6g；面色无华，唇舌苍白者，加阿胶10g（另烊）、大枣30g。

心主血，又主神明，因此，心血虚直接影响到血肉之心和神明之心，养心血则安神明，本方即养血与安神并用，临床上凡贫血、神经衰弱、产后失血过多者，皆可选用。在应用时要注意脾胃的功能，如脾胃虚弱，运化失调，需兼顾脾胃的功能，脾健则生化不息，所以，要加健脾补脾的药物，如白术、山药、扁豆、谷芽、麦芽、木香、豆蔻、砂仁及花类药，皆可随症加入。

【护养】

①静养为第一首务，做到心情安静、心态乐观，心在志为喜，快乐生活、学习、工作，少思寡欲，保护好自己的心脏，不使它受到伤害，要少受刺激，使心脏趋于静态，并做到动中有静，静中有动，动静结合。如书画创作、古文学欣赏、盆景制作、水边垂钓、种花养鸟等，皆能陶冶情操，保护心志。

②以心养心，以心补心，这是中医的补养方法。因此，调补心血，多用心药，这里介绍两则食疗方：a）莲藕养血羹：莲子（带心去皮）30g、鲜藕 60g、糯米 50g、大枣 30g、赤小豆 30g。共炖成粥，可作为主食或点心吃。此羹汤香甜可口，补血健脾，对长期贫血者有很好的药食治疗作用。b）猪心补血汤：猪心 1 只，洗净，煮熟，切片，备用；黄花菜 50g，水中捞一下，清水冲洗，备用；蘑菇5 只，切片，备用。锅加热，放入香油少许，待油八成热时，下猪心片煸炒后，加适量水，水沸加黄花菜，待黄花菜熟透，加入蘑菇片，当蘑菇片熟后，加调味品（由个人喜好而定），即成。可佐餐食用，本汤养心益血，安神益智，对心血不足，夜寐不宁，忧心忡忡，寡欢少悦者，有一定的辅助治疗作用。

③养成良好的睡眠习惯，使神明之心能安宁无扰。一生活要有规律，不要随意打乱生物钟；二午睡不能太长，一般 30～90 分钟；三晚饭后、睡前，不宜做重的、剧烈的劳动和活动，睡前不用脑，即不看书报、电视，听广播；四睡前不喝浓茶、咖啡等兴奋大脑的饮品，不要用酒来催眠。

3.肝血虚

【症状】 头晕头昏，时欲晕厥，耳鸣不止，夜间为甚，胁肋隐隐作痛，口干咽燥，心中烦躁，脉弦细，舌淡少苔。

【辨证】 肝血不足，不能上荣于头，故头晕头昏，时欲晕厥；肝血虚亏，肝阴亦衰，肝阳上扰，耳失所养，故耳鸣不止，疾病规律为"旦慧、昼安、夕加、夜甚"，故夜间为甚；肝脉布胁，肝血不足，血脉失养，则胁肋隐隐作痛；肝血虚则肝阴亦虚，阴虚则生内热，故口干咽燥；热扰心神，则心中烦躁；肝脉主弦，肝血不足，故脉弦细；肝血不足，故舌淡少苔。

【治则】 养血柔肝，滋养肝阴。

【方药】 一贯煎（《柳洲医话》）：北沙参15g、麦冬10g、生地黄30g、当归10g、枸杞子15g、川楝子10g。若头晕头昏，时欲晕厥者者，加天麻10g、钩藤12g（后下）、葛根30g；耳鸣不止，夜间为甚，加骨碎补30g、磁石30g、石菖蒲10g；胁肋隐痛者，加橘络6g、降香10g，甚者加白芥子10g、乳香5g、没药5g；口干咽燥，加天花粉10g、鲜石斛30g，甚者加西洋参6g、芦根30g；心中烦躁者，加柴胡10g、白芍15g、珍珠母30g；肝阳偏亢，脉偏弦者，加石决明30g、龙骨15g、牡蛎30g。

一贯，即是一理贯穿于事物之中的含义。本方以脏腑制化关系的理论为遣药立法的依据，肾藏精，肝藏血，肝肾同源，滋水涵木，通过滋肾养肝，补肝体以和肝用，而治疗肝肾阴虚，肝气不舒之证，其剂为"煎"剂故名"一贯煎"。方中生地黄、枸杞子滋补肝肾，为主药；北沙参、麦冬清肺益胃，养金以制木，为辅药；当归血中气药，补血活血，为佐药；川楝子疏肝解郁，条达气机，以平横逆，为使药。诸药合用，滋阴养血，柔肝养肝，故为补肝血虚的代表方。

【护养】

①补肝血重在养阴，养阴需滋肾阴，故需肝肾同补，滋阴养血。临床上所谓"乙癸同源"，滋水涵木。因此要重视肝肾之阴虚，现介绍一则简易、效果好的方药：桑椹子不拘多少，选黑紫色的为佳，加水熬膏。此膏在《素问病机气宜保命集》中名为文武膏，又名桑椹膏。此膏酸甘养阴，滋补肝肾，补养肝血，为药专效宏、取材方便、美味可口的良剂。长期服用，有益肝肾，且补而不腻，性味甘平，故值得试用。

②过度劳役，伤及肝肾，因此要做到劳逸结合。一是不过度工作、学习、劳动，不做"工作狂"，坚持 8 小时工作制，尤其是不搞突出运动，不通宵达旦、夜以继日工作、劳动和学习。否则，常劳役过度而伤及肝肾。二是做到节欲，过耗肾精，房劳伤肾，肾阴不足，则肝阴亦虚，肝血不足。临床上对慢性肝病的护养，著名中医学家姜春华曾提出：慢性肝病，尤其是早期肝硬化患者，一定要节制房事。强调保护肾精，以养血柔肝，肝血足则肝用强。

③调节情志，疏肝解郁，使肝气条达，肝血畅行；若郁怒伤肝，肝不藏血，则吐血不止，或呕吐、便血，使肝血匮乏。所以，在精神上要舒畅、条达、乐观、愉悦，遇事不怒，大事化小，小事化了，忍一步则海阔天空，人生难得几回聚。只有精神上调节好，才能保持肝脏的安和、肝血的充盈。

4. 血瘀成劳

【症状】 头晕眼花，心悸失眠，肌肤甲错，面色黑滞，身倦乏力，月经涩少，或闭止不来，或见肿块，脉细涩，舌淡有瘀斑，苔薄或水滑。

【辨证】 瘀血阻滞，新血不生而致血虚，或因血虚而致气不行，气行则血行，气滞则血瘀。各种出血之后，气血本亏，离经之血积于体内则为瘀血，血虚不能充养全身，头面少血，则头晕眼花；心脏少血，则心悸失眠；颜面少血，又夹瘀血，则面色黑滞；肌肤少血，则肌肤甲错；全身少血，则身倦乏力，女子则月经涩少，或闭止不来；瘀血不去，则积而成块；瘀血不行，气血阻滞，故舌淡有瘀斑，苔薄或水滑，脉细涩。

【治则】 养血活血，补气益血。

【方药】 补阳还五汤（《医林改错》）：黄芪30g、当归15g、赤芍15g、地龙10g、川芎10g、桃仁10g、红花6g。本方王清任原为治中风半身不遂而设。现移用于血瘀成劳的血虚证，宜改：赤芍改白芍，地龙改熟地黄。即宜易名为：黄芪桃红四物汤，更切实际。若头晕眼花，身倦乏力者，加党参30g、西洋参6g、白术15g；肌肤甲错，面色黑滞者，加穿山甲5g、土鳖虫10g；有肿块者，加山慈菇30g、三棱10g、莪术10g，或小金丸（吞服）；月经不调者，加阿胶10g（另烊）、鸡血藤30g。

黄芪桃红四物汤为血虚血瘀证的代表方。其中，黄芪补中益气，气行则血行，补气活血，则生生不息；桃仁、红花活血化瘀，祛瘀生新；四物汤为补血兼活血之剂。合而用之，则益气补血、推陈出新，为治血瘀成劳的首选方剂。

【护养】

①"气通血活，何患疾病不愈？"这是王清任的至理名言。所以补气活血是王清任的基本治则。在护养上要时时刻刻注意这个治则，具体操作上，除了药物外，主要介绍一种物理疗法，即神奇小锤可疗病：其外形近似一把小锤子，长柄可用细木棍（直径10mm左右，长25～30cm），在木棍上装上小锤子，可用木质或橡胶、塑料制成。用这个自制的小锤子敲打人体各个部位（穴位及病痛的阿是穴）以达到疏通经络，行气活血的作用，如局部关节酸痛、肌肉

萎缩、经脉闭阻，都可以用小锤子轻轻敲打来治疗，每天 1 ～ 2 次，每处打 30 ～ 60 下，持之以恒，可收到明显效果。还有一种神奇的小锤子叫梅花针，为皮肤针的一种，一般医院针灸科都有，也有售，可治疗多种疾病，也是自我保健用品。这种神奇的小锤子其主要功效是行气活血。

②食用黑木耳，降低血黏度、血清胆固醇，改善血液微循环，具有滋阴养血，益气活血的功效，对心脑血管疾病有辅助治疗的作用。可每天吃 10 ～ 20g，可水发之后炒菜做膳，或炖烂后加糖当点心服用，也可淡食。黑木耳为一种食用菌，其他食用菌也有同样的作用，国外著名营养学家斯坦顿于 1984 年对食用菌做了全面评价："食用菌集中了食品的一切良好特性，它是未来最为理想的食品之一。"所以，血瘀成劳者宜多吃黑木耳及多种食用菌。

③血瘀成劳，在女子特殊的生理变化上，主要表现为月经的涩少或闭止，临床上又称为干血劳。因此，对此要重在养血调经，食养比药治更为重要，在药物治疗的同时，加强营养物质的补充，尤其要用"血肉有情之品"，如白凤乌骨鸡，是最适合女子补血养血，补肝调经的理想食物，可做膳，可制药，如乌鸡白凤丸，是妇科疾病中养肝调经的常用药。

5. 心脾血虚

【症状】　面色萎黄，倦怠乏力，饮食不佳，腹胀便溏，心悸健忘，失眠多梦，或皮下出血，月经色淡量多，或崩漏不止，或经少经闭，脉细弱，舌淡而胖嫩，苔白薄。

【辨证】　病后失调，或慢性出血，或思虑过度，耗伤心血，思虑伤脾，或饮食不节，脾胃受伤。心脾血虚，血虚不荣，故面色萎黄；脾失健运，则饮食不佳，腹胀便溏；不能输布津液，肢体失养，则倦怠乏力；心血亏虚，心神失养，则心悸健忘，失眠多梦；脾虚不能统血，血失统摄，则皮下出血，或各种出血，月经色淡量多，或崩漏不止；血虚冲任失调，则月经少或经闭不行；心脾血虚，气血不足，无力鼓舞脉道，故脉细弱，气血不荣，故舌淡而胖嫩，苔白薄。

【治则】 补益心脾，益气养血。

【方药】 归脾汤（《济生方》）：人参6g（一般用党参30g）、黄芪30g、白术15g、茯苓12g、当归12g、远志10g、酸枣仁30g、龙眼肉10g、广木香6g、炙甘草5g、生姜3片、大枣30g。若食欲不振者，加扁豆30g、谷芽10g、麦芽10g、陈皮6g；腹胀者，加砂仁6g、大腹皮10g；便溏者，加泽泻10g、车前子10g（包煎）；心悸健忘者，加益智仁10g、石菖蒲10g；失眠多梦者，加夜交藤30g、珍珠母30g、柏子仁10g；各种出血，加墓头回30g、仙鹤草15g、白及10g；月经少或闭经者，加阿胶10g（另烊）、鸡血藤30g、红花5g、桃仁8g。

归脾汤为治心脾血虚之首选方剂，其方证：一心神不宁，二气血亏虚，三脾不统血之出血证。主治：一治疗思虑过度劳伤心脾的有效方剂，二治疗妇女月经失调的常用方剂，三治疗各种虚性、慢性血证的必用方剂。临床应用广泛，又多为医家所用，除汤剂外，目前有丸剂即归脾丸，又有黑归脾丸（方中加熟地黄）。

【护养】

①心脾血虚，注重饮食调养，选择药食兼优之品，做各类点心、药膳，这里推荐茯苓的食用：a）茯苓饼（包括茯苓糕）：茯苓（研极细），备用；糯米粉、粳米粉；三者比例为3∶4∶4，加适量白糖、水制成饼或糕，蒸熟即可食用。此饼或糕对老年人及小孩很适宜，入口香甜软糯，有健脾养血，安神益智之功，凡脾虚便溏，倦怠乏力，失眠多梦者，可常食用。在北京、天津等地把茯苓饼（糕）

作为传统的小吃应市。b）茯苓粥：莲子30g、薏苡仁30g、糯米50g、大枣30g、山药粉30g、茯苓粉30g。莲子去皮、心，薏苡仁洗净后浸24小时，糯米淘洗后备用，大枣冲洗一下。把莲子、薏苡仁、糯米、大枣共入锅中加适量清水，猛火煮沸后，文火慢炖，待将成粥时，加入茯苓粉、山药粉并不断搅拌，当茯苓、山药熟时即成茯苓粥。此粥健脾益气，利湿解毒，长期服食有提高免疫力，抗肿瘤的作用，并适合任何年龄段人服用。我在临床上常推荐给病人服用，疗效很好。

②对慢性、虚性的出血证，必须要中西医结合治疗。进行血液的检查，尤其对血液病不要盲目施治，如再生障碍性贫血、白血病等。因为，至今中医没有特殊的治疗方法。待病情缓解后，可以中医药治疗。

③心脾血虚，常导致失眠不寐，除用归脾汤治疗、龙眼汤食疗外，需配合外治，内外结合以提高疗效。现介绍比较实用、有效的自我按摩法：a）先取坐位，全身放松，摩擦涌泉穴，用右手中间三指摩擦左足心涌泉穴，然后换成右足心。b）取仰卧位于被内，双目自然闭合，用两手食指第二节内侧缘从两眉内侧推向外侧；用两手中指轻揉太阳穴；用两手拇指螺纹面，沿两侧耳部由前向后推摩；用手掌根部轻轻拍击头部囟门处；用两手拇指端揉搓风池穴；两手叠放于腹部，用手掌大鱼际轻揉中脘穴；用两手掌大鱼际徐徐揉按丹田。c）侧卧意守丹田，平心静气，缓缓呼吸，慢慢入睡。

6. 气血两虚

【症状】 面色苍白或萎黄，少气懒言，乏力自汗，心悸失眠，食欲不振，四肢倦怠，女子月经涩少，畏寒怕冷，脉细弱，舌淡无华，或舌胖嫩。

【辨证】 久病不愈，气血两亏，或失血过多，气随血耗，或气虚不能生化，继而血少，导致气血两虚。气血不荣于面，则面色苍白或萎黄；气虚则宗气不足，故少气懒言；气虚脾弱，则乏力；气虚不能固表，则自汗；心血不足，则心悸失眠；脾气虚，则失健运，故食欲不振，四肢倦怠；气血不足，则月经涩少；气血虚则阳气弱，故畏寒怕冷，脉细弱；气血两亏，故舌淡无华，或舌胖嫩。

【治则】 补气益血，气血两补。

【方药】 八珍汤（《正体类要》）：熟地黄30g、当归15g、白芍10g、川芎10g、党参30g、白术15g、茯苓12g、甘草6g。若少气懒言，乏力自汗者，加黄芪30g、山药30g、防风6g；心悸失眠者，加五味子10g、酸枣仁30g；食欲不振，四肢倦怠者，加扁豆15g、芡实10g、湘莲30g；月经涩少者，加阿胶10g（另烊）、鸡血藤30g；畏寒怕冷者，加炙桂枝10g、生姜6片、大枣30g。

补血与补气两者不可缺一，尤其是气比补血更为重要，所谓"气行则血行"，"气为血之帅，血为气之母"。当归补血汤（《内外伤辨惑论》）药只两味，即当归、黄芪；而两药之比为1:5，即黄芪50g、当归10g；虽然用当归补血，但需大剂量黄芪补气，才能达到补血的效果。由此及彼，从八珍汤衍生出十全大补汤（《太平惠民和剂局方》），即八珍汤加黄芪、肉桂。这样补气血的效果更好，使补而不滞，静中有动，也是补血的真谛。

【护养】

①要正确、理性地认识目前广告宣传中补血用的保健品，如铁剂之类的所谓抗贫血、养颜、美容的口服液。其实，贫血与血虚不能等同，贫血可包含在血虚证中辨治，血虚证包含多种病症，如头晕、月经病、小儿疳证、各类出血证等皆可见血虚的表现。因此，所谓补血之品，要区别不同情况进行选择，不一定都要补铁，所以不要盲目相信广告，随意购买，最好去咨询医生后再做决定。

②血虚气弱，食养是不可缺少的辅助治疗方法，中医根据五行学说，色赤入心、主血脉、属火的配属关系，往往把红色的食物移用在血虚证中，最常见又常用的是红枣。红枣的补血作用已为人们所认可，凡各种血虚皆可服用，既可入药，又为补血健脾的食品，如木耳红枣汤（美容养颜，益气补血）、红枣莲子羹（健脾益气，宁心安神）、红枣龙眼茶（安神催眠，养血宁心）。其他如赤小豆、各种动物血、红萝卜、红薯、红山楂、红糖、红酒等，都有一定的补血效果。但并非色红皆补血，这无非是提供一种记忆方法，如色黑的阿胶、熟地黄、龙眼肉也有很好的补血作用。

③血虚证其轻、重、缓、急各不相同，因此，要正确、细致地分别不同病症，以防贻误病情，尤其是久治不愈的慢性贫血，或长期伴低热的血虚证，一定要明确诊断，中西医结合治疗，进行血液检查，必要时还需做骨髓的检测。

7. 脾不统血

【症状】　面色苍白，倦怠乏力，四末清冷，食少便溏，便血、肌衄、妇人月经过多、崩漏不止、各种出血等，血色清淡质稀，病情缠绵不愈，脉细弱无力，舌淡苔薄。

【辨证】　脾气虚弱，中气匮乏，统摄无权，血不循经，故随处出血。气血虚弱，上不荣面，故面色苍白；气血不能充养全身，则倦怠乏力；气虚阳亦虚，故四末清冷；脾虚不能健运，故食少便溏；脾不统血，失血伤及气血，或久病气血两亏，故血色清淡质稀，脉细弱无力，舌淡苔薄。

【治则】　补气健脾，益气摄血。

【方药】　补中益气汤（《脾胃论》）合归脾汤（《济生方》）：黄芪30g、人参6g（可用党参30g）、当归10g、白术15g、炙甘草6g、茯苓10g、酸枣仁15g、龙眼肉10g、远志10g、广木香5g、柴胡10g、升麻 12g、陈皮 6g、生姜 3 片、大枣 30g。若面色苍白，倦怠乏力，四末常清者，加炙桂枝 10g、附子 15g，去远志、柴胡、升麻；食少便溏者，加炒扁豆 30g、山药 15g、谷芽 15g、麦芽 15g；各种出血，宜止血，便血者，加炒地榆、炒藕节；肌衄者，加生地黄、水牛角片、牡丹皮；月经过多者，加墓头回 30g、血余炭 10g、棕榈炭 15g；经血清稀者，加阿胶珠 10g、牡蛎 30g；崩漏不止者，加海螵蛸 30g、炮姜炭 10g。

两方合用，关键用药是人参、黄芪、白术、茯苓、当归、炙甘草 6 味，即四君子汤合当归补血汤，在此合方基础上增损，则执简驭繁，更切临床。

【护养】

①脾不统血，出血不止，首当止血。止血常用炭药，炭药多色黑，有谓"血见黑则止"，其实取其收敛固涩之功，但除止血外，补脾气以统血必须同步进行，否则止血只是暂时的作用；炭药止血需防止其凝涩太过，以致血止而瘀血形成，变生他病，所以要用之适量，或加活血止血之品，如三七、花蕊石、蒲黄炭等。

②脾不统血的主证，临床上常见的是肌衄，即以皮下出血为主症，如皮下青紫、乌青块、血斑、红疹等，西医常诊断为紫癜。对于紫癜又需分辨其为过敏性紫癜还是血小板减少性紫癜，脾不统血而见肌衄的，常见于血小板减少性紫癜。因此，在诊断治疗上要中西医结合，进行必要的检查，尤其是血液的检测，然后再辨证论治。做到辨病与辨证相结合。

③关于肌衄的治疗，临床用药中介绍 3 味有补气摄血功效的药物：a）水牛角片，自犀角禁用之后，临床上常用水牛角代之，其功似犀角，但其力远不及犀角，因此用量要大，一般在 30g 以上，而必须镑片入药，需久煎，只用于慢性出血证，急危重症杯水车薪，

无济于事。b）湘莲，即湖南湘潭产者为佳，或浙江武义产的宣莲也可，不同产地的莲子作用不同。其功效主要是补脾摄血，健脾益气，入药宜带皮去心，可入药用，也可食用。c）花生衣，即花生去壳后得到花生仁，花生仁的外衣即花生衣，有很好的止血效果，据有关方面研究，发现其能提高血小板计数，从而达到止血的作用。此3味中药对脾不统血而出血者，可常配伍应用，是较好的止血摄血药。

8. 营卫虚弱

【症状】 面色不华，身热微恶寒，自汗形寒，头痛鼻塞，语声低怯，指甲苍白，气短倦怠，咳嗽痰白，口干咽燥，脉浮无力，舌淡苔白薄。

【辨证】 心主血，营与血共行于脉中，能化生血液，营养全身，称为营气；其慓悍滑疾部分，行于脉外，在内熏蒸胸腹，在外散布肌表，起着保卫作用，称为卫气。血弱营虚，不能上荣于面，故面色不华；营卫虚弱，不能卫外，外邪犯表，邪正交争，因营虚卫弱，正不敌邪，故头痛鼻塞，身热微恶寒；卫气不固，腠理疏泄，故自汗形寒；肺主气，营卫虚弱，气血亦虚，宗气不足，则语声低怯，气短倦怠；肺气失宣，又为风寒所困，故咳嗽痰白；营弱血亏，则口干咽燥；卫气虚，营气弱，则脉浮无力，舌淡苔白薄。

【治则】 益气养卫，补血调营。

【方药】 黄芪桂枝五物汤（《金匮要略》）：黄芪30g、炙桂枝10g、白芍10g、生姜5片、大枣30g。若身热微恶寒，自汗形寒者，加防风6g、荆芥6g、柴胡8g；头痛鼻塞者，加辛夷10g、苍耳子10g、白芷8g；语声低怯，气短倦怠者，加白术15g、山药10g、当归12g；咳嗽痰白者，加杏仁10g、川贝母8g、茯苓10g、姜半夏10g；口干咽燥者，加石斛30g、北沙参15g、桔梗6g。

黄芪桂枝五物汤为桂枝汤加黄芪而成。桂枝汤系在《伤寒论中治太阳中风证，所谓太阳中风，实为外感风寒表虚证。桂枝汤有调阴阳，和营卫的作用，不但可用于外感病，而且内伤杂病也常用之。本证营卫虚弱，黄芪、桂枝、生姜益气养卫，白芍、大枣补血调营，凡营卫虚弱者，无论外感或内伤杂病皆可用之。

【护养】

①"百病多由感冒始"，而外感常与人体的抵抗力强弱密切相关，《黄帝内经》谓"邪之所凑，其气必虚"，"正气存内，邪不可干"。营卫虚弱是所以受邪的根本原因，因此调和营卫是防治外感的主要方法。要做好饮食防治，医学研究表明，感冒的发生与饮食关系甚密，过多地进食高脂肪、高盐、高糖食物，会降低体内免疫细胞的抗病能力，消耗体内水分和营养物质，导致唾液分泌减少，口腔黏膜水肿，口干舌燥，降低免疫力，诱发感染，因此饮食上注意很重要，做到荤素搭配，清淡饮食，多进含丰富维生素的蔬果，是防治感冒的有效方法。

②头为诸阳之会，因此做头部的保健可预防感冒，调和营卫，常用的保健方法：a）推擦鼻旁。洗净面与手，两手大鱼际相互摩擦至热，随即于鼻的两侧，上至印堂下至迎香，推擦至有温热感，早晚各1次。b）双手浴面。两手相对搓热，掌根贴于前额，向下并使整个掌面贴于面部，擦至下颌部，然后两手分擦，再从面的两侧推擦回到前额，如此反复10～20次，直至整个面部发热。c）按揉迎香。两手中指指腹或食指指腹按于左右两侧鼻旁迎香穴，左手按顺时针方向，右手按逆时针方向按揉3～5分钟。

③艾灸大椎，温补元阳。具体操作：将艾条点燃，对准大椎穴，以能忍受为度，注意不要烫伤皮肤，每次施灸15～30分钟，早晚各1次。温灸大椎，调补督脉，不仅防治感冒，而且对多种慢性病有扶正祛邪的作用。

④一旦感冒，应迅速托邪外出，常用调和营卫的解表方介绍两则：a）神仙粥，葱白7根、生姜7片、粳米50g、米醋适量。粳米煮粥，粥将成时放入葱白、生姜，再煮数滚加醋，趁热服下，待其微微汗出，一般3剂为限。b）生姜红糖汤，红糖15g、生姜5片、紫苏叶6g，加水适量，放锅中煮沸即成，温服药汁，盖被保暖，微微汗出。方药简易，效果很好，方中生姜、紫苏养卫气，红糖补营血，调营养卫，药专效明。

⑤预防感冒，佩戴香袋。用香袋以辟邪气，是中医传统的、有效的外治方法，尤其适宜于儿童、老年人预防外感。中国传统节日端午节就有制作香袋以辟邪的习俗，制作方法：高良姜150g、佩兰50g、桂皮50g、冰片20g。共研细末，用棉布做成各种形式的小袋，每袋放药粉约3g，缝好口即成，佩戴在胸前。

（五）津液亏虚证

1. 津枯液竭

【症状】　咽干口燥，唇焦舌燥，皮肤干燥或干瘪，口渴少津或无津，小便短少，大便秘结，手足皲裂，两眼干涩，欲哭无泪，脉细数，舌红少津。

【辨证】　津液枯竭，多因大汗、大泻、大吐、多尿、失血及燥热灼伤津液所致。口、咽、唇、舌、皮肤、血脉、眼、鼻及前后二阴等，得不到津液的濡养和滋润，故咽干口燥，唇焦舌燥，皮肤干燥，口渴少津，尿少便结；体内津液匮乏，肝血不足，则两眼干涩，欲哭无泪；手足血虚津亏，则皲裂；血虚津亏，内火偏盛，故脉细数，舌红少津。

【治则】　生津增液，滋润阴血。

【方药】　增液汤（《温病条辨》）：玄参15g、麦冬10g、生地黄30g。若口干，加沙参30g、石斛30g；咽干，加桔梗6g、胖大海8g、百合15g；唇干，加山药30g、玉竹15g；皮肤干，加桑椹子30g、黑芝麻30g；尿少，加茅根30g、芦根30g；便秘，加火麻仁10g、何首乌15g；目干，加枸杞子10g、甘菊10g；消渴，合消渴方（《丹溪心法》）：黄连、天花粉、生地黄汁、藕汁、牛乳；胃阴虚而口干唇燥，合益胃汤（《温病条辨》）：即增液汤去玄参，加沙参、玉竹、冰糖；燥热伤津，合五汁饮（《温病条辨》）：梨汁、荸荠汁、苇根汁、麦冬汁、藕汁，鲜品捣汁。

增液汤为治温热病热伤津液而设，以增液润燥为主，药简而力专。方中重用玄参养阴生津，润燥清热，为主药；麦冬滋液润燥，生地黄养阴清热，为辅助药。三药均为质润之品，共奏滋液清热之功。本方妙在寓泻于补，以补药之体，做泻药之用，既可攻实，又可防虚。

【护养】

①津液枯竭，重在增加体液，所以在饮食方面，要以流质或半流质饮食为主，常选择粥、汤、羹、茶、汁、饮料、水液为主的日常饮食。但以新鲜果汁为妙品，如夏日热病，伤津劫液，常饮西瓜汁，有清热养阴之功，古有"天生白虎汤"之称；秋季燥热伤津，常可吃梨，或梨汁；春天热病伤津，常食樱桃以养阴生津；冬日津伤口干，常吃萝卜以养津液。当今由于农业科技的发展，西瓜四季可见，西瓜为养阴生津之佳品，可长年选用。

②保持居住环境的湿度，尤其是秋冬季节，凡津伤液竭者，在使用空调时，室内要保证一定水分，如放盆冷水以增加空气湿度。人体孔窍亦要做好滋润工作，如鼻腔干燥用液状石蜡涂之，目干用眼药膏涂之，肛门燥裂用凡士林涂之，口干舌燥用润喉片含之，唇干用唇膏抹之等。

③体液的脱失，西医谓脱水，常规治法是补液，这种方法既快又好，所以我们要采用，尤其是严重脱水，出现津液枯涸，非口服给药可以救治的情况下，要中西医结合，用输液的方法迅速给药，千万不可固执己见，待病情缓解再议养阴生津之方。

2. 痰饮伤津

【症状】　面色黑滞，消瘦骨立，晨起咳痰无完，痰韧如蛋清，咳喘胸闷，动则加剧，头晕目眩，四肢倦怠，渴不欲饮，肌肤干瘪，脉弦细，舌光绛，少苔或无苔。

【辨证】　痰和饮是水液代谢障碍的病理产物。痰饮，是脾、肺、肾三脏气化功能失调，影响津液的正常输布和排泄，以致水湿停聚而形成。肺主布散津液，若肺失宣降，水津不能通调和输布，便可停聚成痰饮；脾主运化水液，脾气虚弱，运化无力，则水湿不行，停聚而为痰饮；肾主水，肾阳不足，蒸化无力，则水不能化气，停蓄而为痰饮。三脏失调，津液化为痰饮，日久津液耗竭，肾虚则面色黑滞，肾主骨，肾虚则消瘦骨立；肺失宣降，水津不布，津化为痰，痰涎壅盛，故咳喘胸闷；肾精不养全身，精华化为痰浊，故咳痰无完，痰韧如蛋清；肾虚不能纳气，故咳喘，动则更甚；脾不健运，气血生化匮乏，不能上荣于头，则头晕目眩，不荣肌肤，则肌肤干瘪，四肢倦怠；痰饮内阻，脾不运湿，故渴不欲饮；日久伤津耗血，阴液亏损，故脉弦细，舌光绛，少苔或无苔。

【治则】　调补脾肾，清肺养阴。

【方药】　理痰汤（《医学衷中参西录》）：芡实30g、清半夏12g、黑芝麻10g、柏子仁8g、白芍10g、茯苓10g、陈皮8g。若面色黑滞，消瘦骨立者，加大熟地黄30g、枸杞子15g、当归12g；痰多如蛋清者，加白术15g、鸡内金10g；咳喘胸闷者，加白果10g、全瓜蒌12g；动则气喘加剧者，加沉香5g、紫石英60g；头晕目眩，肌肤干瘪者，加黄芪 30g、党参 15g、川芎 10g；四肢倦怠者，加山药 30g、湘莲 30g；渴不欲饮者，加泽泻 10g、薏苡仁 30g、炙桂枝 10g。

理痰汤，旨在使津液归正，即不使津液化为痰饮，使津归津，以滋养全身，阻止津化为痰，使之归正的治方。治从脾、肺、肾三脏，为"不养液生津而津自生，治理痰饮不致生痰而耗津"之法，故在方中很少选用养阴生津、滋阴生液之品。

【护养】

①前人有"痰热而饮寒"之说，但从临床所见，并非绝对如此，亦有寒痰、热饮之变，因此在辨证上不可一概而论。"百病多由痰作祟"说明痰饮所致病证繁多而怪异。痰饮从广义上说，包括有形痰饮与无形痰饮的多种病证。因痰饮的部位不同，其临床表现也就不同。如痰饮在肺，可见咳喘多痰；痰迷心窍，可见神昏癫狂；痰停胃脘，可见恶心呕吐；痰入经络，可见肢体麻木；饮泛肌肤，则全身水肿；饮走肠间，则肠鸣辘辘；饮在膈上，则咳喘上气。所以对痰饮病证需加辨别，不至于临证不知所措，或不识其症。

②"病痰饮者，当以温药和之"的治疗大法，后世奉为准绳，代表方为苓桂术甘汤（《金匮要略》）：茯苓、桂枝、白术、甘草。说明治痰饮病要用温热之品，在饮食上亦需温热食物，其中生姜是值得介绍的、治疗痰饮病的、药食兼优之品。生姜，味辛微温，有发表散寒，祛饮化痰，和胃止呕之功。《金匮要略·痰饮咳嗽病脉证并治》中有小半夏汤（半夏、生姜），小半夏加茯苓汤（半夏、生姜、茯苓）。此二方中生姜用量均为半斤，因此生姜是温化痰饮的良药。在日常生活中，应多吃生姜食品，如嫩生姜芽切片，用酱油浸 3～5 天，即可食用佐餐。姜汁糖（白糖熬制时加入生姜汁而成）是市上有售的糖果，凡痰多咳嗽，或胃寒欲吐者，可常服用。生姜汤（生

姜粉或生姜数片，加糖适量，开水冲泡即成）趁热饮用，有温胃化痰，和中理气之功。

③进行呼吸运动，增强腹肌张力，增加肺活量，改善通气功能，使肺功能得到改善，从而达到祛痰化饮的作用。取直立、端坐、卧位均可，全身放松，腰带放宽，用鼻吸气，不可过猛，呼气要自然、悠长、徐缓，不要用力收腹，要顺其自然。

（六）脏腑虚证

1. 肾虚

肾阳虚（肾阳不足、肾虚水泛）、肾阴虚、肾气虚、脾肾阳虚、心肾阳虚、肝肾阴虚、肺肾阴虚、肺肾气虚已在相关章节中介绍，现补充肾虚的其他内容。

（1）肾精不足

【症状】 面色无华，筋骨痿弱，发脱齿松，精液稀少而清冷，早泄阳痿，性欲减退，婚后不育，女子月经闭止，或宫寒不孕，小孩五软、五迟，脉沉细无力，舌淡而瘦削。

【辨证】 肾藏精，精能化气，肾精不足，肾气不能上充于面，故面色无华；肾主骨，肝主筋，肾精虚弱，肝肾不足，故筋骨痿弱，发脱齿松；肾精盛衰直接关系到生殖与发育，肾精虚少，则精液稀少而清冷，或早泄阳痿，性欲减退，男子不育，女子不孕，小孩发育迟缓出现五软、五迟；肾精不足，不能化生肾气，肾气衰弱，无力鼓舞脉道，故脉沉细无力，肾精不足，舌淡而瘦削。

【治则】 补益肾精，填精补髓。

【方药】 龟鹿二仙膏（《证治准绳》）：鹿角 15g、龟板 30g、人参 10g、枸杞子 30g。熬膏或制胶，也可煎服；成药膏剂，市上有售。若筋骨痿弱，加骨碎补 30g、狗脊 15g、怀牛膝 10g；发脱齿松，加制何首乌 15g、黑芝麻 30g、女贞子 30g；精液稀少而清冷，加菟丝子 10g、潼蒺藜 12g、蛇床子 10g；阳痿早泄，性欲减退，加仙茅 10g、淫羊藿 30g、金樱子 30g、覆盆子 30g；月经闭止，宫寒不孕，加黄芪 30g、当归 10g、阿胶 10g（另烊）；小孩五迟、五软，加六味地黄丸（中成药）同服，1 日 3 次，每次 3 ～ 5g，长期服用。

长期遗精或滑精而致肾精不足者，首先固精，可用金锁固精丸（《医方集解》）：潼蒺藜、芡实、莲须、龙骨、牡蛎，加金樱子。或用水陆二仙丹（《洪氏集验方》）：金樱子、芡实。

【护养】

①清静养神，节欲安神。心神躁动，神不内守，乱而不定，扰乱脏腑，耗伤精血，故清静养神，能积精全神。要做到清静养神，关键是保持思想上的"恬惔虚无"，即摒弃杂念，畅遂情志，神静淡泊，不为名利所累。节欲，指节制物质和精神上的欲望。一面是不斤斤计较，不患得患失，不为名利而孜孜以求，不嫉贤妒能，不时御神，务快其心。另一面是节制性欲，做到性生活有度，以保惜肾精，已婚男女适度房事，未婚青年适度自慰。

②男女肾精不足，常常不孕不育。婚后夫妻同居一年以上、不生男育女者，需检查不孕不育的原因，而其原因不是单方面的，世间多责之于女方，其实是片面的，必须双方检查，找到疾病的原因，才能有的放矢。

③食用枸杞子，生精益肾。枸杞子是补肝肾、益肾精之佳品。肾精不足者，既可药用又可常食用，其常用方法：a）干吃枸杞子，宁夏枸杞子蒸后（或用微波炉转 1 ～ 2 分钟）即可食用，1 日 3 次，每次 10 ～ 20g 细细品味，缓缓咀嚼咽下。b）枸杞粥，枸杞子 50g 煎取药汁 500mL，糯米 30g 洗净后放入药汁中炖粥，每天分早晚服用。c）枸杞子茶，枸杞子 10g、茶叶适量，沸水冲泡，味淡弃之，1

日 2～3 次饮服。

（2）膀胱虚寒

【症状】 畏寒怕冷，小便清长，尿频或不禁，或高年肾虚，遗尿不止，下身阴冷，脉沉弱无力，舌淡无华。

【辨证】 肾与膀胱为表里，膀胱虚寒，多由肾阳不足所致，阳虚则寒，故畏寒怕冷，小便清长，下身阴冷；肾阳虚衰，膀胱气化失调，故尿频或不禁，或遗尿；肾虚气弱，故脉沉弱无力，舌淡无华。

【治则】 温阳化气，补肾益气。

【方药】 缩泉丸（《校注妇人良方》）：益智仁 15g、乌药 10g、山药 30g。若畏寒怕冷，下身阴冷，加炙桂枝 10g、附子 15g、茯苓 10g；小便清长，尿频或不禁，或遗尿，加桑螵蛸 30g、白果 10g、补骨脂 10g；高年肾虚，加熟地黄 30g、萸肉 10g、五味子 6g。

本方药力不足，临床应用尚需加味，或以桑螵蛸散（出自《本草衍义》，组成：桑螵蛸、人参、龟板、当归、茯苓、远志、菖蒲、龙骨）合用，以增强药力。

【护养】

①高年肾虚，尿频或不禁，或无论白天或夜间遗尿者，要做好护理工作。如及时提醒排尿，必要时用尿布、尿不湿，以防止皮肤感染，注意外阴的卫生，勤换内裤，做好臀部、下肢的保暖，对因虚寒所致的尿失禁有较好帮助；行动不便者，需有专门护理人员陪护。

②白果是很好的保健食品，除降脂化痰，平喘温肺外，对老年人膀胱括约肌无力而尿失禁、遗尿有一定疗效，所以值得推荐。a）炒白果，秋冬季白果上市时可以服食，现炒现吃，香糯可口，1 次最多吃 15 粒，去壳、趁热、咀嚼食用，生白果有大毒，10 粒为成

人致死量，不可不知！b）白果炒菜，白果去壳、取仁、去衣、煮熟后可做菜备用，目前超市有真空包装的白果仁可售。如芹菜炒百合白果仁：鲜百合2只，洗净，分瓣，备用；芹菜取梗切段；白果仁20粒，加油共炒，待熟，加盐等调味品即成。此菜对老年人防治三高症（高血压、高血糖、高血脂）有一定效果。蘑菇金针白果羹：鲜蘑菇5只切片，金针菜30g水发后备用，白果仁20粒，锅内放少量油，蘑菇、金针菜共炒后即加白果，加水适量，待熟，即用湿淀粉勾芡成羹。此菜营养丰富，清香可口，有宁心安神，降脂祛痰的作用，适合脑力劳动者作为保健菜肴。

③艾灸关元，温补肾阳，有利膀胱气化，防治尿失禁。具体方法：脐下3寸为关元穴，用艾条温和灸法灸之，每次灸10～20分钟，灸后宜适量饮水。

2. 脾虚

脾阳虚、脾肾阳虚、胃阴虚、脾气下陷、脾胃气虚、脾肺气虚、心脾血虚、脾不统血已在相关章节中介绍，现补充脾虚的其他内容。

（1）脾肾气虚

【症状】 面色萎黄，或面色黑滞，人体消瘦，腰酸背痛，下身发冷，四肢倦怠，少气懒言，动则气喘，食少纳呆，食后腹胀，大便溏薄，或五更泄泻，阳痿早泄，精少不育，脉迟缓，舌淡苔白。

【辨证】 饮食失调，劳倦伤脾，或房劳伤肾，或吐泻太过，久病及肾，或肝木犯脾，以致脾肾气虚。脾肾气虚，生化无源，气虚则血也不足，不能充盈肌肤，故面色萎黄，人体消瘦；病久及肾，肾色主黑，故面色黑滞；脾肾气虚，脾主四肢，脾气不足，则四肢倦怠，少气懒言；肾气不足，肾阳亦虚，脾气不足，脾阳亦虚，故下身发冷，或五更泄泻；肾气虚衰，作强无能，故阳痿早泄，或精少不育；肾不纳气，脾气无助，故动则气喘；腰为肾之外府，故腰酸背痛；脾主运化，脾虚气弱，运化失常，则食少纳呆，食后腹胀，大便溏薄；脾肾气虚，气血不足，无力鼓舞脉道，则脉迟缓；血不充盈，则舌淡苔白。

【治则】　健脾益气，补肾温阳。

【方药】　六君子汤（《医学正传》）：党参30g、白术15g、茯苓10g、姜半夏10g、陈皮6g、炙甘草6g、生姜3g、大枣30g；合肾气丸（《金匮要略》）：桂心10g、附子10g、熟地黄30g、黄肉10g、山药15g、茯苓10g、泽泻10g、牡丹皮10g。若面黄肌瘦，少气乏力，加黄芪30g、当归15g；食少纳呆，加谷芽10g、麦芽10g、鸡内金10g；食后腹胀，加广木香10g、豆蔻6g；大便溏薄，加车前子10g（包煎）、诃子炭15g；腰酸背痛，下身发冷，四肢倦怠，加怀牛膝15g、龟板15g、鹿角片10g；五更泄泻，加补骨脂12g、肉豆蔻10g；阳痿早泄，加锁阳10g、巴戟天12g、龙骨30g；精少不育，加枸杞子30g、海马5g（研吞）；肾不纳气，动则气喘，加紫石英60g、沉香6g（冲服）。

六君子汤去半夏名异功散（《小儿药证直诀》），此方益气健脾，理气助运，为补气而不碍气之方，其药法值得借鉴。六君子汤加木香、砂仁为香砂六君子汤（《名医方论》），其理气行滞之功更胜。凡脾虚气弱，气滞痰阻之证，如老年性慢性支气管炎、肺气肿，兼痰多纳呆者用之甚佳。肾气丸为平补肾气之方，去桂心、附子即六味地黄丸，而六味地黄丸的类方就更多了。

【护养】

①脾肾气虚者，命门火衰，胃中虚寒，胃中得热得食则安，因此不能忍饥挨饿，要少食多餐，服用温、易消化的食物，生、冷、硬、坚之物要少吃或不吃。如宜食用玉米、小米、狗肉、羊肉、猪肚、牛肚、胡椒粉、糯米，以及动物的蹄筋、生殖器等。

②保持胃脘部和脐部、腰部的温暖，以使脾胃健运，肾气得充。尤其是老年人、素体脾肾虚寒者，胃脘部和腰部的保暖比服药显得更重要，一般可佩戴护腹、护腰的保健用品，市上有售，或自制亦可。

③针灸命门、关元、气海、丹田等穴，能起到温肾益气的作用，可以选用。按摩足三里、中脘、关元、气海，并施艾条温灸，促使气血流通，可达到温中和胃，补肾健脾的作用。一般每天晚上1次，每次15～30分钟。在温灸时注意不要灼伤皮肤。

（2）脾虚胃寒

【症状】 面色苍白，脘腹胀痛，绵绵不止，喜热喜按，喜食热饮，泛吐清涎，食入不化，朝食暮吐，腹泻清冷或便秘，四肢不温，疲倦乏力，脉沉迟，舌淡苔白薄。

【辨证】 脾虚气弱，生化无源，气血不足，则面色苍白；脾虚胃寒，寒则凝滞，滞留不通，不通则痛，故脘腹胀痛，绵绵不止，寒得温则解，故喜热喜按，喜食热饮；脾虚胃寒，中阳衰微，故泛吐清涎；脾虚则运化无力，故食入不化，朝食暮吐；胃寒则受纳不化，直趋肠间，故腹泻清冷，脾气虚弱，运化无权，传导失司，故时或冷秘；脾气虚衰，脾阳亦虚，脾主四肢，故四肢不温，脾气不能充盈全身，故疲倦乏力，脉沉迟，舌淡苔白薄。

【治则】 健脾益气，温中散寒。

【方药】 丁萸理中汤（《医宗金鉴》）：党参30g、白术15g、炙甘草6g、大枣30g、丁香6g、吴茱萸3g、干姜6g。若面色苍白，四肢不温，疲倦乏力者，加黄芪30g、当归15g、茯苓12g；脘腹胀痛，绵绵不止，喜热喜按，泛吐清涎，喜热饮者，加白及10g、高良姜6g、香附15g、延胡索10g；食入不化，朝食暮吐者，加姜半夏10g、豆蔻6g、刘寄奴10g；腹泻清冷，或便秘者，加肉豆蔻10g、补骨脂

10g、五味子 6g。

本方重在温阳散寒，所见之症候群亦是以脾胃虚寒为主症，故丁香、吴茱萸为主药，理中汤也以温中散寒为主功，补气健脾为次功；所以在辨证时要突出"寒"字，但不是实寒证，而是虚寒证。

【护养】

①脾虚胃寒，在临床上多见于中医辨证的虚寒性胃痛，西医常诊断为胃溃疡，或十二指肠溃疡。这些胃痛在用药上很有讲究，不能一味用温中散寒之品，因温中散寒之药大多数为辛辣刺激性药物，如干姜、高良姜、吴茱萸、胡椒粉、辣椒等，易引起出血，所以要掌握好剂量，不能用量过大，或配伍能保护胃黏膜的药物，如白及、蒲公英、赤石脂、海螵蛸等。

②五谷杂粮中，有许多可供脾胃虚寒者护胃暖胃，常用的有玉米、糯米、马铃薯、粟米、山药，其中玉米最适宜，现介绍玉米的食用。a）食用鲜玉米：鲜玉米的品种很多，如甜玉米、紫玉米、黑玉米、糯玉米等，不仅营养价值高，而且有很好的健胃暖胃作用，因此很适合脾虚胃寒者食用。b）常食玉米糊：玉米磨粉后，用玉米粉加水、加热、搅拌、煮熟成糊状食用。同时，可加调味品，如盐、糖、蜂蜜，以增强其温中和胃的作用。c）制作玉米饼：将玉米磨粉，玉米粉制成浆，然后烤制成极薄的玉米饼，有健脾燥湿，温中和胃的功效。

③注重冬、夏季节脾胃的防护。冬季气候寒冷，食物往往是冷的，外界的物品也是冷的，寒冷对胃有直接的影响，所以吃的食物一定要是热的，或至少要高于人体的正常温度；胃部要保暖，穿保暖内衣，或佩戴护胃、护腹的保暖用品。夏季由于天气炎热，故人需要降温防暑，要吃冷饮，去避暑，或贪凉饮冷，造成脾胃受寒，脾胃虚寒者雪上加霜。夏天降温避暑要注意一个"度"，适当的降温

饮冷是需要的，若本身脾胃虚寒者，千万不要贪图一时之凉快而损伤脾胃。

3. 心虚

心阳虚、心肾阳虚、心阴虚、心气虚、心肺气虚、心血虚、心脾血虚已在相关章节中介绍，现补充心虚的其他内容。

（1）心肾不交

【症状】 虚烦不寐，心悸健忘，头晕耳鸣，咽干口燥，梦遗滑泄，腰膝酸软，潮热盗汗，脉弦细，舌红少苔。

【辨证】 心肾不交，多因久病、劳倦、房事过度，损伤心肾之阴；或五志过极，心火亢盛，下及肾阴，或心火亢于上，不能下交于肾，以致心肾不交，水火不济。肾水不升，心火无制，心神不安，故虚烦不寐，心悸健忘；心肾阴虚，精血虚亏，不能上荣，故头晕耳鸣；阴虚内热，津液不足，故咽干口燥，潮热盗汗；阴虚则阳亢，虚火妄动，故梦遗滑泄；肾阴虚亏，心血不足，故腰膝酸软；阴虚血少，内热偏盛，故脉弦细，舌红少苔。

【治则】 滋阴降火，交通心肾。

【方药】 黄连阿胶汤（《伤寒论》）：黄连 6g、阿胶 10g（另烊）、黄芩 10g、白芍 15g、鸡子黄 1 枚。若虚烦不寐者，加磁石 30g、大熟地黄 30g、酸枣仁 30g；心悸健忘者，加远志 10g、益智仁 10g；头晕耳鸣者，加珍珠母 30g、枸杞子 15g、骨碎补 30g；咽干口燥者，加鲜石斛 30g、北沙参 15g；梦遗滑泄者，加金樱子 30g、龙骨 15g、牡蛎 30g；腰膝酸软者，加怀牛膝 15g、川续断 15g、桑寄生 30g；潮热盗汗者，加稽豆衣 30g、麻黄根 15g。

黄连阿胶鸡子黄汤即黄连阿胶汤，其中鸡子黄为蛋黄，其用法值得商榷，有人直接把生的蛋黄冲入药中，有人把蛋煮熟后取出蛋黄入药，我认为：应该是熟的蛋黄入药为妥。生蛋黄食后易造成消化不良，发生腹泻，我在临床已经碰到过。特做说明，以供参考。

【护养】

①心肾不交的主症：一是虚烦失眠，二是潮热盗汗。在饮食调养上推荐两种药食兼优之品，既能安神又能止汗。a）百合：宁心安神，养阴清肺。百合30g、生地黄15g、酸枣仁30g、麦冬10g、炙甘草6g可治虚烦失眠，而且我在临床应用效果很好。或鲜百合50g、莲子30g、红枣30g、赤小豆30g、糯米50g炖粥，睡前服用，也同样有效。鲜百合炒芹菜，为清心安神，芳香开胃之保健菜肴。b）龙眼：性温味甘，养血安神，交通心肾。凡虚烦不眠，睡前，龙眼7粒，煎汤，服汤及龙眼。或龙眼肉15g、鸡蛋1只，睡前，加水煮食。

②按摩足底涌泉穴，能引火归原，交通心肾。在睡前，用大拇指用力按摩，每天1次，每次30～60下，或更多，以局部皮肤发红、发热为好。在按摩前，最好先热水洗脚，然后，用右手按摩左脚，再用左手按摩右脚。

③虚烦不安，"看花解郁，听曲消愁"是较好的调养方法。在安静的环境中听听音乐，有安神作用，可选《二泉映月》《平湖秋月》《军港之夜》等乐曲。可去观赏花卉：冬季腊梅花、水仙花，春季牡丹花、茶花，夏季荷花、睡莲，秋季菊花、桂花。

（2）小肠虚寒

【症状】 小腹冷痛，肠鸣泄泻，腹痛喜温喜按，时出冷汗，尿频不利，尿液清冷，脉细弱，舌淡无华。

【辨证】 心阳虚弱，小肠失其温煦，则寒自内生，分清别浊之功失调，故小腹冷痛，肠鸣泄泻；寒凝于小肠，得温得按则散，故腹痛喜温喜按；汗为心液，心阳虚弱，表气不固，则时出冷汗；小肠虚寒，化物无力，别浊失调，故尿频不利，尿液清冷；心阳虚，心气弱，心血亦虚，故脉细弱，舌淡无华。

【治则】 温通散寒，补气利肠。

【方药】 丁萸理中汤（《医宗金鉴》）：党参30g、白术10g、丁香6g、炙甘草5g、大枣30g、干姜6g、吴茱萸5g。若小腹冷痛，喜温喜按者，加乌药10g、小茴香8g、延胡索10g；肠鸣腹泻者，加川黄连6g、葛根30g、诃子炭10g；时出冷汗者，加炙桂枝10g、白芍15g、黄芪30g；尿频而清冷者，加益智仁10g、川萆薢30g、肉桂6g。

心与小肠为表里，心阳不足是导致小肠虚寒的主要原因；小肠化物，分清别浊，与脾阳的盛衰密切相关，所以在用药上，多用温补脾阳之品，小肠虚寒的一些症状也多为脾阳不足之症。这在辨证上需多加注意。

【护养】

①小肠位于小腹，小肠虚寒者，做好小腹的保暖是保健防病的重要手段，以脐为中心，以气海、关元为主做好保健工作。a）佩戴护腹以保暖，尤其是冬季一定要做好保温，不要受寒。b）每天晚上睡前，按摩以脐为中心的小腹，可先顺时针30～50次，再逆时针30～50次，以局部皮肤发热为佳。c）用艾条温灸气海、关元，使局部穴位皮肤发红、发热为度，在施灸时不要烫伤皮肤，每天1次。

②小肠虚寒，化物之功失调，饮食防治犹胜于药治。养成良好的饮食习惯，少进肥甘油腻、煎炸及刺激性食物，避免过甜、过酸、过冷、过热、过硬、过于粗糙的食物；多食新鲜，富含蛋白质、维生素、微量元素的蔬果。

③小肠分清别浊功能减弱，有时候会出现尿浊如米泔水，西医称为乳糜尿。对此的证治，成人与儿童是不同的，成人要考虑丝虫病感染，儿童多为疳积的一个症状，治疗完全不同，但中药川萆薢

皆可配伍应用；萆薢分清饮（出自《丹溪心法》，组成：萆薢、乌药、益智仁、石菖蒲）也可随证选用。

4. 肺虚

肺阳虚、肺阴虚、肺肾阴虚、肺气虚、脾肺气虚、心肺气虚已在相关章节中介绍，现补充肺虚的其他内容。

（1）肺痨虚损

【症状】 消瘦骨立，潮热盗汗，时时低热，午后为甚，面赤如妆，两颧潮红，干咳少痰，痰中夹血，男子遗精，女子经闭，脉细数，舌红少苔。

【辨证】 肺痨虚损，多由痨虫（结核杆菌）感染所致，痨虫耗损肺阴，日久阴血亏损，气血俱亏，故消瘦骨立；阴虚火旺，内热偏盛，迫津外泄，故潮热盗汗，时时低热；午后阴气渐衰，虚阳渐升，故午后热甚；虚火上扰，故面赤如妆，两颧潮红；肺阴不足，肺失宣降，故干咳少痰，咳伤肺络，故痰中夹血；肺阴虚衰，金不生水，肺肾阴虚，虚火内扰，故男子遗精不止；阴虚血亏，故女子经闭；内热脉数，血亏脉细；阴血不足，故舌红少苔。

【治则】 养阴润肺，杀虫治痨。

【方药】 月华丸（《医学心悟》）：天冬 10g、麦冬 10g、生地黄 30g、熟地黄 15g、山药 15g、阿胶 10g、茯苓 12g、沙参 15g、百部 10g、川贝母 8g、甘菊 10g、桑叶 12g、獭肝 1 具、三七 6g（研吞）。若潮热盗汗者，加龙骨 30g、牡蛎 30g、五味子 6g、稽豆衣 30g；低热不退者，加银柴胡 10g、白薇 8g、地骨皮 15g；干咳少痰者，加杏仁 10g、浮海石 30g；男子遗精，加金樱子 30g、刺猬皮 15g（煨）；女子经闭，加当归 15g、红花 6g、黄芪 30g。

本方用獭肝、百部杀虫治痨，余药滋阴润肺有天冬、麦冬、生地黄、熟地黄；清肺止咳有川贝母、百部、沙参；止血活血有阿胶、

三七、桑叶；健脾化痰有山药、茯苓；平肝止血有甘菊、桑叶。组方思路十分清晰，可法可师。若配合西医抗结核菌治疗，肯定比单纯用中医抗结核治疗效果要好。

【护养】

①肺痨虚损证，在《理虚元鉴》中有详细介绍，它从调补脾、肺、肾之虚进行阐述，内容丰富，观点明确，对后世治疗虚劳有一定指导价值，可重点阅读。说明肺痨从补虚入手是一大治疗方法。对当今单纯用抗结核治疗是一大启迪。

②肺痨之虚，由痨虫所致，故药杀痨虫（结核杆菌）是重要的治疗方法，至今在中医药中，没有能足够证明杀死结核杆菌的中药，所以应中西医结合，在常规抗结核治疗的同时，配合中医辨证论治，这样效果好、疗程短、副作用少。

③肺痨虚损，有传染性，因此，要做好隔离和预防工作。结核杆菌主要通过痰沫、污染的空气尘埃，经呼吸道传染，因此不要到有结核病患者的地方去，保持室内空气流通、新鲜，没有感染过的健康人要打卡介苗防疫，平日锻炼身体，做好家人及旁人的宣传和预防工作。

（2）大肠液亏

【症状】 口干舌燥，肌肤干燥，大便秘结，干结难下，数日一行，或便中夹血，或胸闷气塞，脉细迟，舌红少津，苔黄糙。

【辨证】 大肠液亏，多因肺热壅盛，伤津劫液，燥热伤阴，或胃阴不足，不能下及大肠所致。肺主皮毛，阴虚燥热，津液亏损，故口干舌燥，肌肤干燥；阴虚燥热，大肠液亏，肠道失其濡润，而传导不利，故大便秘结，干结难下，或数日一行；热迫血行，损伤血络，故便中夹血；若腑气不通，上逆于肺，则胸闷气塞；大肠结滞，内热壅盛，则苔黄糙，热伤阴血，故脉细迟，舌红少津。

【治则】　增液行舟，润肠通便。

【方药】　麻子仁丸（《伤寒论》）：火麻仁 10g、大黄 10g（后下）、杏仁 15g、芍药 15g、枳实 10g、厚朴 10g。若口干舌燥，加天花粉 30g、鲜石斛 15g、芦根 30g；肌肤干燥，加葛根 30g、黑芝麻 30g；大便难下，加番泻叶 6g（后下）；便中有血，加地榆炭 10g、白及 12g；胸闷气塞，加沉香曲 10g、旋覆花 10g（包煎）、款冬花 10g。

麻子仁丸市上有售，凡病情不重者，可先吞服，1 日 3 次，每次 5～10g。临床上常用增液承气汤（出正《温病条辨》，组成：玄参、麦冬、生地黄、大黄、芒硝），此方滋阴增液，通便泄热，比麻子仁丸效力更好，尤其是热病之后伤阴劫液，肠燥便秘者更为适宜。

【护养】

①大肠液亏而致便秘，改变饮食结构能达到润肠通便的治疗效果。一般方法：a）多饮开水，每天早晨喝温开水 500mL 左右，或在开水中加少量盐（约 500mL 中加盐 1～5g）。b）进食多纤维素的食物，如芹菜、番薯、玉米、青瓜、马铃薯、香蕉、苹果、青菜等。c）多食油脂性食物，如各种动物油、植物油及含油脂的食品，如核桃仁、杏仁、花生米、黑芝麻、腰果等。但有三高症（高血压、高血糖、高血脂）者不适用。d）蜂蜜水有很好的润肠养阴作用，每天早晨开水冲服 15～30g 饮用。除对肠燥便秘有辅助治疗作用外，同时对肺燥干咳也有止咳润肺的功效。在日常生活中若能如此操作，则大肠液亏可以改善，便秘之苦随之消失。

②按摩腹部是较好的通便方法。每天晚上，仰卧于床上，用左手顺时针摩腹 30 次，再用右手逆时针摩腹 30 次，若有便意即可去解便，无便意可重复 1～2 次。每天坚持不懈，能改善肠道的血液循环，增加肠道内的津液，达到增水行舟的目的。

③长期大便秘结，容易引发其他疾病，常见的如大肠癌，因大

便是人体中的糟粕、垃圾，长期刺激肠胃，容易使正常细胞变异，因此要引起重视，不能小看它，保证每天有 1 次大便，至少 2 天 1 次，否则要通便泻浊。其他如美容养颜，必须要保持大便畅通，所谓排毒养颜，就是以通便来排毒，大便不通，热毒内壅，常见面生痘疮，或红疹、疙瘩、痤疮等，严重影响面容。

5. 肝虚

肝阳虚、肝阴虚、肝肾阴虚、肝血虚已在相关章节中介绍，现补充肝虚的其他内容。

（1）肝气虚寒

【症状】 面色青紫，小腹胀痛，筋脉拘急，阴囊引痛，或肿胀偏垂作痛，小便短涩不畅，脉弱无力，舌淡边有齿印，苔薄白。

【辨证】 肝气虚寒，肝经绕阴器，气虚下陷，寒则凝滞，故小腹胀痛，筋脉拘急，阴囊引痛，气虚不能统御，故肿胀偏垂作痛；气虚寒凝，故小便短涩不畅；肝气不足，肝血亦虚，故脉弱无力；舌淡边有齿印，苔薄白，为气虚肝寒之明征。

【治则】 温肝散寒，益气举陷。

【方药】 天台乌药散（出自《医学发明》，组成：天台乌药 10g、木香 10g、小茴香 6g、青皮 10g、高良姜 6g、槟榔 10g、川楝子 10g）合补中益气丸（出自《脾胃论》，组成：黄芪 30g、党参 15g、白术 10g、当归 15g、柴胡 10g、陈皮 5g、甘草 6g、升麻 10g），两方增删用之。若面色青紫，加活血之品，如红花 6g、川芎 30g；小腹胀痛，筋脉拘急，加延胡索 10g、白芍 30g；阴囊引痛，或肿胀偏垂作痛，加荔枝核 30g、桑螵蛸 10g；小便短涩不畅，加路路通 10g、丝瓜络 15g。

肝气虚寒，关键在“虚寒”二字，因此必须温补，张景岳的暖肝煎也可随证应用。其临床表现主要是疝气疼痛，病变在肝经，治从肝虚入手。

【护养】

①本证常见疝气，目前对此病的治疗主要是手术修补，对小孩的疝气主张在学龄前进行手术治疗，不主张保守治疗，或中医药治疗。而对老年人，或手术治疗失败者，才用中医药辨治，本方就是针对老年体虚肝气虚寒而设。

②肝气虚寒而表现在疝气的治疗上，除药物治疗外，也常配合外治，如温灸气海、关元、三阴交，在疝气发作时，用艾条温灸，每天1～2次，每次15～30分钟，直到疝气消失为止。

③防止疝气的复发，关键是扶助正气，不要劳役过度，多卧床休息，尤其在疝气下垂时一定要平躺在床上，让其自然回纳，或用腹带、阴囊托上提。

（2）胆气虚寒

【症状】 头晕欲卧，虚烦不眠，胆怯易惊，时时太息，视物模糊，脉弦细，舌红少苔。

【辨证】 胆气不足，肝气亦虚，肝血不足，故头晕欲卧，虚烦不眠；肝胆互为表里，肝与情志有关，胆气之盛衰与情志活动有关，胆主决断，胆气盛则勇，胆气虚则怯，故胆怯易惊，时时太息；肝开窍于目，胆虚则肝亦虚，故视物模糊，脉弦细，舌红少苔。

【治则】 温胆安神，化痰定惊。

【方药】 温胆汤（出自《备急千金要方》，组成：姜半夏10g、茯苓12g、陈皮5g、炙甘草6g、竹茹15g、枳实10g、生姜3g、大枣30g）合酸枣仁汤（出自《金匮要略》，组成：酸枣仁30g、川芎15g、茯苓10g、知母10g、炙甘草6g）加肉桂6g、细辛3g。若头晕欲卧，加黄芪30g、当归15g；虚烦不眠，加珍珠母30g、百合15g；胆怯易惊，加川黄连6g、肉桂3g、磁石30g；时时太息，加郁金

10g、玫瑰花 6g；视物模糊，加决明子 15g、甘菊 10g；肝血不足，脉弦细，舌红少苔，加枸杞子 15g、萸肉 10g、当归 15g。

本证除胆气虚寒为主要病机外，痰浊不化，蒙蔽心窍也是致病的因素，所以温胆汤重在健脾化痰，酸枣仁汤重在宁心安神；在化痰方面，尚可加胆南星、天竺黄、石菖蒲；在宁心方面，尚可加琥珀、麦冬、夜交藤。

【护养】

①胆气虚寒，除养肝气，补肝血外，健脾化湿，和胃化痰也十分重要，"百病多有痰作祟"，"怪病属痰"。胆气虚寒，其情志变化表现出怪异的精神症状，如胆怯易惊、时时太息，在治疗上强调化痰、清心、开窍。因此，对当今所见到的抑郁症，可从温胆安神，化痰定惊入手进行辨证论治。

②清淡饮食能祛痰利湿，所以凡胆气虚寒者，饮食选择以植物为主，少进荤腥之物，即"少荤多素"的饮食原则。常用的、有助于治疗的食物：黄花菜、百合、马兰头、芹菜、苦瓜、青瓜、荠菜、鱼腥草、冬瓜、豆制品、草莓、龙眼肉、金橘等；不宜食用的食物：生猛海鲜、油炸食品、糖果蜜饯、高脂肪食品、高胆固醇食品、美味糕点、腌腊制品、霉烂食品等。

③精神调节，舒畅情志。多参加有益于身心健康的文体活动，如跳舞、唱歌、散步、闲聊、下棋、爬山、垂钓、旅游、集邮、画画、收藏、晨练等。可根据自己的兴趣和爱好，力所能及地选择 1 项或数项活动来调节精神和生活，使精神愉悦，心情舒畅，胆气充盛，肝气条达。

二、病证理虚

【内科病证】

（一）感冒

感冒，又称伤风、冒风，是因风邪侵袭人体而引起的疾病。以头痛、鼻塞、流涕、喷嚏、恶寒、发热、脉浮等为主症。实证：有风寒感冒、风热感冒、表寒里热感冒之分。虚证：有气虚感冒、阳虚感冒、血虚感冒、阴虚感冒之分。虚证感冒的辨治如下：

1. 气虚感冒

【症状】 恶寒发热，热势不盛，时时形寒，自汗气短，头痛鼻塞，咳嗽痰白，语声低怯，倦怠乏力，脉浮无力，舌淡，苔白薄。

【辨证】 素体气虚常易感冒。气虚卫外不固，腠理疏松，外受风邪，则恶寒发热，时时形寒，头痛鼻塞；气虚表气不固，故自汗气短；肺主皮毛，风邪外袭首先犯肺，故肺受外邪，咳嗽痰白；气虚复又受邪，故语声低怯，倦怠乏力，脉浮无力；气虚则血少，故舌淡，苔白薄。

【治则】 益气解表，调和营卫。

【方药】 参苏饮（出自《太平惠民和剂局方》）：党参30g、苏叶10g、葛根15g、前胡10g、姜半夏12g、茯苓10g、陈皮6g、桔梗6g、木香6g、枳壳10g、甘草5g、生姜3片、大枣30g。若恶寒发热，热势不盛，时时形寒，加炙桂枝10g、荆芥6g、防风6g；头痛鼻塞，加辛夷10g、苍耳子10g、白芷10g；咳嗽痰白，加干姜6g、百部10g；语声低怯，倦怠乏力，加黄芪30g、白术10g。

气虚感冒的治方，除参苏饮常用外，还有玉屏风散（出自《世医得效方》，组成：黄芪、防风、白术）、黄芪桂枝五物汤（出自《金匮要略》，组成：黄芪、桂枝、白芍、生姜、大枣）。此两方皆是益气解表之剂，前者益气固表，以治表虚自汗；后者益气调营，以疗营虚畏寒。

【护养】

①气虚不能固表，故不宜重用发汗解表之剂，以防汗出太过，伤阴劫液，而致虚虚实实之弊，如麻黄汤之类当禁用。要用温和轻散，微微汗出之品，如炙桂枝、苏叶之属。

②服药时需配备热粥同服，以助发汗，同时又健脾益气，养阴和胃。一般在服药时熬粳米粥 250 ～ 500mL，待药后半小时喝热粥，并睡卧片刻。所用之粥，可用黄芪 50g 煎取药汁，然后加入粳米煮粥而成。

③老年人、体弱者，凡气虚感冒，尤其要注意重复感冒和时行感冒，由于气虚不能卫外，风寒之邪随时可以侵犯，所以往往会二次或三次重复感冒，造成人体抗病能力减弱，引发其他疾病，故需增强人体抵抗力；同时，时行感冒也可能发生，时行感冒症状严重，对人体影响很大，必须有严密防治措施。必要时需用大剂清热解毒之品，用截断扭转之法治疗，以防传变，形成坏病。

2. 阳虚感冒

【症状】 阵阵恶寒，甚则蜷缩寒战，或稍兼发热，面色惨白，语言低微，四肢不温，无汗或自汗，汗出恶寒更甚，头痛鼻塞，骨节酸冷疼痛，脉沉细无力，舌淡而胖嫩。

【辨证】 阳虚之人，最易感受风寒之邪，尤其是老年人、体弱者，一旦外感，常为阳虚感冒。阳气不足，卫阳衰微，故恶寒阵阵，甚则蜷缩寒战；外感风寒，阳气虚则正不敌邪，故发热较轻，面色惨白，四肢不温；卫阳不固，故无汗或自汗，汗出恶寒更甚；风寒袭表，肺气失宣，故头痛鼻塞，骨节酸冷疼痛；阳气虚衰，诸气皆虚，中气不足，则语言低微，中阳不能外达，则四肢不温；阳虚气弱，气血不足，故脉沉细无力，舌淡而胖。

【治则】 温阳散寒，益气解表。

【方药】 桂枝加附子汤（《伤寒论》）：炙桂枝 10g、白芍 15g、炙甘草 6g、附子 10g、生姜 3 片、大枣 30g。若阵阵恶寒，甚至蜷缩寒战，加黄芪 30g、党参 15g、细辛 3g；自汗或无汗，汗出恶风，加荆芥炭 6g、白术 10g、防风 6g；头痛鼻塞，加辛夷 10g、白芷 10g；骨节酸冷疼痛，加羌活 15g、补骨脂 10g；面色惨白，四肢不温，加重桂枝至 15～30g，加川芎 15g、干姜 6g。

阳虚感冒若寒甚者，可用麻黄附子细辛汤（出自《伤寒论》，组成：麻黄、附子、细辛），以助阳解表。若阳虚气衰甚者，可用再造散（出自《伤寒六书》，组成：黄芪、人参、附子、桂枝、白芍、细辛、羌活、防风、川芎、煨姜、大枣），以助阳益气，发汗解表。

【护养】

①汗为心液，汗出太过易伤心阳，故凡素体心阳衰弱者，若见阳虚感冒，必须顾护心阳，不能发汗过多，如有些老年人有冠心病、肺心病，就要顾及心脏，在发汗解表的同时需益气活血，助阳散寒，可用高丽参少量多次含服，或配合服用生脉饮（人参、麦冬、五味子）。

②保暖增温，既能祛寒，又能助阳，因此要增衣加被，不使肌体外露，有必要加用保暖用品，如电热器、热水袋等。室内要保证有 18℃以上的温度，可用空调或暖气。

③热饮必须要保持 60℃以上的温度，一般可食米汤或热粥，也可吃药粥或饮料，或低度米酒、黄酒、果酒（1 次饮 10～30mL，不宜多饮），酒可常温服用，不必一定热饮。

3. 血虚感冒

【症状】 面色无华，唇舌色淡，指甲苍白，头晕眼花，心悸不寐，头痛身热，微寒、恶寒，无汗或少汗，脉细无力，或浮而结代，舌淡而瘦。

【辨证】 素体血虚，或失血过多，或产后血亏，复受外邪，而致血虚感冒。血虚而致肌体失养，不能上荣于面，故面色无华，唇舌色淡；血虚不能达指，故指甲苍白；血不上荣于头，故头晕眼花；血不养心，心失滋养，故心悸不寐；受风寒之邪，侵袭肌肤、头身，故头痛身热，微寒、恶寒；血虚阴弱，津液不足，故无汗或少汗；血虚则气亦虚，无力鼓动脉气，故脉细无力，或浮而结代；气血不荣，故舌淡而瘦。

【治则】 滋阴养血，和营解表。

【方药】 葱白七味饮（《外台秘要》）：葱白15g、葛根30g、豆豉10g、生姜6g、麦冬10g、生地黄15g、千扬水750mL。若头晕眼花，加当归15g、川芎10g、甘菊10g；心悸不寐，加百合30g、珍珠母30g；头痛身热，加桑叶10g、菊花12g、白薇8g；微寒、恶寒，加炙桂枝10g、白芍15g、炒荆芥6g；无汗或少汗，加芦根30g、淡竹叶10g；脉结代，加丹参30g、党参15g、五味子8g。

七味药中包括千扬水，即煎药用水也有讲究，需把水用捧扬荡千遍后再入药煎，取其激扬荡涤之意。当今已少应用，一般取干净的纯净水，或普通的自来水、河水也可代之。

【护养】

①血虚常有出血的病因，因此，首先要止血，止其渗漏，才能补血，否则于事无补，这也是治病求本的治疗原则。如胃、肠、膀胱、子宫、肌肤、鼻腔、齿龈、外伤、内伤出血为多见。有益气、坚阴、清热、消炎、收敛、凉血、活血、温经、外治、手术止血等

10种止血法可供我们选用。药如黄芪益气、龟板坚阴、蔂头回清热消炎、炒地榆收敛、牡丹皮炭凉血、三七活血、艾叶温经，外治如消毒棉蘸墨汁塞鼻，手术如压迫缝合止血等。血止后，补血之品才能起到补血的作用，血虚感冒才可治疗，其他因血虚而引起的疾病也能得到有效的治疗。

②血虚与西医所谓的贫血症有其一致性，但也有区别，不可混为一谈。中医的血虚概念比较大，它包括全身血不足、局部血不足，有一系列的临床症状，其治疗方法也各不相同；贫血症是指血液成分中的红细胞、血红蛋白及血液中其他成分缺乏，如缺铁性贫血等。因此要理性认识目前媒体宣传的各类所谓补血养颜的保健品，要遵医嘱，或咨询之后再购买，千万不能盲目听信宣传而购买，否则，既补不了血，又浪费钱财，还带来精神上的损害。

③补血养血，要以饮食为主，以原汁原味为优。常用于补血的食物：各种动物的血，如猪、羊、牛、鸡、鸭、鹅、鹿血及胎盘血等；还有动物的肝脏，如猪、羊、牛、家禽的肝，注意有些动物的肝脏有毒不能食用；在植物方面，有红枣、龙眼、赤小豆、黄精、玉竹、枸杞子、熟地黄、女贞子、桑椹、草莓、西红柿、黑芝麻等。这些食物可供选用，皆为可食可药之品，又是原汁原味的保健食物。

4.阴虚感冒

【症状】畏寒怕冷，潮热盗汗，发热，微恶风寒，无汗或微汗，头痛身热，心烦不眠，口干咽燥，干咳少痰，或痰中带血丝，脉细数，舌红少津。

【辨证】阴虚之体，肺有燥热，感受外邪，则畏寒怕冷，发热，微恶风寒；阴虚液亏，津不作汗，故无汗或微汗；外感风邪，侵犯肌腠，故头痛身热；阴虚内热，风寒化热，两热相搏，则心烦不眠；阴虚燥热，伤津耗液，故口干咽燥；热伤肺络，肺失宣泄，故干咳少痰，或痰中带血丝；阴虚血亏，内热偏盛，故脉细数，舌红少津。

【治则】 滋阴养液，散寒解表。

【方药】 加减葳蕤汤（《通俗伤寒论》）：玉竹 30g、炙甘草 6g、大枣 30g、葱白 15g、桔梗 8g、白薇 10g、豆豉 10g、薄荷 6g（后下）。若畏寒怕冷，加炒荆芥 6g、防风 10g；潮热盗汗，加生地黄 30g、萸肉 10g、牡蛎 30g；发热，微恶风寒，头痛身热，加柴胡 10g、炙桂枝 10g；无汗或微汗，加鲜石斛 30g、芦根 30g；心烦不眠，加夜交藤 30g、合欢花 10g；口干咽燥，加玄参 10g、麦冬 12g、沙参 30g；干咳少痰，加川贝母 8g；痰中带血丝，加炒牡丹皮 10g、白及 12g、炒茜草 10g。

玉竹为滋阴养液之品，性味平和，故为方中主药，又名葳蕤。葱白即四季葱之近根部位，农家或家庭阳台可以盆栽，既可食用，又能入药。一般药房无售，常需自备。

【护养】

①阴虚感冒，既有虚热又夹实热（风寒化热），因此，要正确处理邪正矛盾，如阴虚有午后潮热，寐中盗汗，此时妄用辛散之剂，汗出愈多而阴液愈虚，亢热愈甚。必须处理好祛邪与扶正的关系，掌握扶正而不碍邪，祛邪而不伤正的要领。

②素体阴虚者，内热偏重，因此，平时注意养阴清热，适当补充有形之物，如六味地黄丸、杞菊地黄丸、知柏地黄丸等滋阴补肾、养阴清热之品可随时服用。食物方面，如鳖、乌骨鸡、兔肉、螺蛳、牡蛎等性寒养阴之品可选用。

③阴虚之体，在夏秋二季尤需保养，尤需预防感冒。夏季暑热伤阴，大量的出汗损耗人体阴液，导致阴更虚，热更盛，所以要注意保阴增液，多进饮料及各种流质饮食，多吃多汁液的蔬果，如西瓜、梨、冬瓜、青瓜、萝卜等。秋季燥邪当令，燥热伤阴，故秋季

重点是养阴生津，增液补水，保证每天有足够的水分摄入，保持空气湿润，少进温热辛辣的食物，如辣椒、胡椒粉、白酒等；多食含丰富汁液的食物，如羹、汤、粥、果汁、牛奶、豆浆及各种天然矿泉水等。

（二）咳嗽

中医把无痰而有声者称为咳，无声而有痰者称为嗽，既有痰又有声者称为咳嗽。其实，临床很难将两者截然分开，故一般通称为咳嗽。它是肺系疾患的一个常见症状。一般分外感与内伤两类咳嗽，外感咳嗽多为实证，或虚中夹实；内伤咳嗽多为虚证。实证（外感咳嗽）：有风寒咳嗽、风热咳嗽、燥邪咳嗽、火热咳嗽之分；虚证（内伤咳嗽）：有痰湿咳嗽、痰热咳嗽、肝火犯肺咳嗽、阴虚咳嗽、气虚咳嗽、阳虚咳嗽之分。典型虚证咳嗽的辨治如下：

1. 阴虚咳嗽

【症状】　干咳无痰，痰少不爽，口干舌燥，或咳嗽痰血，脉细数，舌红少苔。

【辨证】　阴虚内燥，肺失濡润，以失肃降，故干咳无痰，痰少不爽；阴虚津亏，则口干舌燥；肺燥内热，热伤血络，故咳嗽痰血；阴虚血少，热迫血行，故脉细数，舌红少苔。

【治则】　养阴润肺，宁嗽止咳。

【方药】　二冬二母汤（《症因脉治》）：天冬 15g、麦冬 10g、知母 10g、贝母 10g。若干咳无痰，痰少不爽，加玄参 10g、北沙参 15g、浮海石 30g；口干舌燥，加石斛 30g、芦根 30g、荸荠 7 粒；痰中带血，加红枣 30g、鹿衔草 30g、平地木 30g。

阴虚咳嗽，所用贝母为川贝母，即四川产的贝母，川贝母优于润肺；还有浙江象山产的贝母，象贝母优于化痰，又称浙贝母，临床上有"川补象泻"的说法，说明川贝母有润肺补肺之功，象贝母有清肺化痰之用。当今川贝母价高，应用时建议不入煎而改为研吞，以提高药用。

【护养】

①阴虚咳嗽，除肺系症状外，常累及肾阴，即肺肾阴虚，在临床表现上常伴见：梦遗滑精，潮热盗汗，腰酸背痛，头晕耳鸣。故滋补肾阴是治疗阴虚咳嗽的重要方面，药如五味子、萸肉、生地黄、龟板、鳖甲、哈士蟆等，可随时加用；方如大补阴丸（出自《丹溪心法》，组成：黄柏、熟地黄、龟板、知母），龟柏地黄丸（出自《通俗伤寒论》，组成：龟板、黄柏、白芍、砂仁、熟地黄、萸肉、山药、牡丹皮、茯苓、陈皮），随时合用。

②阴虚内热，干咳少痰者，对热性、刺激性食物，或过于寒凉食物不宜服用，如辣椒、胡椒粉、五香粉、干姜粉、狗肉、羊肉、鹿肉、猪头肉、油炸花生米、腊肠及各种冰镇饮料、水酒等。

③阴虚干咳，近年来西医用雾化吸入疗法，以使呼吸道得到湿润，这种方法十分可取，我们要积极配合应用。与此同时，要保持室内空气湿润，尤其在空调房内更要使室内有一定的湿度，可放置一盆清水，使其蒸发水汽。

2. 阳虚咳嗽

【症状】 畏寒怕冷，头晕心悸，咳嗽反复发作，痰涎清稀，肢体沉重，或小便不利，脉沉滑，舌淡苔白而滑。

【辨证】 脾肾阳虚，水气上泛是导致阳虚咳嗽的主要病机。阳虚则寒，卫外不固，故畏寒怕冷；阳虚不运，水饮内停，上干于肺，故咳嗽反复发作，痰涎清稀；水气上泛，则头晕心悸；水气浮溢肢体，故肢体沉重；肾阳虚衰，气化不利，故小便不利；阳虚不足，寒水内停，故脉沉滑，舌淡苔白而滑。

【治则】 温阳止咳，化气行水。

【方药】 真武汤（出自《伤寒论》，组成：附子 10g、茯苓 12g、干姜 6g、白芍 15g、白术 10g）合三子养亲汤（出自《韩氏医通》，组成：白芥子 10g、苏子 10g、莱菔子 10g）。若畏寒怕冷，加炙桂枝 10g、防风 8g；头晕心悸，加黄芪 30g、泽泻 12g、车前子 10g；咳嗽不止，加炙款冬花 10g、炙紫菀 10g；小便不利，加陈葫芦壳 30g、地骷髅 30g、益母草 15g。

肾阳虚者，重用附子至 30g，加补骨脂 10g；脾阳虚者，加党参 30g、肉豆蔻 10g；肺阳虚者，加细辛、五味子。《圣济总录》有治咳嗽久不已者，用百部煎方（百部、生地黄、生姜、百合、麦冬）；以及治久咳嗽者，用紫菀散方（紫菀、款冬花、百部）。可酌情用于临床。

【护养】

①阳虚则内寒，肺寒则咳，所以必须温肺以治阳虚咳嗽。在温肺中，护肩是温肺防寒较好的保健方法，尤其是老年人、小孩及体弱者，必须保护两肩不受风寒，冬季可穿棉背心代替护肩。临床上经常感冒咳嗽者，多为阳虚咳嗽，常嘱其护肩和胸背，能收到比药治更好的效果。

②生姜和白果是药食兼优的保健食品，阳虚咳嗽者尤为适宜，现介绍两则临床常用的有效方法：a）生姜衣：在夏季伏天（大约在 7 月中旬），对阳虚喘咳者（即哮喘、老年性慢性支气管炎、喘息性支气管炎等）常用的一种传统疗法，也是一种冬病夏治方法，即用生姜数千克绞取姜汁，新棉布白衬衫浸入姜汁中，随即拿起，穿在患者身上，穿 6 ～ 8 小时，干后浸湿，反复 2 ～ 3 次。这样能达到温肺散寒，化痰止咳，防止复发的作用，是扶正固本的一种治疗方法。b）白果蛋：绿壳鸭蛋 1 只，去壳后放入小碗中，白果 7 ～ 10

粒排放在蛋的四周，蒸熟后服食白果和蛋。每天1次，连服7天。具有温肺化痰，平喘止咳的功效，尤其适宜于老年人、小孩及体弱者服用。

③耐寒锻炼，对阳虚感冒咳嗽尤为重要。耐寒锻炼应从夏季开始逐步过渡到冬季，其方法：天气刚冷，衣服一下子不要增加太多；外出尽量不戴口罩防寒；早起早睡，多进行户外活动，呼吸新鲜空气；用冷水洗脸、擦身或洗澡，甚至冬泳。在耐寒锻炼的同时，进行穴位按摩，如足三里、天突、印堂、合谷、涌泉穴等。

3. 气虚咳嗽

【症状】 咳嗽声低，气短无力，痰多清稀，神疲乏力，畏风怕冷，自汗不止，常易感冒，脉细弱，舌淡苔白薄。

【辨证】 久咳伤肺，肺气不足，或脾虚气弱，运化不健，水谷精微不能上荣于肺，土不生金，肺气日衰。肺气虚弱，肃降失司，故咳嗽声低，气短无力；肺主气属卫，卫外不固，故畏风怕冷，自汗不止，常易感冒；脾气虚弱，水湿内停，故痰多清稀；脾虚则水谷精微不能营养全身，故神疲乏力，脉细弱，舌淡苔白薄。

【治则】 补益肺气，化痰止咳。

【方药】 补肺汤（《永类钤方》）：党参15g、黄芪30g、熟地黄15g、五味子8g、紫菀10g、桑白皮15g。若咳嗽声低，气短无力，加山药30g、茯苓10g、白术10g；畏风怕冷，自汗不止，常常感冒，加炙桂枝10g、白芍12g、生姜6g、大枣30g，或加防风6g、白术10g；痰多清稀，加干姜8g、白芥子10g；神疲乏力，加当归15g、芡实30g，加重党参至30g。

琼玉膏（出自《洪氏集验方》，组成：人参、地黄、茯苓、白蜜）不仅养阴润肺，还有益气健脾，化痰止咳的功效，对于气虚咳嗽，长期不愈，久病体虚者，可配合服用。其中人参，一般用党参，或用南沙参、北沙参也可。六君子汤（出自《外科发挥》，组成：党参、白术、茯苓、甘草、陈皮、半夏）为补气健脾，化痰理气之剂，也适宜于气虚咳嗽者应用，且药性平和，组方全面。

【护养】

①气虚咳嗽，重在健脾，脾气旺盛，则肺气充足，故需补脾健脾。健脾方法重在食养，现介绍健脾益气食疗方：a）湘莲芡实羹：湖南湘莲 30g、芡实 30g、白木耳 10g 加水适量，共炖烂成羹汤。可淡食，也可加冰糖之类（糖尿病患者忌用）。对体弱多病，气虚干咳者，很有效验。b）黄芪百合糯米粥：黄芪 30g、百合 30g、糯米 50g。黄芪煎取药汁约 500mL，然后加入糯米、百合炖粥食用，也可加糖调味。此粥可长期服用，对气虚咳嗽的老年性慢性支气管炎，有很好的辅助治疗作用。

②按摩大椎、天突与肺食俞、膻中 2 组穴位。在患病期间，配合药治进行穴位按摩，每天 1 组用大拇指在穴位上按摩 30 ～ 60 次，一般可请家人帮助按摩，或请按摩师按摩。平时按摩也有保健作用，可每天晚上进行。

③在气候变化时，要注意预防感冒，因为感冒之后，气虚者往往伴随着气虚咳嗽。尤其在季节交替时，常在二分（春分、秋分）、二至（夏至、冬至）时容易患病。所以在这个时候，尽量少外出、少去公共场所，注意保暖，防止受寒。

（三）喘证

喘即气喘、喘息，以气息急促为主症。它可出现在各种急、慢性疾病中，当喘成为这些疾病某一阶段的主症时，即作为喘证论治。一般分虚实两类，实喘：有风寒束肺、外寒内饮、痰湿壅肺、风热犯肺、燥热伤肺之分；虚喘：有脾肺两虚、肾阳虚衰、肾阴虚衰之分。虚喘的辨治如下：

1.脾肺两虚

【症状】 面色苍白，自汗畏风，喘促短气，乏力倦怠，食少便溏，或食后即便，大便不畅，人体消瘦，咳喘痰多，咳痰清稀，脉细数，舌淡少华，苔白薄。

【辨证】 脾肺气虚，脾虚气弱，气血不足，故面色苍白，乏力倦怠；肺主气属卫，卫气不固，肺气失宣，故自汗畏风，喘促短气；脾虚失运，中气衰微，故食少便溏，或食后即便，大便不畅；肺脾气虚，津液化痰，故咳喘痰多，人体消瘦；脾虚中寒，故咳痰清稀；肺气不足，中阳衰微，气血不能鼓舞脉道，则脉细数，不能充盈于舌，则舌淡无华，苔白薄。

【治则】 健脾益气，培土生金。

【方药】 参苓白术散（《太平惠民和剂局方》）：党参30g、白术15g、茯苓12g、山药15g、莲子30g、扁豆15g、薏苡仁15g、甘草5g、大枣30g、桔梗6g、砂仁5g。若面色苍白，自汗畏风，加黄芪30g、防风5g，或炙桂枝10g、白芍15g；喘促短气，加麦冬10g、五味子6g、白果10g；食少，加谷芽10g、麦芽10g；便溏，加诃子炭15g；食后即便，加黄芪30g；大便不畅，加广木香10g、川黄连5g；咳喘痰多，加姜半夏10g；痰液清稀，加干姜6g、白芥子10g；乏力倦怠，人体消瘦，加当归10g、黄芪30g。

脾虚，以六君子汤（出自《太平惠民和剂局方》，组成：党参、白术、茯苓、甘草、姜半夏、陈皮）为主方；肺虚，以百合固金汤（出自《医方集解》，组成：生地黄、熟地黄、玄参、贝母、桔梗、百合、白芍、当归、麦冬、甘草）为主方，随症加减。

【护养】

①喘息短气，需保持空气中有足够的氧气，因此要做到室内空

气流通、新鲜，必要时补充氧气，准备好氧气袋或氧气瓶，当严重缺氧时（胸闷气急，口唇、指甲发绀等）给予适当补充吸氧。

②感冒是引发喘证的主要因素，而体质虚弱者易染感冒，因此要预防感冒，增强体质防止喘证发生。在冬、春季是感冒好发季节，要做好防寒保暖工作，少去公共场所，注意锻炼身体，积极参加有益健康、体力消耗不太大的活动和劳动。夏季进行冬病夏治，增强抵抗力。

③饮食清淡，也是防止喘证发生的保健措施。一般黏稠厚味、高糖、高脂肪食物易生痰，如海鲜、油炸食品、腌腊食品、霉烂食品（油炸臭豆腐、腐乳、霉千张等）。痰是引起气道阻塞的主要原因，气道不畅是发生喘息的根本原因。清淡饮食，一提倡少荤多素，多吃新鲜蔬果，少吃大鱼大肉，少进宴席和饭店，减少应酬活动；二多食粥，如薏苡仁、小米、芡实、玉米、荞麦、莲子、山药、茯苓等，与糯米或粳米炖粥，具有健脾化湿、清肺化痰的作用，而且清香可口，容易消化吸收。

2. 肾阳虚衰

【症状】　耳鸣耳聋，喘促日久，呼多吸少，动则气喘，精神萎靡，腰酸肢冷，面浮胫肿，自汗畏风，夜尿频数，痰多清稀，脉沉细无力，舌淡苔白薄。

【辨证】　房劳伤肾，或久病大病之后，精气内虚，或肺阴不足，金不生水，导致肾阳虚衰之喘咳。肾开窍于耳，肾阳虚，则耳失聪，故耳鸣耳聋；肾阳虚衰，阳虚阴盛，故精神萎靡，腰酸肢冷；肾阳虚则气化无权，水湿内停，故面浮胫肿；肾为气之根，肾虚不能纳气，故喘促日久，呼多吸少，动则气喘；阳虚卫外不固，故自汗畏风；肾阳虚，肾气亦弱，故夜尿频数；阳虚则寒，肺阳不足，故痰多清稀；阳虚气弱，气血不足，故脉沉细无力，舌淡苔白薄。

【治则】 温肾纳气，助阳化气。

【方药】 济生肾气丸（《济生方》）：熟地黄 30g、山药 15g、萸肉 10g、茯苓 10g、牡丹皮 10g、泽泻 10g、肉桂 6g、附子 10g、怀牛膝 10g、车前子 10g。若耳鸣耳聋，加磁石 30g、石菖蒲 10；喘促日久，呼多吸少，动则喘甚，合青娥丸（出自《太平惠民和剂局方》，组成：胡桃、补骨脂、杜仲）；腰酸肢冷，面浮胫肿，加炙桂枝 10g、陈葫芦壳 30g、益母草 15g；自汗畏风，加防风 6g、白术 10g；夜尿频数，加益智仁 10g、白果 10g；痰多清稀，加干姜 6g、白芥子 10g。

济生肾气丸去怀牛膝、车前子为金匮肾气丸，是专补肾阳之剂，具有温肾纳气之功。若病轻而缓者，可用市售丸剂；病急重者，即用汤药加减用之。并根据前人"虚喘治肾宜兼治肺"的原则，尚可加人参、沙参，以补益肺气。

【护养】

①肾阳虚衰之喘证，需防阴阳欲脱之危候。若喘甚而烦躁不安，惊悸，肢冷，汗出如珠、如油，脉浮大无根，为阴阳欲绝之变。此时，急需扶元救脱，镇摄肾气，用参附汤（出自《世医得效方》，组成：人参、附子），加龙骨、牡蛎、五味子、麦冬、紫石英、肉桂、蛤蚧合黑锡丹以救垂危。

②肾阳虚衰之喘证，好发于久病不愈之老年人，所以对此要加强护理和观察，告诉家人以防万一，必要时中西医结合进行诊治，如 X 射线摄片、CT 检查、各种生化测定等；并做好必要的抢救措施，如输氧、心脏起搏等及西药的救急治疗，只有这样才能有备无患，或万无一失。

③病后调理，病前保养，是防止发病的有效措施。对于阳虚喘咳的调理和保养主要做好以下几条：a）四季的保养，冬、春季预防

风寒，夏季防暑，秋季防燥，因为阳虚者抵抗力弱，对四季的特殊
气候变化适应不了，所以需避之有时。b）加强四季的锻炼，适量、
适度的锻炼有利于增强抵抗力。春天的踏青运动，到郊外、乡下、
公园、绿地去探春，与大自然拥抱，呼吸新鲜空气，改善肺活量，
有利于吐故纳新。夏季的游泳运动，不但防暑降温，同时又是全身
运动，能加强气血的运行。秋季的登山（或登高）运动，秋高气爽，
精神抖擞，有利于疾病的康复。冬季的滑雪（或跑步）运动，是室
外的健身运动，能提高人体的耐寒力，增强御寒、预防感冒。

3. 肾阴虚衰

【症状】 时时潮热，面赤如妆，口干舌燥，心烦不寐，夜间盗
汗，喘促短气，动则喘甚，咳喘痰稠，咳痰不爽，尿少而黄，脉细
数，舌红少苔。

【辨证】 久病伤阴，肾阴不足，或房劳伤肾，或肺阴虚亏，金
不生水，而致肾阴虚衰。阴虚内热，虚火上扰，故时时潮热，面赤
如妆；阴虚津液不足，里热偏盛，故口干舌燥，心烦不寐；阴虚内
热，迫津外泄，故夜间盗汗；肾阴虚衰，肾气不足，不能纳气，故
动则气喘，喘促短气；阴虚内热，虚火灼盛，故咳喘痰稠，咳痰不
爽；虚热盛，津液伤，故尿黄而少；阴虚血少则脉细，阴虚血热则
舌红少苔。

【治则】 滋阴填精，纳气平喘。

【方药】 七味都气丸（《医宗己任编》）：大生地黄 30g、萸肉
10g、山药 15g、牡丹皮 10g、泽泻 10g、茯苓 10g、五味子 6g。若时
时潮热，面赤如妆，加知母 10g、川黄柏 8g、牡蛎 30g；口干舌燥，
加枫斗 10g、西洋参 6g；心烦不寐，加百合 30g、酸枣仁 30g；盗汗
不止，加稽豆衣 30g、糯稻根 15g；喘促短气，动则更甚，加白果
10g、炙麻黄 10g、沉香 3g（冲）；咳喘痰稠，咳痰不爽，加浮海石

30g、竹沥 30mL（兑），或天竺黄 10g、胆南星 10g；尿少而黄，加芦根 30g、白茅根 30g。

临床上很少见单纯的阴虚和阳虚，常见肾阴虚、肾阳虚并存，出现阴阳两虚者，可用河车大造丸（出自《医方集解》，组成：紫河车、党参、熟地黄、杜仲、天冬、麦冬、龟板、黄柏、牛膝、茯苓）。此方滋阴益气，补肾益精，对肾阴虚之咳喘者，可制丸长服，为扶正固本之缓调剂。

【护养】

①阴虚内热，咳痰不爽，需润肺、清肺、豁痰、化痰，除药治外，物理疗法也不可缺少，如热熨胸背部：患者卧床上，用温水热毛巾先熨背部 3～5 次，再熨胸部 3～5 次，每天晚上进行；也可蒸汽吸入法：大杯子内放热水，让蒸汽上冒，然后用鼻对准杯口，深呼吸，直到水冷为止。

②养阴润肺，可长期食用天冬。天冬是养阴清肺，补肾益精之品，东南亚国家视为保健养生之神品。他们把天冬制成蜜饯，供应市场，人们既当水果蜜饯，又作为保健食品，笔者认为，对阴虚喘咳者可作为保健食品服用。

③肾阴虚者要惜精保精，对青少年患者尤为重要。减少性事活动，青少年患者减少自慰，中老年人要有节欲，根据性事后的疲乏程度，决定性事的次数。一般中青年已婚患者，每周 1～3 次；60 岁以上老年人，根据自己的健康状况，每个月 1～4 次。

（四）肺胀

肺胀是因咳嗽、哮喘、喘证等，日久不愈，脾、肺、肾三脏虚损，气道阻滞不通，形成肺胀（常见为肺气肿）。症见：病程缠绵，日久难愈，胸中胀满，痰涎壅盛，呼多吸少，上气咳喘，动则尤甚，伴见面色晦暗，唇舌发绀，下肢浮肿。肺胀一般分虚实两类，实证：有寒饮射肺、痰热壅肺及闭证（寒痰内闭、热痰内闭）；虚证：有肺肾两虚、脾肾阳虚及脱证。虚证肺胀的辨治如下：

1. 肺肾两虚

【症状】　面色黑滞，或面目浮肿，胸满气短，语声低怯，咳嗽气喘，动则喘剧，脉沉弱，舌淡苔白；或胸满烦躁，咳嗽痰少，五心烦热，动则气促，口干喜饮，脉沉细，舌红少苔。

【辨证】　肺主气，肾纳气，肺为气之主，肾为气之根。肺肾气虚，则肺气不降，肾气不纳，清气难入，浊气难出，故胸满气短，咳嗽气喘；肺气不足，故语声低怯，咳嗽痰少；动则气耗，故动则喘剧；肺肾亏虚，故面色黑滞；气虚水停，故面目浮肿；肺肾气虚，脉气不充，故脉沉弱，舌淡苔白。肺肾阴虚，阴虚内热，热扰胸宇，故胸满烦躁，五心烦热，口干喜饮；阴虚肾亏，故动则气促；肺肾阴虚，阴虚血少，故脉沉细，舌红少苔。

【治则】　补益肺肾，止咳平喘。

【方药】　人参蛤蚧散（《卫生宝鉴》）：人参 8g、蛤蚧 30g、杏仁 10g、茯苓 10g、贝母 10g、知母 10g、桑白皮 30g、甘草 6g。若面色黑滞，语声低怯，加熟地黄 30g、黄芪 30g、当归 15g；面浮肢肿，加泽泻 10g、炙桂枝 10g、益母草 30g；胸满气短，加瓜蒌 10g、薤白 10g；咳嗽气喘，动则更甚，加沉香 3g、紫石英 60g，或旋覆花 10g、代赭石 30g；胸满烦躁，咳嗽痰少，五心烦热，加天冬 10g、麦冬 10g、百合 15g、沙参 30g；口干喜饮，加枫斗 10g、芦根 45g。

肺肾两虚，表现为气虚和阴虚者，气阴之虚调整之后，可用《百一选方》之皱肺丸（五味子、人参、桂枝、款冬、紫菀、杏仁、白石英、羖羊肺）善后调理，《普济方》中亦有皱肺丸（五灵脂、柏子仁、胡桃）。两方基本治则：补气活血，化痰清肺，用皱肺之法来治肺胀之证。

【护养】

①肺胀是肺系疾病中的慢性、迁延性病变，多由慢性咳嗽，或痰饮病演变而成。所以，要防微杜渐，防患于未然，积极、有效地治疗肺系的慢性咳嗽，如慢性支气管炎、哮喘等。肺胀病证进一步变化，常涉及心脏功能的衰退，从而影响五脏功能，出现心血瘀阻，气化失常，肾阳虚衰，脾阳不振，常见面浮胫肿、尿少或闭、唇舌发绀、胸闷气阻、呼吸困难等症。所以要做好"未病先防，已病防变"。

②肺胀的保健在于"小劳"，就是说每天坚持适当的运动、活动、劳动，但必须掌握运动量，不能剧烈、高强度、长时间地运动，要适度、能坚持地运动，过劳或不动都不行，做到小劳。一般标准：一微微出汗，不汗流浃背；二心跳在每分钟90次左右，呼吸稍急促，但无胸闷感；三全身情况正常，无异常不适。适宜的运动如步行、跳绳、跳舞、种花养草、水边垂钓等。

③坚持晨练，吸收新鲜空气。早晨太阳出来才可外出锻炼，选择多植物的绿化带，如公园、森林、小区绿化带、山林寺庙、竹林等，这些地方在太阳的煦照下，植物光合作用，产生大量的氧气，吸收二氧化碳，能供给人体氧气，有助于肺气的更新。在这时候做扩胸运动、深呼吸、跑步对肺肾都有好处。

2. 脾肾阳虚

【症状】 面色苍白，畏寒神怯，四肢不温，胸闷气憋，呼多吸少，动则气喘，冷汗自出，小便清长，或尿失禁，脉微细，舌淡而胖嫩。

【辨证】 肾阳虚衰，脾阳不足，阳虚则寒，故面色苍白，畏寒神怯，脾主四肢，则四肢不温；喘咳日久，脾肾阳虚，阴寒上逆，故胸闷气憋；肾不纳气，故呼多吸少，动则气喘；肾阳虚衰，卫阳不固，故冷汗自出；阳气不足，阴寒内盛，故小便清长；肾主二便，肾虚气弱，故小便失禁；阳虚气血不足，无力鼓舞脉道，不能充盈于舌，故脉微细，舌淡而胖嫩。

【治则】 温补脾肾，纳气平喘。

【方药】 补肾地黄丸（《证治准绳》）：熟地黄 30g、山药 15g、萸肉 10g、牡丹皮 10g、泽泻 10g、茯苓 10g、鹿茸 8g、牛膝 15g，合坚肺丸（《证治准绳》）：款冬 10g、紫菀 10g、百部 12g、贝母 10g、知母 10g、秦艽 12g、阿胶 10g、杏仁 10g、糯米 50g。若面色苍白，四肢不温，畏寒神怯，加黄芪 30g、桂枝 8g、当归 15g；胸闷气憋，加全瓜蒌 12g、薤白 10g、老茶树根 30g；呼多吸少，动则气喘，加紫石英 60g、沉香 6g；自汗冷汗，加龙骨 15g、牡蛎 30g、防风 6g、白术 12g；小便清长或失禁，加附子 10g、益智仁 12g。

坚肺丸有三方，即前《百一选方》与《普济方》各一方，今《证治准绳》又一方，各有专长，须分别参勘，加减运用。由此可见，肺胀之证，前人积累了丰富的治疗经验，坚肺之法是针对肺胀而设，值得今人细致推敲和研究。

【护养】

①脾肾阳虚之肺胀，所表现的是虚寒之象，因此，保暖增温是防止复发的保健方法。对久病不愈、体弱者，在春、冬季需防风寒入侵，尽量少外出，外出时需有阳光、无风、无霜、无雪，并戴帽、口罩，室内温度控制在 18℃以上，必要时用空调调温。

②肺胀，似属西医学所说的肺气肿和肺心病。对肺气肿和肺心病的现代研究，一般可分为两方面，一为西医学的方法对中医辨证论治的研究，二为中医的分型辨证和治法的临床研究。对中医辨证论治的研究，主要是瘀血的问题；对分型的研究，主要是虚实的分

类。肺胀是正虚邪实的慢性疾病，正虚，主要是肺肾两虚及脾肾阳虚；邪实，可兼水饮、痰热、血瘀、气滞，辨证要分辨虚实、标本。

③注意认识肺胀的转归与预后。因肺胀是久病咳喘而引起的，一般为进行性加重，及时治疗咳喘可使病势减轻。《证治汇补》中说："肺胀壅遏，不得眠卧，喘息鼻扇者，难治。"说明本病的治疗比较困难，如果发生痰迷心窍，神识不清，或阳气外脱，皆属危重急症，需及时抢救，若反复多次，预后多不良。

（五）汗证

汗证是因天热或劳累等引起的病理现象，分自汗、盗汗、冷汗、战汗及头汗、手足汗等。实证：有湿热郁蒸的头汗（或自汗）、阳明热盛的自汗（或头汗）；虚证：有阴虚盗汗、阳虚自汗。虚证出汗的辨治如下：

1. 阴虚盗汗

【症状】 寐后汗出，寤后汗止，消瘦骨蒸，五心烦热，口干咽燥，或怔忡不寐，小便短赤，男子梦遗，女子月经不调，脉细数，舌红少苔。

【辨证】 肺虚久咳，伤阴耗气，或亡血失精，阴血亏损，虚火内炽，迫津外泄，故入夜盗汗，消瘦骨蒸；阴虚内热，伤津劫液，故口干咽燥，小便短赤；热扰神明，故怔忡不寐，五心烦热；阴虚火旺，相火妄动，则男子遗精，女子月经不调；阴虚血少，故脉细数，舌红少苔。

【治则】 滋阴降火，固表止汗。

【方药】 当归六黄汤（《兰室秘藏》）：黄芪 30g、当归 15g、大生地黄 30g、熟地黄 30g、黄连 6g、黄柏 10g、黄芩 10g。若盗汗不止，加龙骨 15g、牡蛎 30g、萸肉 10g、五味子 6g，或碧桃干 10g、糯稻根 30g、稽豆衣 30g；烦热骨蒸，加地骨皮 10g、鳖甲 15g、青蒿 10g；怔忡不寐，加夜交藤 15g、酸枣仁 15g、珍珠母 30g；梦遗，加金樱子 30g、芡实 30g、刺猬皮 15g；月经不调，加香附 10g、柴胡 8g、白芍 15g。

盗汗属肺肾阴虚者，可用麦味地黄丸（出自《医级》，组成：熟地黄、山药、萸肉、茯苓、牡丹皮、泽泻、五味子、麦冬）加龙骨、牡蛎、稽豆衣。若汗出不止，也可用牡蛎粉外扑以止汗。对于一般的盗汗，如小儿可用脐疗：五倍子适量，研粉，唾液调之，填脐中，外用胶布固定。

【护养】

①夜间盗汗之后，要及时擦干汗液，以防汗出受凉，或皮肤湿疹。一般用温水毛巾反复擦净皮肤上的汗渍，并做好保暖工作，喝点温开水，以迅速安静入睡。

②盗汗，为阴虚火旺，迫津外出之证。因此，在饮食上要多进滋阴生津之品，常用：a）糯米胖茶：此为民间单方，对轻症盗汗用之很好，一般 3～5 次见效，用糯米膨化处理后称为糯米胖，取糯米胖一碗（约 15g），放适量糖（约 10g），开水冲泡后加盖片刻，即可服用，睡前服。b）乌梅五味子茶：乌梅 2 粒、五味子 10 粒、糖 10g，放小锅子中加适量水，煮沸即成，喝汤，睡前饮用。

③盗汗可见于西医多种疾病及传染病中，且可成为主要症状，如甲状腺功能亢进、自主神经功能紊乱、风湿热、结核病、低血糖、虚脱、休克等。所以不能单纯止汗，必须找出病源，才能真正地达到止汗的目的。

2. 阳虚自汗

【症状】 自汗不止，汗出恶风，动则尤甚，面色萎黄，四肢懈怠，纳少便溏，久病咳喘，脉细弱，舌淡苔白薄。

【辨证】 阳虚自汗，多因肺脾气虚，或营卫虚弱所致。肺主皮毛，又主气，脾主肌肉，又主四肢，故肺气虚不能固表，则自汗不止，汗出恶风，动则耗散阳气，故动则尤甚；脾虚气弱，运化水谷精微功能失调，则面色萎黄，四肢懈怠；脾失健运，则纳少便溏；肺脾气虚，脾为生痰之源，肺为贮痰之器，故久病咳喘；阳虚气弱，气血不荣脉道，故脉细弱；气血不荣于舌，故舌淡苔白薄。

【治则】 益气固表，调和营卫。

【方药】 玉屏风散（《世医得效方》）：黄芪30g、防风6g、白术15g。若自汗不止，汗出恶风，动则更甚，加炙桂枝10g、炒白芍15g、生姜3片、大枣30g（即合桂枝汤）；面色萎黄，四肢懈怠，加党参30g、当归12g；纳少便溏，加茯苓10g、山药15g、芡实30g；久病咳喘，加白果10g、川贝母6g、甜杏仁10g。

在临床上汗多不止时，需用止汗之品，如浮小麦、糯稻根、麻黄根，或龙骨、牡蛎、五味子。气虚不能固表，补气之品可用党参，甚至用进口高丽参，或重用黄芪至30g以上；若因营卫不和而自汗者，可用桂枝汤调和营卫，则汗自止。

【护养】

①阳虚自汗，常用玉屏风散，其中黄芪宜用生黄芪，防风宜少量，一般在10g以下，过多则适得其反，造成升散太过而不能固表，少则以走表而助黄芪固表，在用药时需注意。目前玉屏风散有成药应市，而且有各种类型，如口服液、颗粒剂、散剂等。在临床上可自制散剂，即按汤剂比例共研成散，每次10～15g，开水冲泡代茶饮。

②自汗需防风寒，以防汗出感冒而引发他病。在自汗时要注意避风寒，出汗多时，及时擦拭汗液，喝点温开水，保持镇静，最好卧床休息，并服药治疗，或吃糯米粥以助汗源。

③锻炼身体，增强体质，使表卫腠理固密，是防止自汗的重要

方法。一般的方法：a）早晨的慢跑运动，每天早晨太阳出来时慢跑，开始每天1次，每次1000m左右，以后慢慢增加，以身上微微汗出，或身体有温热感为度，不要太累，或汗流浃背。b）跳绳运动，在空余时间跳绳，每次30分钟左右，心脏有病的人不强求做此项运动，可改为散步，以能忍受的运动量为准。

（六）头痛

头痛为临床上常见的病症。无论外感或内伤都可发生头痛，一般分虚实两类，实证：有外感头痛（风寒、风热、风湿头痛）、内伤头痛（肝阳、瘀血、痰浊头痛）；虚证：有气虚头痛、血虚头痛、肾虚头痛。虚证头痛的辨治如下：

1. 气虚头痛

【症状】 头痛绵绵，时发时止，遇劳益甚，畏寒怕冷，倦怠乏力，纳差便溏，口淡无味，脉大无力，舌淡无华，苔白薄。

【辨证】 脾虚气弱，生化无源，中气不足，清阳不升，浊阴不降，清窍不利，故头痛绵绵，时发时止；劳则耗气，故遇劳益甚；中气不足，阳气也虚，阳虚则寒，故畏寒怕冷，倦怠乏力；脾虚失运，纳谷不化，故纳差便溏，口淡无味；气虚无力鼓舞脉气，故脉大无力；气虚血少，则舌淡无华，苔白薄。

【治则】 健脾益气，升阳止痛。

【方药】 顺气和中汤（《证治准绳》）：人参6g（可用党参30g代之）、黄芪30g、白术12g、白芍12g、当归15g、川芎10g、细辛3g、蔓荆子10g、柴胡10g、升麻10g、陈皮6g、甘草6g。若头痛时发时止，加蝉蜕5g、僵蚕10g；畏寒怕冷，加炙桂枝13g、附子10g；倦怠乏力，加重人参、白术、黄芪之剂量；纳差便溏，加炒山楂30、生山楂30g、诃子炭15g；口淡无味，加红枣30g、山药30g、薏苡仁 30g。

方中川芎、细辛、蔓荆子为专治头痛之品；柴胡、升麻升清阳，直达头窍，为引经报使之药；陈皮、甘草和胃理气。全方益气升阳，祛风止痛，标本兼治，组方合理。

【护养】

①头痛配合外治，则效果更佳。一般可用：a）针灸头部或相应穴位，如百会、印堂、太阳、合谷、列缺、劳宫、三阴交、涌泉等。b）局部按摩，即在疼痛部位，用拇指、食指，或按摩棒，由轻到重地按摩，以痛止为度。c）药贴头部穴位，用白芥子、大蒜共捣为泥，取如黄豆大小，贴敷于穴位上（如太阳穴、百会穴），使局部皮肤发热、发红为止。

②气虚头痛者，在饮食调养上，注意不吃或少吃辛辣耗气之品，如辣椒、胡椒粉、香菜、大蒜。多吃补气养血之品，如山药、红枣、龙眼、核桃仁、花生米、栗子、莲藕等。

③有头痛宿疾者，应禁用烟、酒，烟、酒对神经系统有刺激性，造成对宿疾的影响而引发头痛，有些患者往往因饮酒而头痛发作，尤其是烈性白酒，如名酒茅台、五粮液等。在临床上还可见到素不饮酒者，因饮酒而发生头痛的现象，因酒性炎上，刺激头部脑神经和血管而发生头痛。烟中有害物质尼古丁对血管和神经有直接的损害，所以长期吸烟不仅可影响脑神经和脑血管，还直接造成全身各组织器官的损害。因此，头痛患者原则上是禁烟、酒的。

2. 血虚头痛

【症状】 头痛头晕，面色苍白，心悸怔忡，脉细而弱，舌淡无华，苔白薄。

【辨证】 血虚，髓海失养，故头痛头晕；血虚，不荣于面，故面色苍白；心主血，又主神明，故心悸怔忡；血虚，不能充盈脉道，故脉细而弱，不能充盈于舌，故舌淡无华，苔白薄。

【治则】　滋阴养血，祛风止痛。

【方药】　加味四物汤（《金匮翼》）：生地黄、当归、白芍、川芎、黄芩、菊花、蔓荆子、炙甘草。若头晕头痛，加明天麻、制首乌；心悸怔忡，加珍珠母、酸枣仁、磁石；脉细而弱，加黄芪、党参。

本方菊花、蔓荆子祛风止痛；四物汤补血活血，养血祛风；黄芩清上泻火；甘草调和诸药。此方为血虚头痛之专方。血虚头痛多称为阳明头痛，以前额疼痛为主症。在辨证时需按经分治。

【护养】

①血虚头痛，必须要找到血虚的病源，否则补血只是治标，如女子月经过多、崩漏带下、产后大出血，或各种出血证，如吐血、便血、尿血、鼻出血，以及各种造血系统疾病等。不能从根本上治疗这些导致血虚的疾病，光补血是治不好血虚证的。所以要追本溯源，结合病源进行治疗。

②西医所谓的贫血症与中医所说的血虚证不能完全等同。贫血症，是根据血常规检验结果确定诊断的病症；血虚证是根据四诊所得，经分析、归纳、辨证所得的证候。贫血症可见血虚，但有可能辨证为气虚或气血两虚；血虚证可包括贫血症，但更多的包含其他病证，如血枯、虚劳、闭经、疳积等。

③血虚头痛，饮食调养不可少。许多食物有补血养血的作用。要做到药物治疗与饮食疗法并驾齐驱，具体食物有：a）动物的血、肝，是补血作用较好的饮食，常用有猪、牛、羊、鹿的血，或家禽飞禽的血，以及它们的肝脏。b）植物中一般是它们的果实，如莲藕、枣子、龙眼肉、核桃仁、花生米、荔枝等。c）有特殊补血作用的食物，如菠菜根、百合、山药、赤小豆等。

3. 肾虚头痛

【症状】 头痛头晕，似觉头脑空痛，耳鸣耳聋，畏寒肢冷，腰膝酸软，男子遗精，女子带下，脉沉细，舌淡红，苔白。

【辨证】 肾藏精生髓，脑为髓之海，肾虚精髓不足，髓海空虚，故头痛头晕，似觉头脑空痛；肾开窍于耳，肾虚则耳鸣耳聋；肾虚阳衰，则畏寒肢冷；腰为肾之外府，故肾虚腰膝酸软；肾虚精关不固，故男子遗精，女子带下；肾虚精血不足，故脉道不充而沉细，舌淡红，苔白。

【治则】 补肾益精，养血止痛。

【方药】 大补元煎（《景岳全书》）：人参5g（或用党参30g）、熟地黄30g、枸杞子15g、杜仲10g、山药15g、当归10g、黄肉10g、炙甘草5g。若头痛头晕，头脑空痛，加龟板10g、川芎15g；耳鸣耳聋，加牡蛎30g、磁石30g、石菖蒲10g；畏寒肢冷，加炙桂枝10g、附子15g；腰膝酸软，加狗脊30g、怀牛膝10g；遗精，加金樱子30g、覆盆子30g；带下，加臭椿皮15g、芡实30g、车前子10g（包煎）；头痛剧烈，加细辛3g、白芷10g。

肾气不足，浊阴上逆，头痛不可忍者，为肾厥头痛，宜温降之法，可用玉真丸（出自《普济本事方》，组成：硫黄、石膏、半夏、硝石）。

【护养】

①头痛剧烈，甚至痛不可忍者，宜卧床休息，保持环境安静，光线不能过强，室内有窗帘遮光，慎避风寒。并积极采用内外合治，中西医同治，以迅速止痛。

②肾虚头痛，填补精髓，护肾保精十分重要。因为漏洞不补，肾虚难复，所以多进"血肉有情"的补益精髓之品，如鱼鳔、动物鞭、骨髓、筋骨，以及龟、鳖、虾类等。在填补精血的同时，节制

房事，减少性事，清心寡欲，参加有益身心健康的文体活动。

③长期不愈的头痛，要中西医结合进行治疗，尤其是进行头部的必要检查，以排除器质性、占位性病变，不至于贻误病机，如头痛伴呕吐、头痛伴半身抽搐或视物不清等，必须进行脑部检查（脑电图、脑 CT、核磁共振等）。

（七）眩晕

眩晕为头晕目眩的简称。目眩为眼花，或眼前发黑，视物模糊；头晕即感觉自身或外界景物旋转，站立不稳。两者同时存在即称为眩晕。眩晕多责之于肝，可由风、火、痰、虚等多种原因所致。辨证分虚实两类，实证：有肝阳上亢、痰浊内壅、瘀血阻络；虚证：有气血两虚、肾精不足。虚证眩晕的辨治如下：

1. 气血两虚

【症状】 头晕目眩，动则加剧，劳累则发，面白少华，神疲懒言，气短声怯，心悸失眠，纳差体倦，大便溏薄，食后腹胀，或畏寒肢冷，唇甲淡白，脉细或虚大，舌淡无华，或边有齿印，苔少或厚。

【辨证】 气血不足，脑失所养，故头晕目眩，劳则耗气，故动则加剧，劳累则发；气血不荣于面，故面白少华；气虚血少，脾肺皆衰，故神疲懒言，气短声怯；心血不足，故心悸失眠；气虚脾失健运，故纳差体倦；脾失健运，水谷不化，故大便溏薄，食后腹胀；脾虚阳微，生化无权，故畏寒肢冷，唇甲淡白，舌淡无华；血少则脉细，气虚则脉虚大无力；脾气不足，水湿不化，故边有齿印，苔少或厚。

【治则】 健脾益气，补血和中。

【方药】 人参养荣汤（《太平惠民和剂局方》）：人参 5g、白术

10g、茯苓 12g、炙甘草 6g、熟地黄 30g、当归 15g、川芎 10g、白芍 15g、肉桂 6g、黄芪 30g、五味子 5g、远志 10g、陈皮 5g、生姜 3 片、大枣 30g。若眩晕，动则加剧，劳累则发，加重人参、黄芪、川芎剂量；气短声怯，神疲懒言，加山药 30g、芡实 30g；心悸失眠，加酸枣仁 15g、珍珠母 30g；纳差，加谷芽 15g、麦芽 15g、红枣 30g；便溏，加山楂炭 30g、葛根 15g；食后腹胀，加广木香 10g、莱菔子 12g；畏寒肢冷，加炙桂枝 10g、干姜 5g。

气血不足之眩晕，主要是调补气血，故也可用八珍汤（出自《正体类要》，组成：人参、白术、茯苓、甘草、熟地黄、当归、白芍、川芎）。此方由四物汤与四君子汤复合而成，为补气养血之代表方，因此也可作为本证的方药。

【护养】

①对眩晕证，要加强防护工作，防止跌仆，发生意外伤害，一般主张卧床休息，不能外出，或独自行动，必须有专人陪伴，尤其是老年人或久病体弱者。

②眩晕常伴随呕吐，若出现呕吐，要认真细致检查原因，必须排除脑部实质性病变，如脑血管病、脑肿瘤，以及高血压、中风先兆等。

③禁止饮酒、少吃辛辣刺激性食物是眩晕证患者必须要做到的。酒精对大脑有麻醉或兴奋作用，造成眩晕加重，同时对脑血管也有刺激作用，造成脑血管意外，因此要禁止饮酒。辛辣刺激性食物，大多数为大热之品，容易动血出血，许多眩晕证多是脑血管疾病所引发的一个症状，因此常伴发脑血管疾病，如脑出血、脑血栓、脑梗死等，所以要少吃辛辣刺激性食物。

2. 肾精不足

【症状】 头晕目眩，精神萎靡，腰膝酸软，耳鸣耳聋，发落齿摇，遗精滑泄，潮热盗汗，虚烦失眠，五心烦热，咽干颧赤，脉尺部甚弱，舌淡而嫩，苔白或根部浊腻。

【辨证】　肾精不足，无以生髓，髓海空虚，故头晕目眩，精神萎靡；肾主骨，腰为肾之府，齿为骨之余，故腰膝酸软，发落齿摇；肾开窍于耳，肾虚则耳鸣耳聋；肾藏精，肾虚不能藏精，故遗精滑泄；肾阴虚衰，相火旺盛，则潮热盗汗，虚烦失眠，五心烦热，咽干颧赤；尺脉为肾所主，肾虚则尺脉甚弱；肾虚精血不足，故舌淡而嫩，苔白，舌根属肾，肾不化气，故舌根苔浊腻。

【治则】　补肾益精，生髓养脑。

【方药】　河车大造丸（《医方集解》）：紫河车 6g（研吞）、党参 30g、熟地黄 30g、龟板 15g、杜仲 10g、黄柏 10g、天冬 10g、麦冬 12g、茯苓 12g、牛膝 15g。若眩晕甚，精神萎靡，加川芎 15g、黄芪 30g；腰膝酸软，加补骨脂 10g、狗脊 15g；耳鸣耳聋，发落齿摇，加骨碎补 15g、何首乌 15g；遗精滑泄，加芡实 30g、金樱子 15g、莲须 15g；潮热盗汗，五心烦热，加龙骨 15g、牡蛎 30g、地骨皮 10g；虚烦失眠，加酸枣仁 30g、柏子仁 10g、夜交藤 30g；咽干颧红，加鲜石斛 30g、沙参 15g。

肾虚有阴虚、阳虚、气虚、精虚之别，临床上必须辨证清楚。阴虚者，用左归丸（《景岳全书》）：熟地黄、山药、萸肉、枸杞子、菟丝子、牛膝、鹿角胶、龟板胶；阳虚者，用右归丸，即左归丸去牛膝、龟板胶，加附子、肉桂、当归、杜仲；气虚者，用肾气丸（《金匮要略》），即六味地黄丸加桂枝、附子。

【护养】

①肾精不足者，要惜精、保精、养精、安精，以保持精室的充盈、持满、安宁、不泄漏、不污染。因此，要洁身自好，有节、有洁地过性生活；对未婚男女，要有度地自慰，严禁淫乱嫖娼。

②过度劳役，不知劳逸结合，日夜奔波，通宵工作，日久也能损伤肾精；频繁应酬，酒肉穿肠，劳心又劳神，耗精又耗身，日久常伤及肾精。白领阶层中，就经常会出现这些肾精虚衰的患者，如性欲锐减、阳痿早泄等。

③冬令是补益肾精的最好时机，尤其是因肾精不足而眩晕者。每年在立冬开始至冬至这段时间进行调补，常以龟鹿二仙膏为基本方随症加味，可去当地中医院请中医师处方熬膏。在饮食上多进龟、鳖、鳗、蟹等补阴益精之品。

（八）耳鸣耳聋

耳鸣，为自觉耳内鸣响，妨碍听觉，如蝉鸣、潮水、蜂鸣等。耳聋，为不同程度的听觉减退或消失。实证：有风邪外袭、肝胆火盛、痰火郁结、瘀阻宗脉之分；虚证：有肝肾不足、中气不足、阴血亏虚之分。虚证耳鸣耳聋的辨治如下：

1. 肝肾不足

【症状】 耳鸣耳聋，头晕目眩，腰酸遗精，或肢软腰冷，阳痿早泄，脉弦细或细弱，舌红或偏淡。

【辨证】 肝肾不足，精血衰少，或恣情纵欲，耗伤肾精，不能上充于清窍，故耳鸣耳聋；肝血不足，不能上荣于头目，故头晕目眩；肾阴虚亏，相火妄动，故腰酸遗精，若肾阳虚亏，则阳痿早泄；肾阳虚，则脉细弱，舌偏淡，肾阴虚，则脉弦细，舌偏红。

【治则】 补益肝肾，镇摄开窍。

【方药】 耳聋左慈丸（《全国中成药处方集》）：熟地黄 30g、山药 15g、萸肉 15g、牡丹皮 10g、泽泻 10g、茯苓 10g、柴胡 10g、磁石 30g。若耳鸣耳聋甚，加骨碎补 30g、龙骨 15g、牡蛎 30g、龟板 10g；头晕目眩，加天麻 10g、钩藤 12g、珍珠母 30g；腰酸遗精，加芡实 30g、金樱子 30g、牡蛎 30g；肢软腰冷，阳痿早泄，加仙茅 10g、淫羊藿 30g、菟丝子 10g，或加附子 12g、桂枝 8g。

耳聋左慈丸为六味地黄丸加柴胡、磁石而成。目前市上有售，而本证多为慢性病证，所以以丸剂调治是为得法。也可用补肾丸（《备急千金要方》）：萸肉、干姜、远志、巴戟天、乌药、泽泻、菟丝子、肉桂、黄芪、石斛、地黄、细辛、附子、当归、牡丹皮、蛇床子、苁蓉、人参、菖蒲、防风、茯苓、羊肾，此方温补肝肾，面面俱到，临床也可以试用。

【护养】

①肝肾不足出现的耳鸣耳聋，除在中医辨证的基础上进行治疗外，还必须进行五官科检查，请耳鼻喉科医生检查耳部有无器质性疾病，有必要配合治疗。在没有器质性病变的情况下，如只有功能性改变，可以请中医辨证论治。

②耳鸣耳聋好发于老年人，以及久病体虚累及肾脏的患者，可单独发病，也常伴随着其他疾病而存在，因此要从本源上配合治疗。如老年性糖尿病患者，长期出现"三多一少"（多饮、多尿、多食、消瘦），中医辨证常为阴虚阳亢，肾阴虚亏，清空失养，阴虚火旺，虚火上扰，出现耳鸣耳聋，这时需清热养阴，降糖潜阳，药如川黄连、天花粉、玄参、麦冬等。

③目前市场上为解决听力困难，常用助听器，但这并非人人都适宜。在临床上有许多患者不适宜用，出现声音杂乱，耳鸣加重，所以不要盲目选用，要在治疗无效的情况下，先试戴后，觉得听觉有好转，才可使用并选购适合自己的型号。

2. 中气不足

【症状】 耳鸣耳聋，耳鸣如蝉鸣、蜂鸣，面色苍白，四肢懈怠，语气低怯，食少便溏，畏寒怕冷，四末常清，脉沉弱无力，舌淡苔薄。

【辨证】 中气不足，脾虚失运，水谷精微不能充养空窍，故耳鸣耳聋，声如蝉、蜂，鸣响低弱；中气不足，气血不充，故面色苍白，四肢懈怠；气虚，则宗气衰微，故语气低怯；脾气不足，运化失常，故食少便溏；气虚，则阳气衰微，故畏寒怕冷，脾主四肢，故四末常清；气血不足，脉气亦衰，故脉沉弱无力，气血不能充盈于舌，故舌淡苔薄。

【治则】 健脾益气，升提中气。

【方药】 益气聪明汤（《证治准绳》）：黄芪 30g、党参 15g、升麻 10g、葛根 30g、白芍 15g、炙甘草 6g、蔓荆子 10g、黄柏 10g。若耳鸣甚，加白术 15g、当归 10g、柴胡 10g；四肢懈怠，语气低怯，食少，加山药 30g、莲子 30g、白术 15g；便溏甚，加川黄连 6g、诃子炭 15g；畏寒怕冷，四末常清，加炙桂枝 10g、补骨脂 10g。

除中气不足外，若肾气不足，可用熟地黄、山药、菟丝子、杜仲；心气不足，可用五味子、柏子仁、酸枣仁、远志。临床上以中气不足多见，但常伴随其他证候。

【护养】

①脾为后天之本，肾为先天之本。先天不足要靠后天培补，因此，许多慢性病在久治不愈的情况下，常及脾肾，在补肾无效的情况下，多从脾治，以调补中气入手。中气不足之耳鸣耳聋为慢性疾病中的多发病症，但往往不是主要症状，多为伴随症状，其耳鸣声时发时止，声响也较低沉。因此，在临床上要分清主次进行辨治。

②健脾益气治耳鸣耳聋，关键是升提中气，饮食调养可配合治疗：a）党参糯米粥：党参 50g、糯米 30g、白糖适量。先煎党参取药汁 500mL，加糯米后文火熬煮成粥，再在吃时加适量白糖（有糖尿病者不用）。此粥有补中益气，升提中气之功，长期服用能对气虚

耳鸣耳聋有一定辅助治疗作用。b）六白糕：白莲子、白茯苓、白山药、白扁豆、白芝麻、糯米各等量，研粉加温水调成糕，蒸熟切块，即可食用，可淡食或加糖、蜜调味。此糕有健脾开胃，补中益气之功，时作时止的耳鸣耳聋症患者可以经常服用。

③针灸足三里。每天晚上可按摩双侧足三里，每次30分钟左右，使局部皮肤发红和发热并有酸胀感。或用毫针针刺足三里，用补法即慢进快出方法下针。也可直接化脓灸，即用麦粒大小的艾绒，直接在足三里穴上灸，使之化脓结痂，此法在日本非常流行。足三里灸法，有调补中气，升阳益胃之功，凡中气下陷，头脑失养所致头晕、耳鸣，此法均有很好的治疗作用。

3.阴血亏虚

【症状】　耳鸣嘈杂，甚则耳聋，面色无华，指甲苍白，头晕目眩，卧则安，起则晕，脉细无力，舌淡无华，苔薄。

【辨证】　素体阴血不足，或劳伤气血亏损，以致宗脉空虚，不能濡养耳窍，故耳鸣嘈杂，甚则耳聋；气血不荣于肌肤，故面色无华，指甲苍白；血不荣脑，则头晕目眩；卧则血养全身，起则头脑失血，故卧则安，起则晕；血虚气弱，脉道空虚，故脉细无力；血不荣于舌，故舌淡无华，苔薄。

【治则】　补气益血，健脾养肝。

【方药】　圣愈汤（《兰室秘藏》）：党参30g、黄芪30g、当归15g、白芍15g、川芎10g、熟地黄30g。若耳鸣耳聋甚，加龟板15g、磁石30g、石菖蒲10g；面色、指甲苍白，加鸡血藤30g、阿胶10g、红枣30g；头晕目眩，卧则安，起则晕，加天麻10g、何首乌15g、桑叶10g、桑椹30g。

阴血亏虚而耳鸣耳聋者，为气血不足所致，因此，加血肉有情之品更为有效，如鹿角、龟板、阿胶、鱼鳔等。若心血不足，加龙眼肉、麦冬、酸枣仁；肝血不足，加木瓜、女贞子、萸肉。

【护养】

①阴血亏损引起的耳鸣耳聋，必然有导致阴血亏虚的病源，如产后出血过多、长期慢性失血（如胃出血）、不明原因发热、营养不良、消化吸收障碍、慢性消耗性疾病（如肺结核）、慢性迁延性肝炎等都会出现耳鸣耳聋的症状，因此要结合本病配合治疗。

②补阴血之品多阴凝碍胃，常会出现消化不良，如熟地黄、阿胶、龟板胶、白芍、西洋参、石斛等，因此在补阴血时要加理气和胃之品，如陈皮、豆蔻、砂仁、广木香、代代花、六梅花、茉莉花等可以任选 1～2 种配伍应用。

③西医诊断为贫血症，其血色素偏低，或造血功能障碍者，在临床上也常见耳鸣耳聋，在这种情况下必须进行抗贫血症治疗，或特殊治疗。若配合中医辨证论治，则效果更好，值得提倡。

（九）衄血

衄血有鼻衄、齿衄、舌衄、肌衄、耳衄等不同，其中以鼻衄、齿衄为常见。实证鼻衄：有风热犯肺、热毒内蕴、胃热亢盛、肝火内动之分；虚证鼻衄：有气血亏虚、肾精亏虚、阴虚火旺之分。虚证鼻衄的辨治如下：

1.气血亏虚（鼻衄）

【症状】 鼻衄或伴齿衄，或有紫癜，以及其他部位的各种出血。血色淡红，面色无华，头昏目眩，心悸耳鸣，腰酸乏力，精神萎靡，四肢不温，纳差无味，脉虚大，舌淡红，苔白薄。

【辨证】 脾虚生化无力，或脾肾两亏，精血衰微。鼻衄多由脾肾亏虚所致。气虚不能摄血，血无所主，血逆妄行，故鼻出血或齿出血，或皮下出血及其他部位各种出血；血虚不荣肌肤诸窍，故面色无华，头昏目眩，耳鸣耳聋；心失血养，故心悸不宁；脾肾两亏，气血不足，故腰酸乏力，精神萎靡；脾阳虚衰，则四肢不温，纳差无味；气血不荣脉道，故脉虚大；气血不荣于舌，故舌淡红，苔白薄。

【治则】 益气摄血，养血止血。

【方药】 归脾汤（《济生方》）：党参 30g、黄芪 30g、当归 15g、白术 15g、龙眼肉 15g、远志 10g、酸枣仁 15g、木香 10g、茯苓 12g、甘草 5g、生姜 3 片、大枣 30g，加仙鹤草 30g、白及 12g、旱莲草 15g、槐米 15g。若出血多而不止，加阿胶珠 10g、墓头回 30g；血色淡红，面色无华，头晕目眩，加川芎 15g、天麻 10g、熟地黄 30g，加重党参、黄芪、白术剂量；心悸，加丹参 30g、柏子仁 10g、酸枣仁 15g；耳鸣，加磁石 30g、珍珠母 30g；腰酸乏力，加川续断 15g、桑寄生 30g、怀牛膝 12g；四肢不温，加炙桂枝 10g、附子 10g；纳差无味，加山药 30g、莲子 15g、扁豆 30g。

若肾阳虚衰，不能蒸发脾阳，以致生化无力，气虚不能摄血而鼻衄者，应当温补脾肾，用右归丸（《景岳全书》）加党参、黄芪、仙鹤草、白及。

【护养】

①对于病情较轻的鼻出血者，一般的外治方法：a）头前额部，用冷湿毛巾外敷，头上仰平卧或坐位，然后敷上毛巾，待血止为止。b）用药棉蘸墨汁（清洁消毒）后塞入鼻腔内，1 小时左右血止后，去药棉。

②遇到鼻出血，要保持镇静、安定，不要紧张，或手足无措，可先用一般的外治法止血，在无效或效果不好的情况下立即去当地医院五官科诊治。

③鼻出血似乎是小病，但若长期反复出血，或出血难止、广泛

出血，或伴随全身不适，如头昏目眩、呕吐、心悸、四肢厥冷、脉弱欲绝等，需进行各科检查，尤其是血液病、癌及造血系统的检测。

2. 肾精亏虚（鼻衄）

【症状】 头晕目眩，鼻衄多伴齿衄，月经过多，腰酸耳鸣，两足痿弱，颧红潮热，男子遗精，脉弦细数，舌光红少津。

【辨证】 肾精亏虚，脑失所养，故头晕目眩，耳鸣不止；肾不足，真阴亦虚，相火妄动，火热扰动阴血，故鼻衄或齿衄；肾主胞宫，血热妄行，则月经过多；腰为肾之外府，肾开窍于耳，肾精不足，故腰酸耳鸣；肾主骨，故精少则足痿；肾阴虚衰，虚火上扰，故颧红潮热；虚火扰动精室，故遗精不止；阴精亏虚，虚火内动，故脉弦细数，舌光红少津。

【治则】 补肾益精，滋阴降火。

【方药】 大补元煎（《景岳全书》）：党参30g、熟地黄30g、当归15g、萸肉10g、山药15g、炙甘草5g、枸杞子12g、杜仲10g、加鹿衔草15g、仙鹤草15g、炒茜草10g。若头晕目眩，加黄芪30g、川芎10g、天麻10g；衄血不止，加白茅根30g、水牛角片30g（先煎）、炒牡丹皮10g；月经过多，加墓头回30g、艾叶炭10g、棕榈炭10g；腰酸，加怀牛膝15g、桑寄生30g；耳鸣，加磁石30g、骨碎补30g；两足痿弱，加龟板10g（先煎）、鹿角片10g（先煎）；颧红潮热，加地骨皮10g、牡蛎30g、炙鳖甲10g（先煎）；遗精，加金樱子30g、莲须15g、芡实30g。

肾精不足而衄血不止，止血与补肾两者不可偏废，所以在应用大补元煎时，必须配伍止血之品，否则，大补元煎温热太过，使血不安宁，导致出血难止，一般可选用温经止血、收敛止血、补气止血之品，如艾叶、炮姜炭、白及、藕节炭、生黄芪、高丽参等。

【护养】

①肾精亏虚与鼻衄不止是互为因果的。肾精亏虚，阴精耗损，阴虚则阳亢，阳热亢盛，迫血妄行，而导致出血不止；鼻衄不止，出血过多，阴血耗损，血虚阴亏，虚热内生，热迫血行，形成恶性循环。如何打破这个恶性循环？第一是止血，第二是补肾；或两者兼顾，但止血重于补肾。

②在饮食调理上，不要饮用过分热的食物，如开水宜温不宜烫，饮食宜入口不烫为佳。刺激性食物不宜食，如辣椒、干姜、胡椒粉、酒类、茴香等，而选择清凉、多汁、性平之品，如番茄、青瓜、梨、猕猴桃、草莓、樱桃、西瓜、龟肉、鳖、蟹等。

③做好鼻腔卫生，保持鼻腔清洁，及时洗净污血，并用消毒药水进行局部消毒处理，定时换药，随时观察出血情况。

3. 阴虚火旺（齿衄）

【症状】 齿龈出血，但无齿龈红肿，觉齿摇而浮，伴头晕目昏，耳鸣不止，腰酸背痛，脉弦细，舌红少苔。

【辨证】 肾主骨，齿为骨之余，肾虚则齿不固而摇，肾火上炎，血随火动，故齿龈出血；因肾虚血少，故无齿龈红肿，而觉齿摇而浮；肝肾同源，肾阴虚衰，水不涵木，相火上扰，故头晕目昏，耳鸣不止；腰为肾之外府，肾虚则腰酸背痛；肝阴不足，则脉弦细，肝血虚，则舌红少苔。

【治则】 滋阴降火，凉血止血。

【方药】 茜根散（《景岳全书》）：茜根 10g、黄芩 10g、生地黄 15g、阿胶 10g（另烊）、侧柏叶 10g、甘草 5g。若齿龈无红肿，齿摇而浮，加骨碎补 30g、龟板 15g（先煎）、怀牛膝 10g；头晕目昏，加生黄芪 30g、西洋参 6g；耳鸣，加磁石 30g、龙骨 15g、牡蛎 30g；腰酸背痛，加桑寄生 30g、杜仲 10g、狗脊 15g。

若齿衄而齿摇者，重点补肾，可用六味地黄丸为基本方随症加减，如阴虚火旺者，用知柏地黄丸；肝肾阴虚者，用杞菊地黄丸；肾阳虚衰者，用金匮肾气丸。

【护养】

①保持口腔卫生，用清洁消毒药水漱口（口腔科或五官科特制药水）。进食时选用容易消化吸收的流质或半流质食物，不吃硬而不易消化吸收的食物。

②请口腔科医生会诊，以排除因牙齿本身疾病而引发的齿衄，若是牙周炎或牙龈炎、蛀齿等牙病引起的，就请牙医进行治疗。因阴虚火旺所引发的，由内科进行辨证论治。目前口腔科不医内科疾病引起的口腔疾病，单纯治疗牙齿的病症及镶牙、拔牙、补牙等需手术的疾病。

③注意饮食的清凉。所谓清凉，一是进食食品或药液最好是清凉爽口，不进食太热或直接刺激口腔的饮食，如姜汤、辣椒酱、酒类等不宜食用。二是进食食物要性寒凉，禁用辛温大热之品，如可多进马兰头、苦瓜、鱼腥草、荠菜、芹菜等清凉解毒之蔬菜。

（十）黄疸

黄疸是指眼白、皮肤、黏膜、尿液发黄的一种症状，可见于多种疾病。中医把不同性质的黄疸分为阴黄、阳黄两大类。其中还有一种虚黄，由劳伤或出血所致，与黄疸似同实异，以目不黄，尿清利为基本特点。虚黄，肤黄而浮肿，故又称黄胖。黄疸从虚实辨证，实证：有阳黄（湿重于热、热重于湿、兼有表邪）、急黄；虚证：有阴黄（脾虚、血瘀）、虚黄。虚证黄疸的辨治如下：

1. 脾虚血亏

【症状】 面目肌肤发黄，黄色较淡，小便黄，心悸气短，肢酸乏力，纳呆便溏，脉濡细，舌淡苔白。

【辨证】脾胃虚弱，气血不足，血败而不能营养人体，故面目肌肤发黄，黄色较淡；湿浊从小便而去，故尿黄；血虚气弱，心失所养，故心悸气短；脾虚失运，故纳呆便溏；脾主四肢，脾虚失养，故肢酸乏力；脾虚血少，脾湿不化，故脉濡细，血不荣舌，故舌淡苔白。

【治则】健脾温中，补气养血。

【方药】小建中汤（《伤寒论》）：桂枝 10g、白芍 10g、甘草 6g、生姜 3 片、大枣 30g、饴糖 15g，合茵陈术附汤（《医学心悟》）：茵陈 15g、肉桂 6g、附子 10g、白术 10g、干姜 6g、甘草 5g。若心悸气短，加丹参 30g、川芎 15g；肢酸乏力，加黄芪 30g、党参 15g、山药 30g；纳呆，加谷芽 10g、麦芽 10g、苍术 10g；便溏，加诃子炭 15g、炒山楂 30g。

脾虚血亏之黄疸，除利湿退黄用茵陈外，血虚重用当归、熟地黄；气虚重用党参、黄芪；阳虚重用附子、肉桂。这是基本的用药。

【护养】

①黄疸虽是湿热为病，清热利湿为基本治则，然而阴黄偏重于脾虚湿阻，脾虚为本，湿阻为标。因此，健脾益气，补血养血为基本的治疗法则，做到补气血，不碍湿；利湿浊，不伤阴。在选方遣药中要有经验和技巧。

②黄疸的出现，必须进一步检查其病源，就一般而论，多为肝胆疾病中的症状，肝胆疾病有传染性的肝病、肝胆结石病、肝胆肿瘤及胰腺肿瘤等。在急性黄疸肝炎的发病中，若 3 周后黄疸不退，就要进一步检查，以防止疾病的急变。

③无论阴黄或阳黄，凡黄疸出现，饮食必须清淡，并多食富含维生素及微量元素的新鲜蔬果，如维生素 C 含量丰富的猕猴桃、番

茄、草莓、西瓜、冬瓜、番木瓜、番薯、柑橘、柚子等。同时，多进流质或半流质的容易消化吸收的食物，如粳米红枣粥、百合山药羹、苹果汁、橙汁、番茄酱、青菜泥、土豆泥等。

2. 虚黄

【症状】 皮肤黄而干萎不泽，目不黄染而呈青白，小便清长而不黄，头晕心悸，四肢无力，脉细弱，舌淡无华。

【辨证】 虚黄多由钩虫耗血，或脾虚气血损伤所致。与黄疸有显著区别，但若不细致辨认容易混淆，因此在这里与黄疸之虚证并列讨论，以示区别。气血不足，全身失养，故皮肤黄而干萎不泽；因非湿热蕴黄，故目不黄染而呈青白，小便清长而不黄；气血虚亏，不能上荣于头，故头晕；血不养心，故心悸；脾虚气弱，气血不荣四肢，故四肢无力；血不充盈脉道，故脉细弱；血不荣舌，故舌淡无华。

【治则】 健脾益气，养血滋阴。

【方药】 当归建中汤（《伤寒论》）：黄芪 30g、当归 15g、白芍 15g、炙桂枝 10g、甘草 6g、生姜 3 片、大枣 30g、饴糖 15g。若由钩虫引起者，需驱虫后进行调治，可用中药或西药驱虫，目前一般用西药，如阿苯达唑之类。头晕心悸，四肢无力，加阿胶 10g、红枣 30g、丹参 15g、党参 30g，或服当归养血膏 10mL，1 日 3 次，或鸡血藤膏 10g，1 日 3 次。

【护养】

①虚黄，一般西医诊断多为贫血症，因此常需进行血常规检查，其血色素偏低为主要检测标志，治疗上主要是抗贫血治疗，有特殊的治疗方法。若配合中医辨证论治则效果更好。

②虚黄在饮食上多进补血之品，有很好的辅助治疗作用，常用食疗方:a）红枣粥：红枣 30g、莲藕 60g（新鲜莲藕切小粒，无莲藕，

可用莲子 30g 代用）、赤小豆 30g、糯米 50g 共炖粥。此粥健脾利湿，补血养血。长期服食，能改善贫血症状。b）猪肝炒胡萝卜：猪肝250g、胡萝卜 125g。猪肝洗净切片，备用；胡萝卜切成骨牌片，备用；锅置火上，加少量油、盐，待油冒烟时，将胡萝卜片倒入，炒八成熟时，再入猪肝同炒，待猪肝熟后即可起锅，佐餐。日常作为菜肴佐餐，能补血养阴，强筋补肝。

③虚黄，需进一步进行血液系统的检查，以排除血液系统疾病所表现出来的虚黄证，如再生障碍性贫血、血友病等疑难病症。因为这些病需中西医结合治疗，治疗又十分困难。

（十一）呕吐

呕吐为胃气上逆所致的一种病症。一般有声有物为呕，有物无声为吐，有声无物但吐涎沫为干呕，食入即吐为反胃，泛泛欲呕为恶心，妊娠欲吐为恶阻。实证：有胃寒、胃热、痰饮、宿食、气郁，以及外感风寒、感受暑湿、蛔虫扰胃；虚证：有胃气虚寒、胃阴不足。虚证呕吐的辨治如下：

1. 胃气虚寒

【症状】 饮食稍多则吐，时时发作，胃脘不胀，胸膈不痛，外无寒热，内无燥渴，喜暖恶寒，脉沉细，舌淡苔白薄。

【辨证】 胃气虚寒，受纳无力，故饮食稍多则吐，时时发作；胃气虚寒，无力运化，故胃脘不胀，胸膈不痛；胃中无邪，故外无寒热，内无燥渴；胃寒则喜暖恶寒；胃虚脾弱，气血不足，故脉沉细，舌淡苔白薄。

【治则】 温中和胃，健脾益气。

【方药】 理中汤（《伤寒论》）：党参 30g、白术 12g、甘草 6g、干姜 6g，加豆蔻 6g、砂仁 6g。若中气不足，胃气下陷，胃缓气滞，时时欲吐，加黄芪 15g、柴胡 6g、升麻 6g；呕吐甚，加丁香 3g、吴茱萸 2g；喜暖恶寒，加附子、肉桂。

六君子汤（出自《太平惠民和剂局方》，组成：党参、白术、茯苓、甘草、姜半夏、陈皮），也是健胃和中之止呕剂，且此方温中化痰，健脾益气，组方平和，止呕甚佳。

【护养】

①呕吐之证，多责之于脾胃，胃气上逆，受纳失司，以致呕吐。因此，治疗时要观察脾胃的畅顺，是否有梗阻之象，如有有形之物梗塞于胃，则用任何内服止呕都无济于事，必须用手术去除有形之物，才能达到止呕的目的，所以，凡呕吐者，先要排除这些病症，如胃肿瘤之类。

②老年人及小孩呕吐时，由于反应速度较慢，因此要随时防止呕吐物倒吸入气管，造成气道阻塞，一旦出现呕吐，头要朝下，并将呕吐物迅速排出。并观察呕吐物的色、质、气味等。

③呕吐之后，让患者静卧，并用清水清洁口腔，若能进食，给予热粥调理，一般用玉米粥最合适。玉米屑 50g、粳米 30g，加水炖粥后趁热服，小量多次，慢慢喝下，若有恶心感要暂停，待胃中舒服再服，否则，仍会发生呕吐。

2. 胃阴不足

【症状】 呕吐反复发作而量不多，或干呕恶心，口干咽燥，饥不思食，胃中嘈杂，脉细数，舌红少津，苔少。

【辨证】 热病伤津，或反复呕吐，耗伤胃阴，以致胃失濡养，气失和降，故呕吐反复发作，或干呕恶心，胃中嘈杂；胃阴匮乏，津液不能上承，故口干咽燥，舌红少津，苔少；阴虚血少，内热偏重，故脉细数。

【治则】 养阴润燥，降逆止呕。

【方药】 麦门冬汤（《金匮要略》）：党参 30g、姜半夏 12g、麦冬 15g、甘草 5g、粳米 30g、大枣 30g。若反复呕吐，加苏梗 10g、代赭石 30g；干呕，加北沙参 15g、乌梅 6g；恶心，加豆蔻 5g、代代花 2g；口干咽燥，加鲜石斛 30g、玄参 15g、葛根 30g；饥不思食，胃中嘈杂，加木瓜 15g、丁香 3g、吴茱萸 2g。

麦门冬汤，麦冬养阴清热、生津增液以养胃，党参、甘草、粳米、大枣健脾益气以和中，姜半夏降逆止呕，如此配伍则标本兼治，凡胃阴不足之呕吐皆可选用。若呕吐频作，尚可加竹茹、陈皮以增强其止呕之力。

【护养】

①酸甘化阴，胃阴缺乏者多用性平或凉、味酸而甘，或略带苦味的饮料，或流质、半流质饮食，常用的如酸梅汤、木瓜汁、番茄汁或番茄酱、甜橙果汁、甘蔗汁等。这些食品可自制或有市售。

②服用中药以止呕，注意服药的方法，一是少量多次，以减少对胃的刺激，防止因苦而呕吐加重；二要温服，不能冷服，或太热，以入口适度为好；三服药时备些膨化的玉米胖，服药后即食之，或在中药中滴些姜汁，这些都有助于止呕。

③配合针灸治疗是治呕吐的重要途径，通常穴位有内关、足三里、中脘，可直接针刺，或用艾条温灸，或穴位按摩等。有时比服药效果好。

（十二）呃逆

呃逆，在《黄帝内经》和《金匮要略》中称为哕证。它为冲气上逆，喉间呃呃连声，声短而频，不能自制，又难以忍受的一种病症。虚实辨证，实证：有胃中寒冷、火热上扰、食滞胃脘、痰饮阻滞；虚证：有阴虚、阳虚。虚证呃逆的辨治如下：

1. 阴虚呃逆

【症状】 呃声微怯，或半时方呃一声，甚则断断续续，时或不继，咽喉干燥，或口干舌燥，虚烦不安，脉细数，舌红少津，苔白薄。

【辨证】 热病耗伤胃阴，或过用辛热香燥之品耗劫阴液，使胃中津液不足，气机不得顺畅，故呃声微怯，有时断续不继；胃阴匮乏，津液不得上承，故口干舌燥；阴虚内热偏盛，扰乱心神，故虚烦不安；阴虚津亏，阴血不足，故脉细数，舌红少津，苔白薄。

【治则】 益气养阴，和胃止呃。

【方药】 益胃汤（《温病条辨》）：沙参15g、麦冬10g、玉竹10g、生地黄15g、冰糖10g，加石斛15g、枇杷叶10g、柿蒂10g。若呃声微怯，断断续续，时或不继，加黄芪15g、党参10g、代赭石30g；口干舌燥，加西洋参6g、天花粉15g；虚烦不安，加竹茹15g、青蒿6g，或焦山栀10g、淡豆豉10g。

若兼胃气大虚，不思饮食，呃逆不止，加党参、芡实、莲子、山药等平补脾胃之品。养阴生津之品，性多寒凉，阴凝碍滞，但也不能用温燥之品，所以用此类药最为得当。

【护养】

①呃逆较轻者，治疗方法甚多，《黄帝内经》最早记载了用刺激鼻腔取喷嚏的方法以止呃，至今应用不衰。现介绍两则止呃的简易方法：a）喝茶水以止呃，如在饮食时突然因受冷或饮食过急而发生呃逆，急用温开水或茶汤喝下，呃逆马上可解。b）提耳尖以止呃，一旦发生呃逆，即用自己的左（右）手绕过头顶，用食指和拇指捏住右（左）耳尖，然后上提直到呃止。

②防止呃逆发生，要做到饮食时细嚼慢咽，吃东西，尤其是味美之品，一定要慢节奏；在饮食时不要大声地讲话，甚至唱歌，尽

量做到不说话，专心致志地饮食；选择安静、无风、清洁的环境就座用餐。

③呃逆似乎是一种小病，其实，若高年老人、肾虚气弱者、长久卧病在床者，或饮食梗阻者，出现呃逆并非小病，而是重危难症的先兆，应当引起注意，需多方检查，找出病源；而治疗此种呃逆也十分困难。久治不愈的呃逆多为胃气欲绝的征兆，有些患者因此而病故，所以更要引起我们的重视。

2. 阳虚呃逆

【症状】　呃声低怯，气不接续，泛吐清水，脘腹不舒，喜热喜按，面色苍白，食少困倦，或便溏久泻，手足不温，腰膝无力，气怯神倦，脉细弱，舌淡苔白薄。

【辨证】　阳气虚衰，或劳倦伤中，或饮食失宜，使脾胃阳气受损，升降失司，胃气上逆，则呃声低怯，气不接续；胃阳虚衰，阳虚则寒，故泛吐清水，脘腹不舒，喜热喜按；脾胃虚弱，气血不荣，故面色苍白，食少困倦；脾肾阳虚，阳衰则寒，脾主四肢，又主运化，脾虚失运，故便溏久泻；肾阳虚衰，则腰膝无力，手足不温，气怯神倦；脾肾阳虚，气血生化无权，脉道空虚，故脉细弱，舌淡苔白薄。

【治则】　温补脾肾，和胃降逆。

【方药】　附子理中汤（《三因极一病证方论》）：党参30g、附子10g、白术10g、干姜6g、甘草5g、加丁香5g、刀豆子10g、豆蔻6g。若呃声低怯，气不接续，面色苍白，气怯神倦，加黄芪30g，重用党参、白术；泛吐清水，加肉豆蔻6g；脘腹不舒，加代代花3g、佛手柑6g；喜热喜按，加肉桂6g；食少，加山药15g、莲子30g；便溏，加炒薏苡仁30g、诃子炭10g；手足不温，加炙桂枝10g；腰膝无力，加怀牛膝15g、补骨脂10g；肾阳虚衰，呃逆不止，加韭菜子 10g（研碎入药或研粉吞）。

阳虚呃逆，若年老体弱、久病见呃者，为胃气衰竭之征兆，必须严密观察，并重用补益脾肾之剂，如参附汤之属。此时之"参"当用进口高丽参，即俗称别直参。

【护养】

①阳虚呃逆，多为脾阳、胃阳、肾阳之虚，阳虚则寒，因此保持胃脘、脐部、腰部的温暖十分重要，防止风寒入侵，或受凉受冻。可以佩戴护脘、护腹、护腰等保健用品，或局部加热增温，如用暖水袋。

②阳虚呃逆者，在平日进食时忌食生冷之品，尤其在夏天尽可能不吃冰冻饮食，更不能贪凉吹风，少用或不用空调降温，保持一定的室内外温度（不低于 28℃）。冬季要避风寒，尽量少外出，多居室内，并保持室内温度在 18℃以上；若外出必须做好防寒工作，尤其是要戴上口罩、围巾等，以防止风寒刺激而引发呃逆。

③平日多进温补脾胃、补肾益气之品，用食补之法提高自身的御寒能力，如冬令进补：a）狗胃炖糯米：狗胃 1 只，内外洗净，糯米 100g 淘洗干净，把糯米塞入狗胃内，再用砂锅把狗胃炖烂，即可食用，可分次服完，每次以自己食欲而定，过多易碍胃。b）干姜莲子炒米粉：糯米 500g、干姜 30g、莲子 100g。糯米炒熟备用，干姜炒焦备用，莲子蒸熟后干燥备用；把此 3 种药食同源之品，一起放入粉碎机中研成炒米粉，即可食用；可干吃，也可用沸水冲熟成米糊服用，1 日 3 次，每次 30～60g。

（十三）失音

失音即声音嘶哑，《黄帝内经》称为瘖。大致暴瘖为实，久瘖多虚。发病多与肺肾有关。实证：有外感风寒、痰热交阻；虚证：有肺燥津伤、肾阴不足。虚证失音的辨治如下：

1.肺燥津伤

【症状】 声音嘶哑，逐渐声瘖不出，病程日久，口燥咽干，喉头痒痛，干咳少痰或无痰，脉细弱，舌红少津。

【辨证】 肺燥津伤，声道燥涩而致声音嘶哑，咽喉失于濡润，则口燥咽干，喉头痒痛；肺失清润，燥邪灼津为痰，故干咳少痰或无痰；肺燥伤阴，阴虚血少，故脉细弱，阴虚血热，故舌红少津。

【治则】 清肺生津，润燥利咽。

【方药】 清燥救肺汤（《医门法律》）：沙参15g、桑叶10g、石膏25g、阿胶10g、麦冬10g、枇杷叶12g、杏仁10g、胡麻仁12g、甘草5g，加凤凰衣6g、木蝴蝶5g、金果兰6g。咽干口燥，加葛根30g、升麻10g、鲜石斛30g；咽喉痛痒，加野荞麦根30g、玄参15g；干咳少痰或无痰，加川贝母6g、桔梗5g。

桑杏汤（出自《温病条辨》，组成：桑叶、杏仁、沙参、象贝母、焦山栀、香豉、梨皮）也适宜选用，此方清肺润肺，利咽开音，若加蝉蜕、木蝴蝶、胖大海，则效果很好，临床应用频繁。

【护养】

①失音，多见于某些用嗓子的人群，因此为常见的职业病，如演员、歌唱家、教师等，为了保护嗓子，平时可饮用润肺利咽的茶饮料，现介绍两则以供应用：a）薄荷胖大海茶：胖大海5粒、薄荷3g、甘草5g开水冲泡，代茶饮用，味淡弃之，1日1次。b）玄参麦冬饮，玄参10g、麦冬10g、甘草5g、金橘3粒（有鲜者用鲜品，无鲜者用金橘饼代用，市上有售）加水煮沸，即可饮用，并可多次开水冲泡，至味淡弃之。

②肺系疾患，尤其是虚损劳弱之证，若久病不愈，而伴发失音者，为不祥之兆，注意肺气衰竭的出现。肺为金脏，击之则鸣，肺

金不鸣，即为失音之证，临床上有虚实两端：实证，即外感犯邪，肺先受之，肺气壅塞，即"金实不鸣"；虚证，即久病伤肺，肺气虚衰，宗气空虚，即"金破不鸣"。因此必须严加分别，及时处理。

③防止失音，多进滋润生津之品，尤其是新鲜果蔬，含维生素丰富的食物；在性味上，多用性寒凉，味甘平或甘淡之品，如乌梅、草莓、金樱子、桑椹、木瓜、西瓜、梨、猕猴桃、金橘、柚子、枇杷，以及马兰头、芹菜、苦瓜、冬瓜、丝瓜、竹笋、玉米、萝卜等。这些东西对失音者都有帮助，可以选用。

2. 肾阴不足

【症状】 声音嘶哑逐渐加重，长久不愈，咽喉干痛，干咳少痰，伴耳鸣，潮热，盗汗，头晕目眩，腰酸膝软，形体消瘦，脉细数，舌红少苔。

【治则】 滋养肺肾，降火利咽。

【方药】 百合固金汤（《医方集解》）：生地黄 30g、熟地黄 30g、百合 15g、玄参 10g、贝母 10g、桔梗 6g、麦冬 10g、当归 15g、白芍 12g、甘草 5g，加诃子肉 10g、五味子 6g、木蝴蝶 6g。若失音长久不愈，加五味子 8g、葛根 30g、升麻 10g；咽喉干痛，加金果兰 10g、胖大海 6g、金锁银开 30g；干咳少痰，加川贝母 8g、沙参 15g；耳鸣，加骨碎补 30g、磁石 60g；潮热，加地骨皮 10g、银柴胡 10g；盗汗，加龙骨 15g、牡蛎 30g、稽豆衣 30g；头晕目眩，加甘菊 12g、枸杞子 15g、天麻 10g；腰膝酸软，加怀牛膝 15g、川续断 10g。

市售响声丸，也可服用，目前响声丸有多种，可以根据说明书及病症进行选择。还有喉宝、润喉片、金果饮口服液，都是中成药，对失音都有治疗作用，但需在医生指导下选用。

【护养】

①失音除了药物治疗外，必须注意避免感冒，有许多患者往往因感冒引发失音，肺受风寒，肺气失宣，常导致失音。同时少进辛辣热性及厚味之品，忌烟、酒，以保护好咽喉，防止音哑。

②肾阴虚衰的失音，若因酒色过度，肾脏亏损，不能纳气归原，以致气乏失音者，俗称哑劳，为难症、重症，需缜密治疗，随时注意疾病的变化，不可麻痹大意，以致贻误病情。

③肺肾阴虚导致失音，应多进养阴生津，利咽开音之品。常用方法有：a）冰糖炖木耳，黑、白木耳对肺肾皆有滋补作用，一般认为黑木耳补肾为主，白木耳补肺为优，对失音有较好的治疗作用，可取木耳15g水发后，文火慢炖1～2小时，待呈胶水状即可加入冰糖10g，调匀后食用，1天1次。b）吃熟梨，梨一般生吃，为清肺养阴、生津润喉的理想水果；然而，梨煮熟之后其补益之功佳，不但润肺，也补肾阴，而且健脾和胃，食后无胀气或腹泻之变。一般方法：普通梨不拘多少，洗净，去虫咬、破烂之梨，整个入锅里煮，水沸后用文火煮4小时左右，待梨乌黑发亮，即可以食用，每次吃1个，最多2个，1天1次。此种熟梨尤其适宜于老年人、小孩服食，无病也可食用，每年秋季梨成熟，作为养肺润肺、保健养生的民间补品，在农村山区广为流传。

（十四）心悸、怔忡

心悸与怔忡，是指患者自觉心中急剧跳动，惊慌不安，不能自主，或脉见参伍不齐的一种病症。历代医家论其有别，认为：心悸常因惊恐而得，其证为暂为浅；怔忡本无所惊，自觉心中惕惕，动而不宁，其证来缓较深。其实两者难以严格区分，故心悸、怔忡合并论述。实证：有痰浊阻滞、血脉瘀阻、外来受惊；虚证：有心血不足、心脾两虚、肝肾阴虚、心虚胆怯。虚证心悸、怔忡的辨治如下：

1. 心血不足

【症状】 心悸怔忡，心中空虚，惕惕而动，面色少华，夜寐不宁，自汗不止，头晕目眩，脉细弱，舌红少苔。

【辨证】 心血不足，心失所养，故心悸怔忡，心中空虚，惕惕而动；气血不能上荣于面，故面色少华；血不养心，心主神明，故夜寐不宁；心主汗液，心血不足，心气也虚，气不固表，故自汗不止；心血不足，不能上供于脑，故头晕目眩；气血不足，不能充盈于脉，故脉细弱；阴虚血热，则舌红少苔。

【治则】 滋阴养血，宁心安神。

【方药】 天王补心丹（《摄生秘剖》）：党参30g、玄参15g、丹参30g、天冬10g、麦冬12g、生地黄15g、茯苓12g、五味子6g、酸枣仁30g、柏子仁10g、桔梗6g、远志10g、当归12g。若夜寐不宁，加磁石30g、珍珠母30g、夜交藤30g；自汗不止，加黄芪30g、白术12g、稽豆衣30g；头晕目眩，加枸杞子15g、甘菊10g、天麻10g。

天王补心丹，现有成药，又称天王补心丸，若轻症可用丸剂缓缓调服，若病情较重则用汤剂随症加减。也可选用朱砂安神丸（《医学发明》）：朱砂、黄连、生地黄、甘草、当归。

【护养】

①心血不足所致的心悸怔忡，必须注意食物的调养，常用食物有龙眼肉、莲子（带心）、百合，这些食物可单独服用，或炖汤、做羹、熬粥，如龙眼肉、莲子、红枣、糯米共熬粥，并加红糖调服，有很好的辅助治疗作用。

②保持精神上的放松，工作要轻松愉快，没有压力，没有负担，

每天都有好心情。做到情志上的快乐，多参加喜闻乐见的文艺体育活动，如唱歌、跳舞、做体操等活动。

③心悸怔忡久治不愈者，要进一步进行心脏及相关的检查，以排除心脏器质性疾病，如心脏冠状动脉的病变，血脂、血压的变化，肺系疾病的变化等。

2. 心脾两虚

【症状】 心悸气短，面色不华，头晕目眩，神疲乏力，纳呆便溏，脉濡细，舌淡无华，苔少。

【辨证】 心主血脉，脾为气血生化之源，心脾两虚，则气血生化不足，血虚不能养心，故心悸气短；血虚不能上荣于头面，故面色不华，头晕目眩；心脾两虚，气血不足，故神疲乏力；脾虚失运，运化失司，故纳呆便溏；脾气不足，心血亦亏，则脉气也衰，故脉濡细，舌淡无华而苔少。

【治则】 健脾益气，补养气血。

【方药】 归脾汤（《济生方》）：党参30g、白术15g、当归15g、黄芪15g、龙眼肉10g、茯苓10g、酸枣仁30g、远志10g、木香8g、甘草6g，加丹参30g、柏子仁10g、珍珠母30g、阿胶10g。若头晕目眩，加熟地黄30g、枸杞子15g、川芎10g、甘菊10g；神疲乏力，加山药30g、芡实30g；纳呆，加谷芽15g、麦芽15g、刘寄奴5g；便溏，加诃子炭15g、川黄连6g。

归脾汤为常用之剂，当前有中成药归脾丸应用在临床上。同时，还有黑归脾丸（即原方加熟地黄）面市，所以归脾汤为临床繁用之方，为补血养血，宁心安神的专用方。

【护养】

①健脾养血，关键是健脾助运，使脾胃消化吸收功能增强，达到气血生化之源的不乏，使泉源不息。所以，在用药上过用黏腻碍

胃的补血药是不妥的，应当引起注意，如熟地黄、阿胶的选用要多加考虑，不要顾此失彼。

②健脾养血注重食养，做到药食同治，健脾常用粥疗，即食用药粥作为辅助治疗，粥本身是流质或半流质食物，容易消化吸收，因此长期食粥有利于脾胃的运化，再选用健脾之品，则健脾助运，现推荐两则粥：a）山药健脾粥：山药粉 30g、粳米 50g、红枣 30g、带心莲子 30g、珍珠母 125g。先把珍珠母煎 1 小时取药液 750mL，去珍珠母，然后加入粳米、红枣、莲子猛火煮沸，文火慢炖，将成粥时，加入山药粉，并用勺子搅拌，待山药熟即成。b）百合安神粥：百合 50g、黄花菜 15g、酸枣仁 50g、胡萝卜 30g、糯米 50g。百合鲜者洗净，干者水发后备用；黄花菜鲜者开水焯后去毒，干者水发并切碎，备用；酸枣仁煎 1 小时，取药液 1000mL，去药留汁；胡萝卜切丁；糯米放入药液中煮沸，再放入百合、黄花菜、胡萝卜丁，加调味品，如盐、糖之类，成粥即可以食用。

③按摩内关、神门、百会、足三里，有健脾安神之功，在睡前半小时，自我按摩 10～30 分钟，对老年人经常心悸怔忡、不能入睡更为有效。按摩一般用食指或拇指直接在穴位上按压，以有酸胀麻木感，局部皮肤发红、发热为度。

3. 肝肾阴虚

【症状】　心悸失眠，五心烦热，眩晕耳鸣，急躁易怒，腰酸遗精，脉细数，舌红少津。

【辨证】　肾阴虚衰，肝阴也亏，精血两虚，则心悸失眠；阴虚内热，故五心烦热；肾水不足，则眩晕耳鸣；肝阴不足，肝火内扰，则急躁易怒；肾阴虚亏，相火偏旺，扰动精室，故腰酸遗精；阴虚血亏，虚火内动，故脉细数，舌红少津。

【治则】　滋养肝肾，养心安神。

【方药】 一贯煎（《柳洲医话》）：沙参15g、枸杞子10g、生地黄15g、麦冬10g、当归12g、川楝子10g，合酸枣仁汤（《金匮要略》）：酸枣仁60g、川芎15g、茯苓10g、知母10g、甘草6g。若失眠，加柏子仁10g、夜交藤30g；五心烦热，加龙骨15g、牡蛎30g、龟板15g；眩晕耳鸣，加钩藤12g、甘菊10g、天麻10g；急躁易怒，加珍珠母30g、郁金10g、银柴胡10g；腰酸遗精，加金樱子30g、芡实30g、莲须15g，或加川续断15g、萸肉10g、五味子6g。

本证也可用一贯煎合朱砂安神丸治疗；也可用宁静汤（出自《石室秘录》，组成：熟地黄、玄参、麦冬、白芍、酸枣仁、党参、白术、白芥子）治疗，同样可以收到较好效果。宁静汤中的白芥子，意取化痰开窍以宁心，可用石菖蒲代之，则更切病情。

【护养】

①补益肝肾，关键在于补肾阴、护肾精，以水生木，肝肾同源。所以，凡肝肾阴虚之心悸怔忡证，重在护肾。做到爱惜肾精，少思寡欲，性事有度；有规律生活，起居有常，不妄作妄为；不酗酒，不吸烟，少应酬；心态开朗，不为名利所累，知足者常乐。

②若病程长，久治不愈者，需中西医结合治疗，尤其是出现脉结、代、涩、促者，一定要进行多方面检查，甚至出现浮肿，下肢肿甚，应中西医并治，坚持服药，遵循医嘱，注意休息，必要时还需要住院治疗。

③坚持"小劳"。对于心悸怔忡者，除了功能性改变外，常伴随器质性变化，所以为了保持心脏的功能，除服用中西药外，适当的运动对心脏很有好处，但不能剧烈、超常运动，提倡小劳。所谓小劳，就是轻松、轻易、轻柔、轻巧、轻微地活动、运动、劳动。如步行、做广播体操、打太极拳等。

4. 心虚胆怯

【症状】 心悸怔忡，善惊易恐，坐卧不安，多梦易醒，食少纳呆，恶闻声响，脉弦细，舌淡红苔白薄。

【辨证】 心虚则神明不安，心主血脉，故心悸怔忡；胆怯则善惊易恐；心胆气虚，故坐卧不安，多梦易醒；心虚胆怯，肝脾不和，故食少纳呆；胆虚则易惊而气乱，故恶闻声响；胆虚则肝弱，故脉弦细，舌淡红苔白薄。

【治则】 益气养心，镇惊安神。

【方药】 平补镇心丹（《太平惠民和剂局方》）：党参 30g、山药 15g、龙齿 15g、麦冬 10g、生地黄 15g、熟地黄 30g、肉桂 6g、五味子 5g、天冬 10g、车前子 10g（包煎）、酸枣仁 15g、朱砂 5g、茯苓 10g。若善惊易恐，坐卧不安，加珍珠母 30g、龙骨 15g、牡蛎 30g；多梦易醒，加琥珀 5g、夜交藤 30g；食少纳呆，加刘寄奴 6g、生山楂 15g；恶闻声响，加代代花 3g、玫瑰花 5g、绿萼梅 6g。

心虚胆怯常夹痰者，当用十味温胆汤（出自《医学入门》，组成：党参、茯苓、熟地黄、酸枣仁、五味子、姜半夏、远志、枳实、甘草、陈皮），此方养心安神，化痰开窍。对心虚胆怯，心神不宁，精神恍惚者，多需从痰入手治疗。

【护养】

①心虚胆怯者，必须要给予安静环境，才能使药物发挥作用，在这样的环境中适当摆放一些使其心情开朗、愉悦的花卉，如玫瑰花、兰花、郁金香、月季花等。播放轻松愉快的音乐和影像，如民族歌曲、小品、相声及各种滑稽戏等。

②心虚胆怯者，往往需要群体生活，所以要有人陪伴，并进行有治疗目的的闲聊，使其心实胆壮，产生安全感、保护感，这样有很好的辅助治疗作用。

③配合针灸治疗，提高医疗效果，在药治的同时，可针灸心、胆经相应穴位，常用：内关、神门、心俞、肝俞、胆俞、膈俞，可请针灸医师配合治疗。亦可自己按摩合谷、劳宫、内关、神门、三阴交等穴，这些穴位有宁心壮胆，养肝平肝之功，每天晚上取 1 ～ 3 穴轮番按摩。

（十五）不寐

不寐，指失眠症，或称睡眠障碍。由外感或内伤导致心、脾、肝、肾、胆功能失调，心神不安而成本病。实证：有肝郁血虚、痰热内扰、胃中不和；虚证：有心脾两虚、心肾不交、阴虚火旺。虚证不寐的辨治如下：

1. 心脾两虚

【症状】　不易入睡，睡中多梦，易醒，醒后难以入睡，伴心悸心慌，神疲乏力，口淡无味，食后腹胀，面色萎黄，不思饮食，脉缓弱，舌淡苔白薄。

【辨证】　心脾两虚，营血不足，不能奉养心神，故失眠多梦，易醒，醒后难以入睡；气血不足，不能营养心脏，故心悸心慌；不能上奉于面，故面色萎黄；脾虚气弱，生化无权，故神疲乏力；脾虚运化失调，脾不健运，故口淡无味，食后腹胀；脾胃虚弱，胃不受纳，故不思饮食；脾虚气血不荣于脉，故脉缓弱，不能荣于舌，故舌淡苔白薄。

【治则】　补益心脾，养血安神。

【方药】　归脾汤（《济生方》）：党参 15g、黄芪 15g、白术 10g、当归 12g、龙眼肉 10g、远志 10g、茯苓 10g、酸枣仁 12g、广木香 8g、甘草 5g、生姜 3 片、大枣 30g，加琥珀 5g、珍珠母 30g、夜交藤 30g。若心悸心慌，加龙骨 15g、牡蛎 30g、石菖蒲 10g；口淡无味，神疲乏力，加芡实 30g、莲子 30g、山药 15g；食后腹胀，加砂仁 6g、佛手柑 6g；不思饮食，加刘寄奴 6g、谷芽 15g，或苍术 10g、薏苡仁 30g。

归脾汤应用广泛，除此外也可用养心汤（出自《证治准绳》，组成：黄芪、党参、茯苓、川芎、当归、半夏、肉桂、远志、五味子、酸枣仁、柏子仁、甘草）治疗，此方补血安神又健脾益气，但性味偏温，故脾阳不足，失眠多梦者可以选用。

【护养】

①乱梦纷纭，夜寐不宁，精神紧张，精神紧张更致失眠多梦，形成恶性循环，要打破这种恶性循环，首先要放松自己，战胜自我，要有"孤注一掷"的思想，即使上床不能入睡，也不要左思右想，做好整夜不眠的思想准备，这样有时却能慢慢入睡了。

②不寐不能光靠药物，要重视自我精神调节，有必要的话，可请心理医生进行心理辅导；参加喜闻乐见的文体活动；欣赏粉红色的、白色的花卉，因为这种色泽使人安静；夜间少做剧烈运动，不在睡前看书报、电视、上网等。

③睡前不饮酒、茶、咖啡等影响睡眠的饮料。有人认为，睡前饮酒可促进睡眠，其实这种方法有害身体健康。一养成不饮酒不入睡的习惯，不利于正常睡眠；二睡前饮酒，腹中已空，空腹饮酒有害健康，因为大量酒精侵害肝脏；三酒精不是安定剂，而是麻醉剂，长期饮酒对大脑有一定损害。

2. 心肾不交

【症状】 心烦不寐，头晕耳鸣，潮热盗汗，口干咽燥，健忘多疑，腰膝酸软，男子遗精阳痿，女子月经不调，脉细数，舌尖红，少苔。

【辨证】 心主火在上，肾主水在下，心火下降，肾水上升，水火既济，则水火阴阳得以平衡。水亏于下，火炎于上，水不得上济，火不得下降，心肾无以交通，故心烦不寐；肾精亏虚，肝阴亦虚，故头晕耳鸣；阴虚火旺，故潮热盗汗，口干咽燥；心主神明，心火偏旺，故健忘多疑；肾水亏虚，故腰膝酸软，男子遗精阳痿，女子月经不调；水亏于下，火炎于上，气血不足，内热偏重，故脉细数，舌尖红，少苔。

【治则】 交通心肾，滋阴降火。

【方药】 交泰丸（《医方集解》）：黄连 6g、肉桂 8g，加夜交藤 30g、酸枣仁 15g、柏子仁 10g。若心烦不寐，加沙参 15g、丹参 30g、天冬 10g、麦冬 10g；头晕耳鸣，加天麻 10g、石决明 30g；潮热，加地骨皮 10g、白薇 10g、生地黄 15g；盗汗，加龙骨 15g、牡蛎 30g、稽豆衣 30g；口干咽燥，加鲜石斛 30g、北沙参 15g；健忘多疑，加远志 10g、石菖蒲 10g；腰膝酸软，加川续断 15g、桑寄生 30g、杜仲 10g；遗精，加金樱子 30g、芡实 30g；月经不调，加香附 10g、当归 15g、白芍 10g。

若心阴虚为主，可用天王补心丸（出自《世医得效方》，组成：人参、玄参、丹参、当归、天冬、麦冬、生地黄、茯苓、五味子、远志、柏子仁、酸枣仁、桔梗）；若肾阴虚为主，用六味地黄丸加黄柏、知母、夜交藤。

【护养】

①心肾不交所致的失眠，反映出阴虚内热，水火不交之证，因此滋阴清热是不可缺少的治则，若光用黄连、肉桂是不够的，尤其是黄连性味苦寒，肉桂大辛大热，必须佐以滋阴清热之品，如生地黄、麦冬、沙参、石斛、天冬等。

②在交通心肾的基础之上，必须要标本兼治，即配合镇静安神之剂，如琥珀、夜交藤、丹参、酸枣仁、柏子仁等可随时加入；朱

砂安神丸、天王补心丸、酸枣仁汤等方可选择合用。

③调节精神，保持安静，给予清静的环境，尤其在睡眠时外界无嘈杂声，保持灯光暗淡，拉上窗帘，睡觉"先睡心，后睡眼"。排除一切杂念，使心慢慢地安定下来，减缓呼吸，可以想想高兴的事，然后就渐渐入睡了。

3. 阴虚火旺

【症状】 心烦失眠，入睡困难，五心烦热，潮热盗汗，口渴咽干，或口舌糜烂，脉细数，舌尖红少苔。

【辨证】 心阴不足，阴虚生内热，心神为热所扰，故心烦失眠，入睡困难，五心烦热，潮热盗汗；热灼阴伤，虚火上炎，故口渴咽干，甚者口舌糜烂；阴虚火盛，故脉细数；心火内炽，故舌尖红。

【治则】 滋阴降火，清心安神。

【方药】 黄连阿胶汤（《伤寒论》）：黄连 6g、黄芩 8g、白芍 15g、阿胶 10g、鸡子黄 1 枚。若心烦失眠，入睡困难，加夜交藤 30g、酸枣仁 30g、琥珀 5g；五心烦热，加生地黄 30g、龙骨 15g、牡蛎 30g；潮热盗汗，加五味子 6g、萸肉 10g、稽豆衣 30g；口渴咽干，加枫斗 15g、芦根 30g、沙参 15g；口舌糜烂，加石膏 30g、青黛 10g、焦山栀 10g、淡竹叶 10g。

阴虚火旺，也可用知柏地黄丸合天王补心丸加减用之，如方：生地黄 30g、山药 15g、萸肉 10g、牡丹皮 10g、泽泻 10g、茯苓 12g、黄柏 10g、知母 8g、天冬 12g、麦冬 12g、丹参 30g、沙参 15g、玄参 10g、远志 10g、酸枣仁 30g、五味子 6g。此方药性平和，组方得体，笔者常常用之，其效果较好。

【护养】

①黄连阿胶汤中的鸡子黄，即蛋黄。这里如何使用，值得引起医患的注意，有人用生蛋黄冲入服用，笔者认为应当用熟蛋黄入药。

②阴虚火旺而致失眠，平日多进滋阴之品，常用血肉有情之品，如龟、鳖为补阴之佳品，除服食外，也可熬龟板胶、鳖甲胶入药。蚌、蛤、田螺等水生动物也具有养阴生津的功效，平日也可服用，而且价廉物美，也值得推广。

③目前网络世界，许多人无休止上网，有的患有网瘾，无日无夜，通宵达旦，造成阴虚火旺，日久失眠烦躁，潮热盗汗，临床亦为多见。因此，青少年尤需注意做到劳逸结合。

（十六）腰痛

腰痛是指腰部一侧或两侧疼痛。临床上常伴随腰酸，但腰酸不一定有腰痛，两者均与肾有密切的关系。实证腰痛多为外感腰痛，有风湿、寒湿、湿热、血瘀腰痛；虚证腰痛多为内伤腰痛，有肾阴虚、肾阳虚。虚证腰痛的辨治如下：

1. 肾阴虚

【症状】　腰痛悠悠不止，腰部酸软无力，遇劳腰痛加剧，心烦失眠，潮热盗汗，遗精早泄，口干咽燥，脉细数，舌红少苔。

【辨证】　腰为肾之外府，肾主骨髓，肾精不足，骨髓不充，故腰酸软而疼痛；过劳则伤肾，故遇劳腰痛加剧；肾阴不足，阴虚火扰，心受火扰，则心烦失眠；阴虚内热，故潮热盗汗；肾主藏精，火扰精室，故遗精早泄；虚火偏盛，耗阴伤津，故口干咽燥；阴虚血少，内热不止，故脉细数，舌红少苔。

【治则】　养阴固肾，补腰止痛。

【方药】　大补阴丸（《丹溪心法》）：黄柏10g、知母10g、熟地黄30g、龟板15g、猪脊髓1条。若腰痛悠悠不止，腰酸无力，遇劳加剧，加川续断15g、狗脊30g、怀牛膝15g；心烦失眠，加珍珠母30g、龙骨15g、夜交藤30g；潮热盗汗，加稆豆衣30g、知母10g、黄柏 10g；遗精早泄，加金樱子 30g、芡实 30g、莲须 16g；口干咽燥，加石斛 30g、北沙参 15g、麦冬 10g。

大补阴丸偏于苦寒泻火，有碍脾胃的运化，因此，也可用当归地黄丸（出自《景岳全书》，组成：当归、熟地黄、山药、杜仲、牛膝、萸肉、甘草）加枸杞子、龟板治疗。

【护养】

①肾虚腰痛，要做好腰部卫生。一不要有剧烈的腰部活动，不要负重运动，如挑重物，抬、拿重物等；二保护腰部，可佩戴腰托、腰带；三床宜舒适，软硬适宜。

②适当的腰部运动有助于腰肌的锻炼，如仰卧起坐运动，每天晚上在睡前做 10～30 次，由少到多逐渐增加，以腰部能承受为度。

③补益腰肾除了药物外，食物的补养十分重要，一般多是"以肾补肾"之法，常吃动物腰肾进补，如猪、羊、牛的肾脏，配以杜仲。

2. 肾阳虚

【症状】 腰间冷痛，遇寒更甚，遇劳则剧，痛时绵绵，溺清便溏，阳痿早泄，脉虚弱无力，舌淡无华。

【辨证】 肾阳虚衰，阳虚则内寒，腰为肾府，故腰间冷痛，遇寒则甚；劳则耗气伤精，故遇劳则腰痛加重；肾气不足，气血两亏，故痛时绵绵不断；肾阳虚弱，阳虚内寒，故尿清澈；肾阳衰微，命门火衰，火又生土，脾虚则便溏；肾阳不足，肾气亦虚，则作强无能，故阳痿早泄。

【治则】 温肾散寒，强肾止痛。

【方药】 右归丸（《景岳全书》）：熟地黄 30g、山药 15g、萸肉 10g、枸杞子 10g、杜仲 10g、菟丝子 12g、附子 10g、肉桂 6g、当归 15g、鹿角胶 10g，合青娥丸（《太平惠民和剂局方》）：补骨脂 10g，胡桃肉 15g、杜仲 10g、大蒜 30g。若腰间冷痛甚，加干姜 10g、炙桂枝 15g；溺清冷，加益智仁 10g、乌药 10g；大便溏薄，加诃子炭 10g、葛根 15g；阳痿早泄，加阳起石 30g、淫羊藿 30g、仙茅 12g，或加巴戟天 10g、锁阳 10g。

肾阳虚常伴肾阴虚，所以虚劳腰痛常阴阳俱虚，故可选用杜仲丸（出自《医学入门》，组成：杜仲、补骨脂、枸杞子、龟板、黄柏、知母、五味子、当归、黄芪、白芍）。此方补阴益阳，并能壮腰止痛，组方全面，临床可以选用。

【护养】

①肾阳虚弱，阴寒内生。因此，保护肾阳必须温肾散寒，腰、腹部为肾之关键保养部位，如肾俞、命门、关元、气海等穴，与肾密切相关。做好腰部、腹部（小腹及脐部）的保暖防寒，可用护腰、护腹、护脐等专用保健用品来护肾保暖。除了夏天，其他季节都可佩戴。

②进补温肾壮阳的食物，尤其是冬令进补时，要注意选用性温、补阳、益肾、壮腰之品，常用的如鹿肉、鹿胎、鹿鞭、狗肉、狗肾、牛肉、牛鞭、羊肉、羊奶等。这些食品在冬令服食具有温肾壮阳，补腰壮腰的作用，可以适时食用，一般在立冬至冬至这段时间为最佳进补时段。

③对肾阳虚所致的腰痛患者，若长期不愈，遇冬加剧，逢冷更甚，可以改变居住环境，可冬季候鸟式避寒，由寒带向温带迁徙生活，如去广东、广西、福建、海南等地过冬。

（十七）尿血

小便出血不痛称为尿血，或叫溺血。尿时作痛称为血淋，有时尿血亦作痛，但不像血淋那样淋沥涩痛。实证：有热迫膀胱、火毒迫血、气滞血瘀、心火内盛；虚证：有阴虚火旺、痨伤气阴、脾肾不固。虚证尿血的辨治如下：

1. 阴虚火旺

【症状】 小便带血，头昏目眩，口渴欲饮，耳鸣心悸，神疲易怒，腰膝酸软，脉细数，舌红少苔。

【辨证】 肾阴亏虚，虚火内动，火灼血络，则小便带血；虚火上扰，则头昏目眩，耳鸣不止；心主血，阴虚血亏，则心悸怔忡；阴虚内热，热耗津伤，故口渴欲饮；肾虚阴亏，精血不足，水不涵木，则肝火内动，故神疲易怒；肾虚则肝弱，故腰膝酸软；阴虚血亏，内热扰动，故脉细数，舌红少苔。

【治则】 滋阴降火，凉血止血。

【方药】 大补阴丸（《丹溪心法》）：黄柏10g、知母10g、龟板15g（先煎）、熟地黄30g、猪脊髓1条，合阿胶汤（《圣济总录》）：阿胶10g（另烊）、黄芩10g、生地黄15g、甘草5g。若尿血明显，加仙鹤草30g、白茅根30g、炒藕节10g；头昏目眩，加天麻10g、钩藤10g、牡蛎30g；口渴欲饮，加芦根30g、鲜石斛30g、天花粉10g；耳鸣不止，加骨碎补30g、龙齿15g、磁石30g；心悸怔忡，加珍珠母30g、丹参30g、柏子仁10g；神疲乏力，加黄芪30g、白术10g；烦躁易怒，加龙胆草6g、地骨皮10g；腰膝酸软，加怀牛膝15g、杜仲10g、川续断15g。

阴虚火旺，血尿明显，或时发时止者，可合二至丸（出自《医方集解》，组成：女贞子、旱莲草）。此方滋阴养血，收敛止血，且药性平和，补益肝肾，故临床常配伍应用，或制丸常服。

【护养】

①阴虚火旺之尿血，出血明显，但当今还需进行尿常规检查，以了解出血的程度，严重的为洗肉汤样尿，其次为肉眼可见的血尿，

除外，只有通过尿检才能明断诊断为血尿。有许多尿血患者，发现尿血多通过尿检，这点必须知道，肉眼见到血尿往往病情较重。

②凡尿血者，尤其是阴虚火旺之尿血，严禁进食刺激性饮食，否则会加重出血，如辣椒、胡椒、大葱、大蒜、烈性白酒等。饮食宜性凉之物，少进或不吃性热之品，如狗肉、牛肉、鹿肉、羊肉等，宜吃些性凉之品，如河蚌、螺蛳、鳖、龟之类。

③尿血者需减少运动量，尤其是剧烈的运动，如跳绳、打球、跑步等。可进行轻松的活动，如室内行走、室外散步、打太极拳、练气功等。

2. 痨伤气阴

【症状】　小便频急，尿血鲜红，腰脊酸痛，五心烦热，潮热盗汗，口干咽燥，面色潮红，脉细数，舌淡红，苔白薄。

【辨证】　痨伤于肾，则肾气亏虚，阴虚火旺，迫及膀胱，故小便频急，尿色鲜红；腰为肾之外府，肾虚气弱，故腰脊酸痛；肾阴不足，阴虚内热，故五心烦热，潮热盗汗；热伤津液，故口干咽燥；虚火上扰，故面色潮红；热迫血行，阴伤血亏，故脉细数，舌淡红，苔白薄。

【治则】　益气养阴，凉血止血。

【方药】　生脉散（《备急千金要方》）：党参30g、麦冬10g、五味子6g，合车前叶汤（《圣济总录》）：车前草叶30g、黄芩10g、阿胶10g、地骨皮10g、茜草10g、红花6g。若小便频急，尿血鲜红，加淡竹叶10g、白茅根30g、通草6g、炒藕节10g、仙鹤草15g；腰脊酸痛，加龟板15g、川续断10g、怀牛膝10g；五心烦热，加龙骨15g、牡蛎30g；潮热盗汗，加银柴胡10g、稽豆衣30g、麻黄根15g；口干咽燥，加芦根30g、鲜石斛30g、玄参10g；面色潮红，加黄柏10g、知母10g。

痨伤气阴还包括肺痨，治疗应肺肾同治，可配合月华丸（出自《医学心悟》，组成：天冬、麦冬、生地黄、茯苓、熟地黄、山药、百部、川贝母、阿胶、三七、獭肝、沙参、桑叶、菊花）。肺肾精伤，还可加冬虫夏草、龟板、鳖甲、杜仲、西洋参。

【护养】

①痨伤气阴之尿血，其实包括劳伤与痨伤两层意义，劳伤为过劳伤及肾脏，以致膀胱出血而尿血；痨伤为痨虫侵犯肺，俗称肺痨，现代所谓肺结核病，由结核杆菌致病，结核杆菌可侵犯肾与膀胱，亦可出现尿血。由此，在临床上要严格区分，因为痨伤多为结核性病症，它有一定的传染性，发现之后要隔离并上报有关防疫部门。

②痨伤气阴尿血者，若发现是因结核杆菌引起的，除了西药的正规特殊治疗外，配合中医辨治十分必要，许多结核病多表现为虚损劳弱之证，用调补五脏，扶正补虚的方法可取得满意的疗效。虽有特效的抗结核杆菌药物，但至今对此病的根治仍困难，如中西医结合则大大地提高了根治率。

③培土生金，从调补脾土入手来滋养肺金是一种有效、积极的治疗方法。因此，除了益气养阴、凉血止血外，调补脾胃，健脾和中在处方中需时时顾及，如异功散、参苓白术散及诸多的健脾药可随症加入。同时，配合食物辅助治疗，如莲子炖粥、羹、汤，不但健脾益气而且能统血止血，对尿血、便血、月经过多及肌衄都有一定的治疗效果。

3. 脾肾不固

【症状】 尿血日久，血色淡红，面色苍白，精神困顿，疲倦乏力，食少口淡，头晕目眩，耳鸣心悸，腰膝酸软，或衄血，或便血，或肌衄，脉细数，舌淡无华。

【辨证】 脾虚则统血无力，肾虚则固摄无力，故血溢脉外，以致尿血日久不止，血色淡红；脾肾两虚，气血不足，故面色苍白，精神困顿，疲倦乏力；脾虚失运，中气虚弱，故食少口淡；脾肾不足，气血匮乏，故头晕目眩；肾虚阴亏，故耳鸣不止；脾虚气弱，肾虚阴亏，脾肾两亏，精血不足，心主血脉，心血不足，故心悸；肾虚则腰膝酸软；脾虚则血失所统，故血不循道，出现各种出血证，如衄血、便血、肌衄等；脾肾不足，气血两亏，故脉细数，舌淡无华。

【治则】 补益脾肾，益气摄血。

【方药】 补中益气汤（《脾胃论》）：党参30g、白术15g、黄芪30g、升麻10g、柴胡10g、当归12g、陈皮6g、甘草5g，加阿胶10g、仙鹤草30g、女贞子15g、旱莲草15g、炒藕节12g。尿血日久不愈，血色不鲜而淡，加五味子6g、萸肉10g、山药15g、芡实30g；面色苍白，精神困顿，疲倦乏力，加重党参、白术、黄芪之剂量；食少口淡，加薏苡仁30g、谷芽15g、刘寄奴5g；头晕目眩，加平地木30g、红枣30g、川芎15g；耳鸣，加磁石30g、骨碎补30g、熟地黄30g；心悸，加丹参30g、珍珠母30g、远志10g；腰膝酸软，加桑寄生30g、川续断15g、杜仲12g、怀牛膝12g；各种出血，在相应的止血药中再加墓头回30g、白及10g、三七5g，以加强止血的效果。

除用补中益气汤加味外，还可用无比山药丸（出自《备争千金要方》，组成：山药、苁蓉、熟地黄、萸肉、茯苓、菟丝子、五味子、赤石脂、巴戟天、泽泻、杜仲、怀牛膝）治疗，此方偏于补肾固摄，因其药效宏著，在诸药少效的情况下可以选用。

【护养】

①脾肾不固的尿血，除血尿外，还广泛地出血，并日久不愈。因此，需进一步检查血液系统，若因血液病引起出血，需按血液病

辨治，一般的止血是没有效果的。这点需引起我们重视。

②脾胃为后天之本，肾为先天之本，补益脾肾需先后天同调，但日久尿血者，多伤及脾肾，在这种情况下，补脾比补肾更为重要。所以，要从补脾入手，首先强调食补。食疗中以粥疗最益脾胃，常用如山药莲子薏苡仁糯米粥：莲子（带皮）30g、山药15g（研粉）、薏苡仁30g（洗净）、糯米50g（淘洗），加适量水炖粥，1日1次，服食。

③每天注意观察小便的色、量、次数、有无血块及排尿时的自觉症状，并做好必要的记录，若发现异常变化更需详细记下，如时间、位置、饮食物情况等。

（十八）遗尿

遗尿又称尿床，是指在睡眠中小便自遗，醒后方知的病证，多见于儿童。若老年人遗尿，称为小便不禁，是指在清醒的状态下不能控制排尿，而尿液自行排出的病证。遗尿多为素体不足所致。实证：有湿热下注、下焦蓄血；虚证：有下焦虚冷、脾肺气虚、心肾亏损。虚证遗尿的辨治如下：

1. 下焦虚冷

【症状】 尿自遗不知，神疲怯寒，腰膝酸软，两足无力，畏寒怕冷，小便清冷，脉沉细无力，舌淡苔薄。

【辨证】 肾阳虚弱，肾既不能温化水液，又不能制约水液之余，故尿自遗不知；肾阳不足，肾气衰微，阳虚则寒，故神疲怯寒，畏寒怕冷；肾气不足，下焦虚冷，故小便清冷；肾阳衰微，气血亦亏，故脉沉细无力，舌淡苔薄。

【治则】 温肾益气，固涩止遗。

【方药】 菟丝子丸（《济生方》）：菟丝子10g、肉苁蓉10g、牡蛎 30g、附子 10g、五味子 6g、鹿茸 6g、桑螵蛸 10g、益智仁 10g、乌药 10g、山药 15g、鸡内金 10g。若神疲怯寒，畏寒怕冷，加黄芪 30g、当归 15g、炙桂枝 10g；腰膝酸软，两足无力，加狗脊 15g、川续断 10g、龟板 10g；小便清冷，加补骨脂 10g、干姜 5g。

在治疗后病情缓解需巩固治疗时，常用缩泉丸（出自《集验方》，组成：山药、乌药、益智仁）调治，或缩泉丸加菟丝子、补骨脂、苁蓉。

【护养】

①下焦虚冷之遗尿，若见于小儿，多为先天不足，或后天失养，出现脾肾两亏之证，所以，需从调补脾肾入手，本证治疗重在于肾，需两者兼顾，适当加健脾益气之品，如黄芪、山药、芡实、白术、党参、茯苓、薏苡仁之类。

②下焦虚冷，配合针灸治疗是一种积极有效的方法，常可温灸气海、关元、命门、百会、三阴交、足三里、肾俞、中极、阴陵泉、大肠俞、膀胱俞、大敦、行间等。一般每天用艾条雀啄灸的方式，在穴位温灸 5～10 分钟，一次选 2～5 个穴位，不要烫伤皮肤，以局部穴位皮肤发红、发热为度，具有温肾固摄的作用。

③家韭子丸对男女老幼下焦虚冷有一定疗效。方为：炒家韭子 180g、炙酥鹿茸 20g、酒浸苁蓉 60g、酒浸牛膝 60g、熟地黄 120g、当归 80g、菟丝子 120g、巴戟天 50g、盐炒杜仲 150g、石斛 50g、干姜 30g、桂心 30g 酒糊共为丸，每日 2～3 次，每次 5g，温酒或盐汤空腹服。此方可以试制服用，药专效宏。

2. 脾肺气虚

【症状】 尿意频急，尿自遗或不禁，面色苍白，气短咳嗽，剧咳或大笑可出现遗尿，小腹胀坠，脉虚弱无力，舌淡无华。

【辨证】 劳伤忧虑过度，损伤脾肺，脾肺气虚，不能约束膀胱，故尿意频急，尿自遗或不禁；脾虚气弱，生化无源，气血两亏，故面色苍白；肺虚气亦衰，故气短咳嗽；气虚下陷，故小腹胀坠；剧咳及大笑，则耗气伤气，故常遗尿不禁；脾肺气虚，气血不足，故脉虚弱无力，舌淡无华。

【治则】 补益脾肺，益气止遗。

【方药】 固脬汤（《沈氏尊生书》）：桑螵蛸 10g、黄芪 30g、沙苑子 10g、萸肉 10g、当归 10g、茯苓 10g、茺蔚子 12g、白芍 12g、升麻 10g、羊脬 1 具。若尿意频急，尿自遗或不禁，加五味子 6g、牡蛎 30g、益智仁 10g；气短咳嗽，加沙参 15g、杏仁 10g、川贝母 8g；小腹胀坠，加乌药 10g、广木香 8g。

肺、脾、肾三脏俱虚，可用黄芪束气汤（出自《儿科方要》，组成：黄芪、白芍、人参、补骨脂、升麻、益智仁、五味子、肉桂）加山药、白术、桑螵蛸。

【护养】

①脾肺气虚的遗尿，多见于老年人的尿自遗或尿不禁，对于老年人遗尿我们需引起重视。他（她）们年事已高，有一定的自尊，到了晚年由于体弱多病，脏腑衰退，出现遗尿或尿不禁，这是正常的病证，我们要同情、关心、重视他（她）们，并积极给予治疗，尊重他（她）们的隐私权。

②长期遗尿或尿不禁的患者，必须做好护理工作，给予干燥、清洁、消毒过、吸湿性好的材料加以保护，并及时更换，防止局部皮肤破损感染，若已有感染，及时治疗。

③注意正常饮食，脾肺气虚遗尿者，本身需要不断补充营养物质，所以每天需给予足够的饮食，包括一定量的水分，如羹、汤、果汁及诸多的流质、半流质饮食。但在临床上经常可以碰到有些家属为了方便自己，减少患者尿量，故给予干燥食物，不给水喝，结

果适得其反，使病情恶化。对患者家属或护理人员应该提醒一下。

3. 心肾亏损

【症状】　睡中遗尿，或尿不禁，形体消瘦，精神不振，夜寐不佳，心烦而溲频，脉沉细而数，舌尖红，苔白薄。

【辨证】　心与小肠，肾与膀胱，均互为表里，心气不足，则小肠分清别浊的功能失调，膀胱失于约束，而致睡中遗尿，或尿不禁；心血不足，肾精亏虚，故形体消瘦，精神不振；心主神明，心血不足，则夜寐不佳；心阴不足，心火偏旺，心热移小肠，故心烦而溲频；心肾亏损，精血不足，故脉沉细而数；心火旺盛，故舌尖红，苔白薄。

【治则】　调补心肾，固脬止遗。

【方药】　寇氏桑螵蛸散（《本草衍义》）：桑螵蛸 10g、党参 15g、龟板 10g、龙骨 15g、远志 10g、菖蒲 10g、当归 10g、茯苓 10g。若遗尿不止，或尿不禁甚，加益智仁 10g、黄芪 30g、山药 15g、乌药 10g；夜寐不佳，加夜交藤 30g、柏子仁 10g、珍珠母 30g；心烦溲频，加淡竹叶 10g、灯心草 6g、焦山栀 10g。

心火偏亢，遗尿频急者，可配合导赤散（出自《小儿药证直诀》，组成：淡竹叶、通草、甘草梢、生地黄）同用。方中原用木通，今改为通草，以保护肾脏。

【护养】

①保持室内及床上用品的清洁卫生，经常换洗，尤其睡中遗尿后，一定要及时更换，多晒太阳，多开窗户，保持室内空气流通、清新，定期消毒，保持患者身体下部的清洁。

②夜间失眠，烦躁不宁，应予安静环境，室内外消除嘈杂声。尤其是老年人心肾两亏，心血不足，肾阴亏损，虚火内扰，扰乱心神，故常伴失眠，建议在睡前服龙眼汤（龙眼肉 10 粒，加水 250mL

煮沸，汤与龙眼肉同时服用），不要服安眠药之类，否则会加重自遗。

③适当运动，不但调节情志，而且能增强体质。心肾不足者，可多参加轻松、愉快、运动量小的体育活动，如做广播体操、慢跑、步行、倒走，或文娱活动，如唱歌、跳舞、演小品、说相声等。使身心得到锻炼，促使疾病早日康复。

（十九）便秘

便秘古称大便难、后不利等，是指大便秘结不通，或大便间隔时间过长，或时间不长但排便艰难的一种病证。实证：有热秘、气秘；虚证：有气虚便秘、血虚便秘、阴虚便秘、冷秘。虚证便秘的辨治如下：

1. 气虚便秘

【症状】 便不干硬，虚坐努责，难于排出，挣则汗出，短气乏力，面色苍白，神疲懒言，脉弱无力，舌淡而嫩，苔白薄。

【辨证】 气虚便秘，病机为脾肺气虚，脾虚失运，肺失宣降，大肠传导失职，故大便不干硬，有时反溏，虚坐努责，便难排出；挣则耗气，气虚表不固，故挣则汗出；肺气虚，则短气；脾气虚，则乏力；脾肺气虚，化源不足，故面色苍白，神疲懒言；气虚则血少，无力鼓动脉道，故脉弱无力；气血不足，则舌淡而嫩，苔白薄。

【治则】 补气健脾，润肠通便。

【方药】 黄芪汤（《金匮翼》）：黄芪30g、陈皮6g、火麻仁10g、白蜜10g，加白术30g、杏仁10g、柏子仁10g。若大便不干硬，或溏泻，加川黄连6g、葛根30g；短气乏力，神疲懒言，面色苍白，加党参30g、当归15g；时时汗出，加重黄芪、白术剂量至30～60g，再加防风少许，5g左右。

气虚下陷脱肛者，可用补中益气汤增损用之，如加桔梗、人参、柴胡、升麻、枳壳。肺虚短气咳喘者，用生脉散加紫菀、白前。

【护养】

①气虚便秘多见于老人或先天不足的小儿，因此要加强护理，若大便干硬难出，要帮助其将肛门口的大便排出，可用灌肠或用开塞露促使排便，若还不能排出大便，可直接套上指套把大便挖出，不能怕臭怕累。

②患者平日多喝开水，建议每天起床后喝500mL温开水，这样能濡润肠胃，增加体液，促使干结的大便排出，这也是所谓"增水行舟"之法。小孩给予新鲜多纤维水果，如梨、苹果、香蕉等。

③气虚便秘者，单味白术一次用量在60g以上，或白术熬膏也可，即大剂量白术加水浓煎后，加白蜜收膏。1日3次，每次15～30g，或用至100g以上，以便顺为度。

2. 血虚便秘

【症状】 大便干结，面色淡白，头晕目眩，心悸健忘，脉细弱，舌淡无华。

【辨证】 阴血不足，不能下润大肠，故大便干结；血虚不能上荣于面，故面色淡白无华；肝血不足，则头晕目眩；心血不足，则心悸健忘；血虚不能充盈脉道，故脉细弱；血虚不能荣舌，故舌淡无华。

【治则】 养血润燥，润肠通便。

【方药】 润肠丸（《杂病源流犀烛》）：当归15g、生地黄30g、火麻仁12g、桃仁10g、枳壳10g。若大便干结不下，加郁李仁10g、生首乌15g；头晕目眩，加枸杞子12g、甘菊10g；心悸健忘，加柏子仁10g、丹参15g、磁石30g；面色淡白，疲倦乏力，加黄芪30g、白术30g。

在临床上常用丸剂缓缓调治，一般可用五仁丸（出自《世医得效方》，组成：柏子仁、杏仁、松子仁、桃仁、郁李仁）润肠通便。若市上无售可以自制为丸，或研粉吞服，1日3次，每次3～5g，以大便畅顺为度。

【护养】

①血虚便秘应滋阴养血，需选择清凉、滋润、甘寒之品，如天冬、麦冬、黄精、玉竹、芦根、石斛、生首乌、苁蓉。这些药单味或配伍应用都有较好的效果，如单味苁蓉或生首乌用至30g，水煎服，对血虚便秘有明显的通便作用。

②血虚宜补血养血，这是全身性病证，因此要从治本角度来治疗，需用四物汤或八珍汤，或单味阿胶烊服。只有血足则肠燥才能改变，肠润则便自通，不能一味用通腑下泻之品。

③大便不通，敷脐外治能收到较好效果。一般方法：葱白（连须）50g、生姜30g、食盐15g、淡豆豉20g共捣烂，制成圆饼，火上烘热，敷于脐部，绷带固定，冷后再换，12～24小时气通便下。这种外治方法可单独使用，或配合内治使用，以提高疗效。

3. 阴虚便秘

【症状】　大便秘结，便如羊屎，形体消瘦，潮热盗汗，头晕目眩，耳鸣耳聋，心悸怔忡，腰膝酸软，脉细数，舌红少苔。

【辨证】　阴虚内热，津液匮乏，故大便秘结，便如羊屎；阴血不足，故形体消瘦；内热偏盛，故潮热盗汗；阴虚血亏，肝阳上扰，故头晕目眩；肝肾阴亏，则耳鸣耳聋，腰膝酸软；心阴不足，心失所养，则心悸怔忡；阴虚血少，则脉细数；血虚生热，则舌红少苔。

【治则】　滋补肝肾，润肠通便。

【方药】　六味地黄丸（《小儿药证直诀》）：熟地黄30g、萸肉10g、山药15g、牡丹皮10g、泽泻10g、茯苓10g，加火麻仁10g、玄参 15g、玉竹 15g、苁蓉 10g、白蜜 10g。若大便如羊屎，熟地黄改生地黄，加生首乌 15g、知母 10g；潮热盗汗，加龙骨 15g、牡蛎 30g；头晕目眩，加甘菊 10g、钩藤 12g、天麻 10g；耳鸣耳聋，加磁石 30g、石菖蒲 10g；心悸怔忡，加丹参 30g、麦冬 10g、灯心草 6g；腰膝酸软，加怀牛膝 15g、杜仲 10g。

阴液不足，肠燥便结，也可用益胃汤（出自《温病条辨》，组成：沙参、玉竹、麦冬、生地黄、冰糖）加火麻仁、郁李仁、苁蓉；或用增液汤（出自《温病条辨》，组成：玄参、麦冬、生地黄）加火麻仁、郁李仁、杏仁。

【护养】

①阴虚则血热，故需滋阴清热，在用药上多选甘寒或多汁、多液之鲜品，如鲜地黄、鲜芦根、生首乌、鲜石斛、鲜麦冬、鲜玄参等。可取鲜汁冲服，或水煎服。

②阴虚便秘也常见于消瘦久病的老年人，并伴随其他慢性疾病，如糖尿病、肺结核等，对此需及时、积极地治疗其原发病。如血糖高的患者需降血糖，则大便自通，有些糖尿病患者在晚期常见阴虚便秘，这时在养阴清热的同时要及时降血糖，可用降血糖药或胰岛素。

③适当的运动能增加肠的蠕动，促使大便排出。一般以腹部运动和四肢运动为主。腹式的深大呼吸，能帮助肠胃运动；腹部的按摩运动，即顺时针按摩 30 次，逆时针按摩 30 次，逆复多次，待有便意即止。四肢运动主要是行、跑、跳，根据自己的体力决定时间和次数。

4. 冷秘

【症状】 大便时干时软，排便困难，小便清长，面色青白，手足不温，喜热怕冷，腹中冷痛，或腰脊冷重，脉沉迟，舌淡苔白。

【辨证】 冷秘又称阴结，为肾阳虚衰所致。肾阳不足，阴寒内生，阳气不运，传送无力，故大便困难，便时干时软；肾阳不足，水不化气，故小便清长；肾阳衰微，故面色青白，手足不温；阴寒内盛，寒为阴邪，故喜热怕冷，腹中冷痛，或腰脊冷重；阳气不足，无力鼓动脉气，故脉沉迟，舌淡苔白。

【治则】 温补肾阳，润肠通便。

【方药】 济川煎（《景岳全书》）：当归15g、牛膝10g、苁蓉15g、泽泻10g、升麻10g、枳壳10g。若大便时干时软，排便困难，加黄芪30g、肉桂8g、郁李仁6g；小便清长，面色青白，手足不温，加益智仁10g、炙桂枝10g、干姜6g；喜热怕冷，腹中冷痛，加高良姜6g、肉豆蔻8g；腰脊冷重，加补骨脂10g、杜仲10g，或加茯苓15g、生姜10g。

老人冷秘可用半硫丸（出自《太平惠民和剂局方》，组成：半夏、硫黄）。此方温补命火，推动阳气以疏利大肠，药简效专。若无成药可于方中加硫黄1～2g冲服，但硫黄必须纯净无杂质。

【护养】

①冷秘多见于年老多病者，或长期服药者，为减少对胃肠道的直接刺激，冷秘可用外治敷脐疗法。冷秘的脐疗方：附子15g，苦丁茶、制草乌、白芷各9g，胡椒3g，大蒜10g，共研细末，捣烂制成饼，敷贴脐部，待便下弃之。

②保持腹部温暖是治疗冷秘的积极方法。以脐为中心的整个腹部需四季保暖，即使是夏天也要保暖，一般用护腹，春、夏、秋三季用棉毛之物做护腹保暖，冬季可用热水袋或电热饼加温，或在护腹中加温，即放入热水袋之类。

③腹部按摩以加强局部的血液循环，改善肠道的蠕动，促使排便。可用药摩腹部：肉桂粉：干姜粉：胡椒粉之比为3：2：1，用

水或香油调成干糊状，取少量涂脐周，然后用手做脐周按摩，先顺时针后逆时针做 15 ～ 30 分钟摩腹，待有便意即可停止。

（二十）泄泻

泄泻是指大便次数增加，粪质溏薄或完谷不化，甚则泻出如水样而言。临床上实证多为暴泻，虚证多为久泻。实证：有寒湿泄泻、湿热泄泻、伤食泄泻；虚证：有脾虚泄泻、肾虚泄泻。虚证泄泻的辨治如下：

1. 脾虚泄泻

【症状】 大便溏泻，迁延反复，完谷不化，食后脘痞，食欲减退，稍进油脂及粗硬之物，则大便次数增加，面色萎黄，神倦乏力，脉细弱，舌淡苔白。

【辨证】 脾气虚弱，清阳不升，运化失常，故大便溏泻，完谷不化；脾失健运，故食欲减退，食后脘痞；脾气虚弱，化源不足，故面色萎黄，神倦乏力；油脂及粗硬之物刺激肠道，故大便次数增加；脾虚气弱，脉气不充，故脉细弱；气虚血衰，故舌淡苔白。

【治则】 健脾益气，升阳止泻。

【方药】 参苓白术散（《太平惠民和剂局方》）：党参 30g、白术 15g、茯苓 12g、甘草 5g、山药 15g、扁豆 15g、莲子 15g、薏苡仁 30g、桔梗 6g、砂仁 6g，加车前子 12g（包煎）、干姜 6g。若食后脘痞，食欲减退，加谷芽 15g、麦芽 15g、鸡内金 10g；面色萎黄，神倦乏力，加黄芪 30g、当归 15g。

脾虚泄泻，也可用香砂六君子汤（出自《名医方论》，组成：党参、白术、茯苓、甘草、陈皮、半夏、木香、砂仁）加葛根、干姜、川黄连、泽泻。此方健脾益气，理气化湿，处方更为灵动。

【护养】

①糜粥调养是健脾止泻的辅助疗法。一般选用炒薏苡仁、芡实、莲肉、山药、陈仓米、粳米、玉米、赤小豆、小米、糯米、茯苓等炖粥调养，可根据病情及需要选其中 2～3 种加水文火炖粥，既可作为主食，又可当点心。

②腹部以脐为中心保暖增温是护养脾胃的有效外治方法。一般可以用以下方法：a）用棉或毛皮做成护腹佩戴在脐上，以保暖增温。b）用自己的双手掌心按摩腹部 10～30 分钟，每晚 1 次，睡前进行。c）用艾条温灸脐的四周，用雀啄式温灸，不能灼伤皮肤，以局部皮肤红润、发热为好。

③加强四肢运动是健脾燥湿的好方法。脾主四肢，四肢的运动能加强脾胃功能，如跑步、步行、跳绳、打篮球、打乒乓球等。这些运动一般运动量中等、易出汗，运动之后胃纳改善，大便也会干燥。

2. 肾虚泄泻

【症状】 黎明之前脐腹作痛，肠鸣即泻，泻后则安，形寒怕冷，四末常清，腰膝酸软，脉沉细，舌淡苔白。

【辨证】 肾阳衰微，不能温煦脾土，黎明前阳微阴盛，故肠鸣即泻，泻后则安；肾阳虚衰，阴寒内盛，故形寒怕冷，四末常清；腰为肾之外府，肝肾不足，则腰膝酸软；肾阳衰微，脉气不充，故脉沉细；阳虚则寒，故舌淡苔白。

【治则】 温补脾肾，固涩止泻。

【方药】 理中丸（《伤寒论》）：党参30g、白术15g、干姜6g、甘草5g，合四神丸（《内科摘要》）：补骨脂19g、肉豆蔻10g、五味子6g、吴茱萸6g。若形寒怕冷，四末常清，加炙桂枝、附子；腰膝酸软，加怀牛膝、川续断、杜仲。

肾虚泄泻，日久不止，应标本兼治，以固涩之剂配合应用，常可选用桃花汤（出自《伤寒论》,组成：赤石脂、干姜、粳米）收敛固涩，温肾健脾。方中也可配伍禹余粮，或用诃子炭、石榴皮。

【护养】

①肾虚泄泻者，可配合外治方法，如大蒜适量，捣烂，贴敷足心或脐中，以局部皮肤红、热后去之，否则时间过长要起水泡，或溃疡。也可艾灸上脘、天枢（双）、关元、足三里（双）。

②许多民间方，用之得当效果很好，现介绍两则：a）芡实、百合各60g，加粳米适量，煮粥食之，用于脾肾两虚之泄泻。b）建莲肉炒熟，研细，炼蜜为丸，每次开水送服3～5g，1日3次，长期服用，对肾虚泄泻有较好的疗效。

③饮食起居直接影响脾胃的消化吸收，尤其是肾虚泄泻，体质虚衰，更要注意饮食调摄和起居卫生。忌食肥腻、辛热、炙煿、厚味、油炸、生冷、坚硬、霉烂食物。起居上要有规律，尤其不能熬夜，通宵达旦地工作，或长期卧床，懒得活动，整天懒散，好吃懒做；所居环境要安静舒适，空气新鲜，饮水清洁。

（二十一）脱肛

脱肛为直肠脱出于肛门之外的病证，多见于小儿或老人及体弱多病者。实证：有湿热下坠；虚证：有气虚下陷、脾肾两虚。虚证脱肛的辨治如下：

1. 气虚下陷

【症状】排便脱肛，若病久虚甚者，往往在行走、久站、排尿用力、咳嗽剧烈时即脱肛，伴见疲倦乏力，气短声低，头晕心悸，食减便溏，脉沉弱，舌淡胖有齿印。

【辨证】气虚下陷，固摄无力，故排便脱肛；行走、久站、排尿用力、咳嗽剧烈直接压迫直肠外出，故常脱肛；脾气虚弱，中气下陷，故疲倦乏力，气短声低；脾虚生化之源不足，气血匮乏，故头晕心悸；脾虚失运，故食减便溏；脾虚气弱，脉气无力，故脉沉弱；脾虚血亏，故舌淡胖有齿印。

【治则】　补益脾气，升提举陷。

【方药】　补中益气汤（《脾胃论》）：党参 30g、白术 12g、黄芪 30g、升麻 10g、当归 12g、柴胡 10g、陈皮 5g、甘草 6g。若疲倦乏力，气短声低，食减便溏，加山药 30g、芡实 15g、莲子 15g；头晕心悸，加川芎 15g、天麻 10g、珍珠母 30g。

举元煎（出自《景岳全书》，组成：党参、白术、黄芪、甘草、升麻）治疗气虚下陷之脱肛可谓药简效宏。本方再加枳壳 30g，以配伍用之则更有效。

【护养】

①脱肛之后，应用手复位，局部用液状石蜡润滑后，用消毒纱布用力上托，一般可以复位。平日应保持肛门的清洁卫生，便后应清洗肛门。

②保持大便顺畅，不使大便干结，多食含油脂及纤维素丰富的食物，如青菜、红薯、芝麻、核桃、花生等。少吃或不吃辛辣、性热、燥烈之品，如辣椒、胡椒、白酒等。保持 1 天 1 次的大便。

③做到定时排便，不要虚坐努责，要顺其自然排便，若过分用力，常易发生脱肛。若小儿或年老体弱者，需有人陪伴解便，并准备好回纳的东西。

2. 脾肾两虚

【症状】　直肠滑脱不收，肛门常有下坠感，伴神倦乏力，动则气喘，头晕心悸，腰膝酸软，小便频数，尤以夜间为甚，大便时硬时溏，脉细弱，舌淡无华。

【辨证】 高年肾亏，或虚劳日久，脾肾两虚，精血不足，无以充养脏腑、肌肉，故神倦乏力，动则气喘；气虚下陷，故直肠滑脱不收，肛门常有下坠感；气血不足，不能上荣心脑，故头晕心悸；肾气不固，故小便频数，尤以夜间为甚；脾肾两虚，关门失守，故大便时硬时溏；脾肾两虚，气虚血亏，故腰膝酸软，脉细弱，舌淡无华。

【治则】 补脾益肾，升提中气。

【方药】 大补元煎（《景岳全书》）：党参30g、山药15g、熟地黄30g、萸肉10g、杜仲10g、枸杞子12g、当归12g、炙甘草5g，加苁蓉12g、菟丝子15g、五味子6g。若神倦乏力，动则气喘，加紫石英30g、沉香3g（冲服）、黄芪30g；头晕，加天麻10g、红枣30g、平地木30g；腰膝酸软，加怀牛膝15g、川续断15g、龟板12g（先煎）；小便频数，尤以夜间为甚，加益智仁10g、鹿角片6g；心悸，加丹参30g、川芎15g；大便时硬时溏，加川黄连5g、葛根30g，或白术15g、芡实30g。

提肛汤（出自《中医药研究参考》，组成：党参、黄芪、白术、当归、白芍、川芎、升麻）也可选用，此方药味简洁，从补脾入手，尚可加龟板、鹿角片、海马，则脾肾双补，药力更佳。

【护养】

①脾肾两虚，重在温肾，故宜强调温肾益气，在饮食调补上可首选龟、鳖、鳗3种血肉有情之品，可配黄芪、杜仲、人参做药膳，也可单独清炖服用。同时，也可配合食用鹿肉、狗肉、羊肉、牛肉等。

②老年人常见脾肾两虚之脱肛，在护养上特别要注意"虚"字，不单纯是脾肾两脏，往往是多脏腑的虚损，尤其是心脑之虚，出现神志上的病变，因此需全身性的调补。有些老人出现痴呆症，往往

不能配合治疗脱肛，因此需先治痴呆症，或同时治疗。

③脾肾两虚脱肛，配合外治能收到更好的效果，笔者应用有2法行之简易有效：a）灸百会穴，取准百会穴后，剪去头发，用麦粒灸，即把艾绒搓成麦粒大小，直接在百会上火灸，一般灸7～21壮。b）隔姜灸神阙穴和关元穴，即取好2穴，在穴位上放上生姜片，在姜片上用普通艾粒灸，以局部有温热感、皮肤潮红为度。

（二十二）遗精

遗精是指不因性交而精液自行泄出的病证。多因肾虚精关不固所致，一般分梦遗（有梦而遗）与滑精（无梦而遗，或清醒时精自滑出）。实证：有肝火偏旺、湿热下注、痰火内蕴；虚证：有心肾不交、肾阴亏损、肾气不固。虚证遗精的辨治如下：

1. 心肾不交

【症状】 梦中遗精，精神不振，头昏头晕，倦怠乏力，心悸健忘，尿黄而有热灼感，脉细数，舌质红。

【辨证】 心火亢盛，心阴暗耗，心火不能下交于肾，肾水不能上济于心，水亏火旺，扰动精室，故梦中遗精；心火偏旺，耗伤营血，血不上奉，则头昏头晕，血不养身，则倦怠乏力，精神不振；心主血，心血不足，故心悸健忘；心热移于小肠，则尿黄而有热灼感；心营耗伤，阴血不足，故脉细数，舌质红。

【治则】 清心滋肾，交通心肾。

【方药】 三才封髓丹（《卫生宝鉴》）：天冬10g、地黄15g、人参10g、黄柏10g、砂仁6g、甘草5g，加黄连6g、灯心草6g、麦冬10g。若精神不振，倦怠乏力，加黄芪30g、当归15g；头昏头晕，加川芎10g、白芍15g、天麻10g；心悸健忘，加远志10g、石菖蒲10g、珍珠母30g；尿黄而有热灼感，加白茅根30g、淡竹叶10g、通草 6g，或加六一散 10g（滑石、甘草）。

若心火偏旺，所欲不遂，心神不安，相火妄动，扰动精室，宜养心安神，可用安神定志丸（出自《医学心悟》，组成：茯苓、远志、人参、石菖蒲、龙齿）治疗。神志安宁常可止遗消梦。

【护养】

①遗精对青少年来说要正确对待，学校要进行性教育，十三四岁的男孩第一次遗精不要大惊小怪，这是正常的生理变化，老师、家长或医生要正确地进行性卫生教育，如保持裤子的干净、清洁、卫生，遗精后要换裤子，下身洗干净，若包皮过长或包茎需及时请医生诊治。若遗精次数过多，如每天遗精，或白天清醒时遗精一定要请医生诊治。

②若遗精后一切正常者，对身体没有影响，不必顾虑或恐慌；若乏力肢酸，精神不佳，腰酸背痛，或盗汗气短等，必须治疗。在治疗中虽然多责之于肾虚，但也不能无视邪实之证，尤其是性病及男科病（如急、慢性前列腺炎），也常伴随遗精之症，因此清化湿毒，祛瘀排浊也需随证应用，所谓"有三虚一实者，当先祛其实"的治疗原则。

③加强道德教育，正确引导青年一代健康成长。改革开放之后，难免鱼龙混杂，黄、赌、毒严重危害社会安全和人们健康，淫秽物品，如黄色书刊、影像资料泛滥，使得某些意志薄弱者，走上嫖娼歧路，有的受黄色媒介的毒害，整日想入非非，不但遗精滑精，还有的染上性病。因此，要教育一切人洁身自好，爱惜生命，远离黄、赌、毒。

2. 肾阴亏损

【症状】　遗精不止，头晕目眩，耳鸣耳聋，腰膝酸软，神疲乏力，形体消瘦，脉弦细而数，舌红少津。

【辨证】　恣情纵欲，耗伤肾阴，肾阴不足，相火妄动，故遗精不止；阴虚血少，不能上承，故头晕目眩；肾开窍于耳，腰为肾之外府，肾虚则耳鸣耳聋，腰膝酸软；阴虚则精弱，精血不足，故神疲乏力，形体消瘦；阴血不足，虚火内扰，故脉弦细而数，舌红少津。

【治则】　壮水制火，涩精止遗。

【方药】　知柏地黄丸（《医宗金鉴》）：知母10g、黄柏10g、熟地黄30g、萸肉15g、山药15g、牡丹皮10g、泽泻10g、茯苓10g，合水陆二仙丹（《洪氏集验方》）：芡实30g、金樱子30g。若头晕目眩，加甘菊10g、枸杞子10g、天麻10g；耳鸣耳聋，加磁石30g、骨碎补15g；腰膝酸软，加怀牛膝15g、杜仲10g、狗脊30g；神疲乏力，形体消瘦，加黄芪30g、当归15g。

若遗精长期不止，可用金锁固精丸（出自《医方集解》，组成：芡实、莲须、潼蒺藜、龙骨、牡蛎、莲子粉为丸）以补肾摄精。此方性味平和，固摄力强，并有成药应市。

【护养】

①阴虚阳亢往往出现恶性循环，即阴虚导致阳亢，阳亢则扰动精室，导致遗精不止，遗精不止则肾阴越虚。如何打破这个循环？首当养阴清热，清泻相火，加强滋阴填精之品，如龟板、龟板胶、鳖甲、生地黄、沙参、西洋参、石斛、天冬、麦冬等，随症加用。

②相火妄动，夜寐不宁，因此遗精不止者，需宁心安神，夜间保持环境安静，睡前不宜过于兴奋，如不要看书报、电视，不能喝茶、咖啡，而可喝龙眼汤之类，也可睡前用热水洗足，或按摩脚心。

③注意精神调养，排除杂念，清心寡欲，起居有常，节制性欲，积极向上，多参加有益健康的文体活动，未婚青年或少年要减少或节制自慰，正常有度的手淫不应禁止，它符合人的生理要求，要正

确引导，客观对待。

3. 肾气不固

【症状】　滑精频作，面色苍白，精神萎靡，畏寒肢冷，脉沉细而弱，舌淡苔白。

【辨证】　病久不愈，阴精内涸，阴损及阳，以致下元虚惫，气失所控，故滑精频作；真阴亏损，元阳衰微，五脏之气不能上荣于面及全身，故面色苍白，精神萎靡，畏寒肢冷；元阳虚衰，气血不足，故脉沉细而弱，舌淡苔白。

【治则】　补益肾气，固精涩遗。

【方药】　秘精丸（《济生方》）：菟丝子10g、家韭子10g、牡蛎30g、龙骨15g、五味子8g、茯苓10g、白石脂15g、桑螵蛸10g，合斑龙丸（《医统方》）：熟地黄30g、菟丝子10g、补骨脂10g、柏子仁10g、茯苓10g、鹿角胶10g。两方取舍用之。若面色苍白，精神萎靡，畏寒怕冷，加黄芪30g、当归15g、白术10g；滑精频作，加刺猬皮30g、芡实30g、金樱子30g、龙骨15g、牡蛎30g、萸肉10g。

若阴虚明显，用六味地黄丸加味，可加龟板、鳖甲，或用龟板胶、鳖甲胶烊服，在补阴时需时时照顾脾胃功能，可加陈皮、木香、豆蔻之类。

【护养】

①肾气不固，滑精频作，止涩精液十分重要，也是患者的迫切要求。当务之急是涩精，故在方中必须加入固精止遗之品，如金樱子、芡实等；也可加入莲须、萸肉、牡蛎、龙骨、鸡内金、五味子等。同时，配合脐疗：五倍子适量研细末，用醋调成饼，敷脐上，外用伤湿止痛膏固定，可3天1换，精止去之。同时，要调节好心态，既不能恐惧，又要轻松愉快，积极治疗。

②重视饮食调养，多进食调补脾肾之品。a）龙眼芡实粥：龙

眼肉 30g、芡实 50g、糯米 50g，加水适量炖粥，1 日 3 次，分早、中、晚服完。b）民间单方：金樱子不拘量，可 5～10kg 洗净，加水熬膏，在呈浓汁时，可加糖或蜂蜜收膏，膏成后，1 日 3 次，每次 10～15g，长期服用，效果明显。金樱子本是野果，酸甘性平，补益肝脾，益肾涩精，是药食兼优之品。

③必要时需进行泌尿生殖系统的检查，以排除相关疾病，如慢性前列腺炎、精囊炎、各种性病等。在明确诊断后进行中西医结合治疗，目前有性病、男科病、泌尿外科、生殖系专科门诊，应做相应的治疗，千万不要病急乱投医。

（二十三）阳痿

阳痿是指阴茎不能勃起，痿弱不举之证。多由纵欲竭精，或少年戕伤，使命门火衰，精气虚寒所致；或惊恐，或湿热下注成痿。实证：有湿热下注、痰瘀阻结；虚证：有命门火衰、心脾受损、惊恐伤肾。虚证阳痿的辨治如下：

1. 命门火衰

【症状】 阳事不举，精薄清冷，头晕目眩，面色惨白，精神萎靡，腰膝酸软，畏寒肢冷，脉沉细而弱，舌淡苔白。

【辨证】 恣情纵欲，戕伤太过，精气亏虚，命门火衰，故阳事不举，精薄清冷；肾精亏虚，髓海空虚，故头晕目眩；五脏之精气不能上荣，故面色惨白；精血亏乏，故精神萎靡；腰为肾之外府，肾虚精弱，故腰膝酸软；命门火衰，阴寒内生，故畏寒肢冷，脉沉细而弱，舌淡苔白。

【治则】 温补下元，振奋肾气。

【方药】 赞育丹（《景岳全书》）：熟地黄 15g、白术 10g、当归 10g、枸杞子 10g、杜仲 10g、仙茅 10g、淫羊藿 30g、巴戟天 10g、山萸肉 10g、肉苁蓉 10g、韭菜子 10g、蛇床子 10g、肉桂 6g。若精薄清冷，加血肉有情之品，如鱼鳔 15g、海狗肾 15g、海马 6g、鹿角胶 10g、龟板胶 10g，以及补肾生精之品，如菟丝子 10g、潼蒺藜 10g、女贞子 15g、覆盆子 15g；头晕目眩，加黄芪 30g、川芎 10g；面色惨白，精神萎靡，加人参 6g，或西洋参 6g；腰膝酸软，加怀牛膝 15g、狗脊 30g、补骨脂 10g；畏寒肢冷，加炙桂枝 10g、附子 10g。

命门火衰之阳痿，除赞育丹外，也可用右归丸（出自《景岳全书》，组成：熟地黄、山药、萸肉、鹿角胶、杜仲、杞子、肉桂、当归、附子、菟丝子），或扶命生火丹（出自《辨证录》，组成：人参、巴戟天、萸肉、熟地黄、附子、肉桂、黄芪、鹿茸、龙骨、酸枣仁、白术、五味子、苁蓉、杜仲），或壮火丹（出自《辨证录》，组成：人参、巴戟天、白术、熟地黄、萸肉、苁蓉、枸杞子、附子、肉桂、补骨脂、茯苓、五味子、酸枣仁、柏子仁、山药、芡实、龙骨）。这些方子大同小异，基本治则是温肾壮阳，补精益气，体用同补，动静结合。

【护养】

①阳痿主要是指青中年男子，阴茎痿弱不举，不能行房，或举而不坚的病证。若年过六七十岁之老年人，出现阳痿不在治疗之列，这是正常的生理变化。若要治疗其方法基本一致，但肾虚的程度可能会更明显一些，因此补肾上大有讲究，要平补肾精，少用辛热助阳兴欲之品，更不能盲目使用西药，如万艾可之类，老年人多患心血管疾病，更要禁用之例。

②命门火衰之阳痿，要注意食养，尤其是冬令可多进温补肾精之品，如狗肉、鹿肉、牛肉、羊肉，以及这些动物的鞭及睾丸。可制成菜肴，也可作药服用，还可冬令进补，熬制膏方。

③温灸气海、关元、命门、肾俞等穴位。一般在临睡前选择 2～3 个穴位用艾条进行温灸 10～15 分钟，局部穴位皮肤发热、发红为止，不要烫伤皮肤。也可用大蒜泥、生姜等量，捣烂外贴穴位 8～12 小时，轻则穴位皮肤发红，重则可见水泡。若有水泡不要挑破，用创可贴保护，让其自然干瘪。

2. 心脾受损

【症状】 阳事不举，精神不振，夜寐不宁，胃纳不佳，面色不华，脉细弱，舌淡无华。

【辨证】 忧郁伤脾，心脾损伤，病及阳明冲脉，阳明总宗筋之会，血气不足，故阳事不举，面色不华；精血不足，故精神不振；脾气虚弱，健运失职，故胃纳不佳；心脾两虚，心神失养，故夜寐不宁；心血不足，无力充盈于脉，故脉细弱；血虚不能荣舌，故舌淡无华。

【治则】 补益心血，调养脾气。

【方药】 七福饮（《景岳全书》）：人参 6g、熟地黄 30g、当归 15g、白术 10g、酸枣仁 30g、炙甘草 6g、远志 10g，加仙茅 10g、淫羊藿 30g、巴戟天 10g、锁阳 10g。若精神不振，面色不华，加黄芪 30g、升麻 10g；夜寐不宁，加柏子仁 10g、夜交藤 30g；胃纳不佳，加山药 30g、莲子 30g、谷芽 15g。

心脾受损，心血不足，也可用归脾汤（《济生方》）加味，一般宜在归脾汤中加熟地黄、补骨脂、仙茅、淫羊藿、巴戟天、阳起石。

【护养】

①心脾损伤所致的阳痿，要做到夫妻性生活和谐，尤其是妻子要体谅丈夫，安抚、安慰他，千万不能埋怨、责怪、厌恶他，更不能为此提出离婚或分居，要积极地进行医治或心理调节，轻松愉快，顺其自然，共同来医治，这才是有效的方法。

②若胃纳不佳，夜寐不宁者，重要的是调养脾胃，《黄帝内经》所谓："胃不和则卧不安。"又说："治痿独取阳明。"说明治疗脾胃在治疗阳痿中的地位，而心脾损伤，本身脾胃受损，所以必须以调养脾胃为首务。调养脾胃重在食疗，如海马炖甲鱼：海马3只（中等大小）、甲鱼1只（500g左右）、山药（新鲜250g）加盐、生姜、香菇共炖，待甲鱼酥烂即可食用；或龙眼莲子核桃粥：龙眼肉15g、莲子30g、核桃仁15g、糯米50g加水适量，文火炖粥，可作点心，或作餐食用。

③严禁酗酒和嗜烟。有些青年男子得了阳痿之后，消极悲观，情绪低下，常以酒浇愁愁更愁，以烟烧愁愁更烈。因此，要忌烟酒，调整情绪，家人要做好思想工作，导其所苦，顺其所爱。

3. 惊恐伤肾

【症状】 阳痿不举，举而不坚，胆怯多疑，心悸易惊，夜寐不安，脉弦细，舌淡苔薄。

【辨证】 恐则伤肾，恐则气下，故阳痿不举，举而不坚；恐则伤神，神情所伤，胆虚则决断失职，故胆怯多疑，心伤则心悸易惊；心虚神不守舍，故夜寐不安；胆虚气弱，故脉弦细，舌淡苔薄。

【治则】 补肾益精，助阳安神。

【方药】 启阳娱心丹（《辨证录》）：人参5g、远志10g、茯苓12g、菖蒲10g、橘红5g、砂仁5g、柴胡10g、菟丝子10g、白术10g、酸枣仁16g、当归10g、白芍15g、山药30g、神曲10g。若举而不坚，加仙茅10g、淫羊藿30g、巴戟天10g、鹿角片5g；胆怯多疑，加珍珠母30g、石菖蒲10g、竹茹10g；心悸易惊，加丹参30g、龙齿15g、灯心草6g；夜寐不安，加夜交藤30g、柏子仁10g。

若肝郁气滞，阳痿不举，也可配合选用宣志汤（出自《辨证录》，组成：茯苓、菖蒲、甘草、白术、酸枣仁、远志、柴胡、当

归、人参、山药、巴戟天）或达郁汤（出自《杂病源流犀烛》，组
成：柴胡、升麻、川芎、香附、桑白皮、刺蒺藜）。宣志汤补肾解
郁，达郁汤柔肝解郁，两方各有侧重，注意随证用方。

【护养】

①恐惧伤肾而致阳痿不举，需要精神疏导，尤其要保持周围环
境的安静，家人的关照，妻子的关爱，使其放松情志，心情舒畅，
消除紧张心理。有小孩的患者晚上小孩由别人照顾，不宜与父母睡
在一起，尤其是稍懂事的小孩，以使夫妻生活自在不拘束。

②肾阳虚衰易受惊恐，补肾益精能壮胆作强，这是互为因果的
两个方面，故平日要多进补肾之品，如龟鹿二仙膏：龟板胶、鹿角
胶等量，加冰糖或蜂蜜收膏，每日2次，每次一匙（10～15mL）。
此膏长期服用能补肾益精，健身壮胆。

③肝胆为表里之脏腑，肝气郁滞，胆失疏泄，则胆怯易受惊恐，
故疏理肝胆之气亦很必要，平日可用疏理肝胃之气的饮料，如金橘
茶：鲜金橘2～3粒，对切一刀（不宜分开），开水冲泡代茶饮。或
以金橘饼（蜜饯）代用也可。

（二十四）劳瘵

劳瘵是一种传染性慢性衰弱性消耗性疾病。古时称传尸、尸疰，
认为由瘵虫传染所致。其症状多为虚象，属虚劳范畴中的主要病证。
临床分为劳嗽、劳热、消瘦3个证型。劳瘵的辨治如下：

1. 劳嗽

【症状】 干咳无痰，或见少量黏痰，痰中夹血，消瘦骨立，咳
嗽胸痛，脉细弱，舌淡无华。

【辨证】 肺阴不足，肺虚气弱，故干咳无痰，或黏痰难出；阴
虚血热，热伤血络，故痰中夹血；劳伤精血，全身失养，故消瘦骨

立；久病难愈，咳伤肺络，故咳嗽胸痛；阴虚血亏，脉道少血，故脉细弱，血少不能荣舌，故舌淡无华。

【治则】　滋阴润肺，止咳化痰。

【方药】　月华丸（《医学心悟》）：天冬 10g、麦冬 10g、熟地黄 15g、生地黄 15g、山药 30g、百部 10g、沙参 15g、川贝母 8g、阿胶 10g、茯苓 10g、三七 5g、菊花 10g、桑叶 10g、獭肝 1 具，合琼玉膏（《洪氏集验方》）：人参 6g、生地黄 30g、茯苓 10g、白蜜 1 匙。若干咳无痰，或少痰，加浮海石 30g、杏仁 12g；痰中夹血，加白及 10g、藕节 10g、焦山栀 10g；消瘦骨立，加山药 30g、黄芪 30g、党参 15g、白术 12g；咳嗽胸痛，加橘络 6g、降香 6g，甚者加乳香 5g、没药 5g、延胡索 12g。

月华丸为专治肺痨之剂，重在滋阴清热，杀虫止咳，合琼玉膏以加强滋阴润肺之功，两方配合则为标本兼治的治痨通剂。也可单独使用，则病情缓解时可单用琼玉膏调养；病初中期症状明显时则用月华丸治疗。

【护养】

①凡劳瘵者，当今必须中西医结合治疗，进行必要的检查，如 X 射线的透视摄片、血生化检查、痰液化验等；并在明确诊断的基础上，做好上报、隔离工作。

②肺系疾病必须要保持室内空气新鲜、流通，每天做到在太阳出来时，去多植物的地方呼吸新鲜空气，并做轻便的运动，如打太极拳、做扩胸运动、做广播体操等，使肺中秽浊之气排出体外，达到吐故纳新，促使新陈代谢的目的。

③滋阴除药物外必须食补。食补的诸多食物中以龟、鳖最优，因此需以龟、鳖补养，一般以清炖为主，除食其肉、汤外，其甲壳是很好的养阴清热药，即龟板、鳖甲 2 味中药，故不能丢弃。

2. 劳热

【症状】 潮热盗汗，咳嗽痰黄，气喘痰血，失眠烦躁，日见消瘦，面赤如妆，午后为甚，纳差厌食，脉细数，舌红或绛。

【辨证】 劳热伤阴，阴虚内热，迫津外泄，故潮热盗汗；肺热伤阴，热灼肺络，故咳嗽痰黄，气喘痰血；阴虚火旺，扰乱神明，故失眠烦躁；阴血亏虚，燥热内盛，耗伤精血，故日见消瘦；午后阴衰阳亢，故面赤如妆，午后为甚；肺失清肃，脾失健运，故纳差厌食；阴血不足，则脉细，舌红或绛。

【治则】 滋阴清热，退蒸敛汗。

【方药】 秦艽鳖甲散（《卫生宝鉴》）：知母 10g、秦艽 10g、鳖甲 12g、地骨皮 10g、当归 10g、柴胡 10g、乌梅 8g、青蒿 10g。若潮热盗汗，面赤如妆，午后为甚，加生地黄 15g、白薇 10g、牡蛎 30g、西洋参 5g；咳嗽痰黄，加黄芩 10g、焦山栀 10g；气喘，加白果 10g、代赭石 30g、旋覆花 10g；痰中带血，加花蕊石 30g、炒藕节 10g；失眠烦躁，加酸枣仁 30g、夜交藤 30g、淡豆豉 10g；日见消瘦，加山药 30g、黄芪 30g、当归 15g、芡实 30g。

若潮热偏旺，可用当归六黄汤（出自《兰室秘藏》，组成：当归、生地黄、熟地黄、黄连、黄芩、黄柏、黄芪）。此方滋阴清热、固表止汗，对潮热汗出有较明显的效果。

【护养】

①劳热不止重在补肺养阴，阴液足则热自退，故需用甘寒养阴、增液生津之品。肺阴缺乏，可选梨与百合。梨的吃法：可生吃，取汁饮，也常煮熟后吃；生吃清肺养阴生津，止干咳、燥咳，或治痰中带血，胸中烦热；取汁饮利咽止咳，治咽喉干痛；吃熟梨补益肺肾，宜久煮呈黑色，梨汁如蜜为佳，也可熬膏即雪梨膏之类，对久咳劳热可以常服或长服。百合的吃法：可做羹汤、煮粥、做菜肴，

如百合莲子羹（百合、莲子炖酥，用荸荠粉调成羹）、百合薏苡仁粥（百合、薏苡仁、糯米加适量水，熬粥），鲜百合可做菜肴（百合炒芹菜）。

②劳热者，能冬不能夏，夏天气候炎热，暑热伤阴耗气，所以夏季对劳瘵之热甚者需加强护养，所居环境要清凉通风，保持温度在28℃左右，可避暑去山林寺庙，或防空洞、山洞等较凉爽之地；多进清暑养阴之品，如绿豆汤、西瓜、薏苡仁红枣粥、扁豆汤等。

③民间单方对劳热不止也多有效，现介绍两则：a）鹿衔草炖红枣：鹿衔草60g、红枣30g加水煮1小时左右，喝汤吃红枣。此方可长期服用，尤其对劳热咯血有很好疗效。b）葎草汤：葎草30g、百部10g、白及10g、夏枯草8g、白糖适量，水煎服，1日1次。长期服用无毒副作用，葎草各地都有，容易采到。

3. 消瘦

【症状】　骨瘦如柴，皮肤甲错，卧床不起，无力行走，咳嗽喘息，声音嘶哑，颧红如妆，午后为甚，脉细或疾，舌红绛少苔。

【辨证】　久病劳瘵，阴损及阳，五脏受损，故骨瘦如柴，皮肤甲错，卧床不起，无力行走；肺气虚竭，失其肃降，故咳嗽喘息；肺属金，肺虚气弱，金破不鸣，故声音嘶哑；肺燥热盛，故颧红如妆，午后为甚；久病气阴耗损，热内扰，故脉细或疾，舌红绛少苔。

【治则】　扶赢祛邪，滋养强壮。

【方药】　润肺膏（《沈氏尊生书》）：羊肝1具、杏仁250g、柿霜250g、酥油100g、珍珠粉30g熬膏，合白凤膏（《十药神书》）：白鸭1只、人参8g、大枣100g、茯苓100g、平胃散30g（苍术10g、厚朴10g、陈皮5g、甘草5g）熬膏。两膏早晚分服。若骨瘦如柴，卧床不起，无力行走，需在服用两膏基础上，另加汤剂，如十全大补汤，或人参养荣汤；咳喘不宁，声言嘶哑，加冬虫夏草3g、蛤蚧

10g、哈士蟆 6g、西洋参 5g；颧红如妆，午后为甚，加龟板 10g、鳖甲 10g、龙骨 15g、牡蛎 30g。

上二方专治肺痨而设，尤其是白凤膏出自《十药神书》，此书是专疗肺痨吐血之专著，方中鸭子为血肉有情之品，又用培补脾肺之药，组方十分贴切。润肺膏与其有异曲同工之妙，方中羊肝也为血肉有情之品，并用润肺养阴之药。

【护养】

①肺痨而至消瘦骨立如柴，为大肉已脱，形神俱竭，病属危笃，必须严密观察，采取积极有效的挽救垂危的措施，用中西医结合的方法进行救治，如营养疗法，给氧气，支持疗法，有必要时做手术治疗等。

②病久的晚期患者往往出现消瘦骨立的征象，在中医辨治方面虽五脏俱虚，但此时应以调补脾胃为先，所谓"四旁失守，当以建中"。白凤膏的组方充分体现了这个原则，如加用平胃散，所用人参、大枣、茯苓皆为健脾益气，和胃补中之品。若见厌食纳呆，更应救胃为要，用开胃和胃之剂，所谓"有胃气则生，无胃气则亡"。

③肺痨后期，多为传染期，尤其是开放性肺结核，其多为空洞型，痰中多结核杆菌，因此需严密隔离和消毒。病室中保持空气清新、流通，并定期、定时消毒和清除排泄物。严禁随地吐痰。

（二十五）消渴

消渴是一种以多食、多尿、多饮、消瘦，或尿有甜味为特征的病证。其病机主要是阴虚燥热。临床上有上消、中消、下消之分。其证以阴虚为本，燥热为标，一般有肺胃燥热、肠燥津伤、肝肾阴虚、阴阳两亏之分。消渴的辨治如下：

1. 肺胃燥热

【症状】 烦渴引饮，消谷善饥，小便频数而量多，尿色不清，身体消瘦，脉滑数，舌红少苔。

【辨证】 饮食不节，积热于胃，胃热熏灼于肺，肺热伤津，津液耗伤，饮水自救，故烦渴引饮；脾失运化，不能散津，津液自趋下泄，故小便频数而量多；肾失固摄，水谷精微从小便而出，故尿色不清；胃热火旺，故消谷善饥；水谷不为肌肤，燥热耗津伤阴，故身体消瘦，舌红少苔；燥热内盛，阴虚血少，故脉滑数。

【治则】 清热养阴，生津止渴。

【方药】 人参白虎汤（《伤寒论》）：人参 8g、知母 12g、石膏 30g、甘草 6g、粳米 30g，加玄参 12g、麦冬 15g、天花粉 15g。若烦渴引饮，消谷善饥，加西洋参 6g、鲜石斛 30g；小便频数而量多，尿色不清，加益智仁 10g、桑螵蛸 10g、山药 30g、黄芪 30g；身体消瘦，加当归 15g、黄精 30g、蜂王浆 3g（另服，每天 1 次晨服，药必须纯真）。

除上方外，还可选用玉泉丸（出自《杂病源流犀烛》，组成：天花粉、葛根、人参、麦冬、茯苓、甘草、乌梅、生黄芪）、玉液汤（出自《医学衷中参西录》，组成：山药、黄芪、知母、鸡内金、葛根、五味子、天花粉）。此两方效果更佳。两方组方原则基本一致，用药大同小异；玉泉丸已销往国外。

【护养】

①消渴为当今的多发病和常见病，泛指西医学所称的糖尿病。其治疗方法很多，一般需知道基本原则：一饮食控制，做到不进食糖类食品，控制主食量；二体育运动，适当的运动能降低血糖，要持之以恒；三配合中西药治疗，西药降糖药根据病情选用，中药辨证选方，只有这样才能达到有效治疗。

②糖尿病一旦诊断明确常需终身治疗，因此引起许多患者的不安和恐惧，为此需精神上的疏导和安抚，要"既来之则安之"，"要藐视它，又要重视它"，让自己慢慢产生抵抗力，调整脏腑功能，达到全身康复。

③糖尿病至今仍为医学上棘手难题，其治疗方法和方药很多，需多管齐下，多方治疗，如中西药治疗、内治兼外治、单方、验方、偏方、秘方都可试用，如有单味山药、黄芪、麦冬长期服用而治愈的，有用西洋参配石斛治好的，有玉泉丸治疗见效的，等等。

2. 肠燥津伤

【症状】　多食易饥，口渴引饮，大便燥结，或便秘不通，脉实有力，舌红少津，苔黄燥。

【辨证】　阳明燥热，伤津劫液，致肠燥津枯，故大便燥结，或便秘不通；阳明胃热，故多食易饥，口渴引饮；阳明热盛，故脉实有力，舌红少津，苔黄燥。

【治则】　滋阴养液，润肠通腑。

【方药】　增液承气汤（《温病条辨》）：玄参15g、麦冬15g、生地黄30g、大黄5g、芒硝3g。其中大黄、芒硝不可妄用，没有燥热之症不可加用，以防"虚虚实实"之变，清末张锡纯在《医学衷中参西录》中说："中消承气汤，此须细为斟酌……若误用承气下之，则危不旋踵。"因此，下法的应用要适可而止，过则变症丛生，必须详加辨证，慎之又慎。一般不用大黄、芒硝之属，若有燥屎可加火麻仁10g、生首乌15g。若多食易饥，加石膏30g、知母12g；口渴引饮，加天花粉15g、石斛30g、苇根30g、西洋参6g。

肠燥津伤之消渴，大便燥结，只能微利，不可大利或多利，否则愈伤其阴，可用沙参麦冬汤（出自《温病条辨》，组成：沙参、麦冬、天花粉、玉竹、桑叶、甘草、扁豆）加火麻仁、番泻叶、石膏。

此方平和润下，养阴清热，故可常选用。

【护养】

①消渴之便秘比较常见，主要是阴液不足，肠燥津枯，因此养阴清热，增水行舟是主要治则，不能妄用攻下，对医患必须时加提醒。增液之法除了用药物外，还应多进食多汁的饮食，如山药粥、百合粥或木耳羹汤。

②适当做腹部按摩，促使肠道蠕动，排出燥屎，在按摩时要轻柔以防擦破皮肤，因为消渴患者最怕皮肤感染。若皮肤有破损需及时消毒杀菌，如涂上红汞、碘酊之类。

③长期肠燥便秘，需及时检查血糖，患者往往血糖高，尿量多，大便干，排便困难；有的是肠道病变的糖尿病并发症，因此需做各方面的检查，糖尿病的并发症较多，需引起医患的重视。

3. 肝肾阴虚

【症状】 尿频量多，尿浊如膏脂，或尿甜，腰膝酸软，四肢懈怠，头晕耳鸣，皮肤干燥，全身瘙痒，夜梦遗精，脉细数，舌红少苔。

【辨证】 肝肾阴虚，肝之疏泄太过，肾之固摄失常，津液直趋膀胱，故尿频量多；水谷精微下泄，故尿浊如膏脂，或尿甜；腰为肾之外府，肝主筋，肝肾阴虚，故腰膝酸软，四肢懈怠；肝肾精血不足，不能上奉于头，故头晕耳鸣；肝血不足，肌肤失养，故皮肤干燥，全身瘙痒；肾藏精，肝肾阴虚，虚火内扰，扰乱神明，扰动精室，故夜梦遗精；血虚内热，故脉细数，舌红少苔。

【治则】 滋养肝肾，润燥止渴。

【方药】 六味地黄丸（《小儿药证直诀》）：熟地黄 30g、山药 15g、萸肉 15g、牡丹皮 10g、茯苓 10g、泽泻 10g，合消渴方（《金匮翼》）：麦冬 12g、茯苓 10g、黄芩 10g、石膏 30g、玉竹 15g、人参

6g、龙胆草 6g、升麻 10g、枳壳 10g、生姜 5g、天花粉 15g、地骨皮 12g。

肝肾阴虚之消渴，其证重而变证多，所以光用六味地黄丸往往杯水车薪，无济于事，故可配合滋膵饮（出自《医学衷中参西录》，组成：生黄芪、生地黄、山药、萸肉、猪胰子）以增强疗效。

【护养】

①消渴的证型较多，尤其出现并发症后变证更多，目前的三型其实是典型的上消、中消、下消的辨证分型，即肺胃燥热为上消，肠燥津伤为中消，肝肾阴虚为下消。所以，不能割裂进行辨证分型，有时可单独出现一型，多数是二或三型兼有，所以要有分有合，现在分型的目的是为了认识消渴的基本轮廓，便于医患了解和应用基本的治方。

②治疗消渴的有效方药较多，有关消渴及糖尿病的中西医药专著很多，同时又很杂，可谓琳琅满目，但又良莠不齐，使医患无所择从。在这种现状下，我建议：在医生指导下买书、看书，不要尽信书，尽信书不如无书。

③现介绍几则以供试用：a）黄连 5g、天花粉 30g、生地黄 45g、藕汁 100mL、牛乳 250mL。先煎黄连、天花粉、生地黄，取汁去渣，后将藕汁、牛乳兑入频饮。b）猪胰 7 具，切碎煮熟，加蜂王浆调成膏状，冷藏保存，每次服 15～30g，长期服用。c）天花粉、黄连等量研粉水泛为丸，麦冬 30g 煎汤送服 5～10g，1 日 2 次。d）纯蜂王浆每日服 5～8g，长期服用，有很好的疗效，但要纯的，不能掺入蜂蜜。e）单味麦冬 30～50g，水煎服，需长期服用，曾采访过用单味麦冬治愈的病例，疗效确凿。f）黄连自古用于治疗消渴，《备急千金要方》中有千金黄连丸治疗消渴。当今研究证明，黄连具有促进胰岛细胞再生的作用，因此可以治疗糖尿病。黄连制剂，如

小檗碱用于治疗 2 型糖尿病，每日 3 次，每次 3 片（300mg）。

（二十六）噎膈

噎膈为饮食吞咽受阻，或食入即吐的病证。噎，为梗噎不顺；膈，为格拒不下。噎可单独出现，也可为膈证前驱，故往往噎膈并称。噎膈初起多为实证，继则由实转虚，实证：有痰气交阻、痰瘀内结；虚证：有津亏热结、气虚阳微。虚证噎膈的辨治如下：

1. 津亏热结

【症状】　吞咽梗涩而痛，饮水可下，食物难下，食后大部分吐出，夹有黏液，形体消瘦，肌肤干燥，胃中灼热，欲饮凉水，五心烦热，或潮热盗汗，大便干结，脉细数带弦，舌红少津而裂。

【辨证】　热毒伤阴，胃阴亏乏，食道失于濡润，故吞咽梗涩而痛，饮水可下，食物难下；热结痰凝，阻于食道，故食后大部分吐出，夹有黏液；热伤津血，故形体消瘦，肌肤干燥，胃中灼热，欲饮凉水；津伤液枯，则大便干结；阴液不足，精血亦亏，则内热偏盛，故五心烦热，潮热盗汗；津伤血少，虚热扰动，故脉细数带弦，舌红少津而裂。

【治则】　滋养阴液，清热散结。

【方药】　五汁安中饮（《新增汤头歌诀》）：韭汁、牛乳、生姜汁、梨汁、藕汁各取 50～100mL，混合后每次服 50mL，1 日 2 次，合启膈散（《医学心悟》）：沙参 10g、茯苓 10g、丹参 15g、川贝母 6g、郁金 10g、砂仁 6g、荷叶蒂 10g、杵头糠 10g。若梗涩而痛，饮水可下，食物难下，食后大部分吐出，加姜半夏 10g、竹茹 10g，或加蜂房 10g、徐长卿 10g、紫草根 10g、山慈菇 30g；有黏液，加象贝母 10g、莱菔子 10g、白芥子 10g；形体消瘦，肌肤干燥，加生黄芪 30g、天冬 10g、麦冬 10g、鲜石斛 15g；胃中灼热，欲饮凉水，加川黄连 6g、葛根 15g、天花粉 15g、麦冬 10g；五心烦热，潮热盗汗，加地骨皮 10g、龙骨 15g、牡蛎 30g、龟板 10g；大便干结，加火麻仁 10g、苁蓉 10g，或番泻叶 3g（冲泡）。

津亏热结还可用噎膈膏（出自《类证治裁》，组成：人参、牛乳、蔗汁、梨汁、芦根汁、龙眼肉汁、姜汁、人乳），或用滋阴清膈饮（出自《医学统旨》，组成：黄连、黄柏、黄芩、栀子、当归、生地黄、白芍、甘草、竹沥）。两方滋阴清热，噎膈膏偏于滋阴，滋阴清膈饮偏于清热。

【护养】

①噎膈之证多见于老年人，常见于消化系统的疾病，尤以食道肿瘤为多见，所以凡见噎涩难下饮食者，必须进行消化系统的检查，如 X 射线摄片、CT 检查，或核磁共振检查，以排除肿瘤的可能。若是由肿瘤引起，一般都应手术或放疗、化疗，若需中医药治疗，也需中西医配合。尤其当饮水亦难下时，中药给药也十分困难，必须手术以求通道。

②噎膈之证，若需中医药治疗，一般需具备以下几条：一不全性梗阻，即水液能下，硬食难下者；二手术之后，或放疗、化疗之后的扶正善后调理；三病属晚期，无法手术，或体质虚弱，不任攻伐者。

③患者精神上要放松，不能紧张恐惧，否则病情会加重，更不能忧郁，忧郁易成结，结久易成块。要鼓励患者多进食，少量多次，频频饮食，做流质或半流质饮食，如汤、羹、糊、果汁等。

2. 气虚阳微

【症状】 吞咽受阻，饮食不下，面色惨白，精神疲乏，形寒气短，泛吐涎沫，面浮脚肿，腹胀便溏，脉细弱，舌淡白或胖。

【辨证】 阴损及阳，脾肾阳微，饮食无以受纳和运化，故吞咽受阻，饮食难下；胃浊上泛，故泛吐涎沫；脾肾阳微，阳气衰弱，气化失司，寒湿停滞，故面色惨白，形寒气短，面浮脚肿；脾肾阳虚，阴寒内盛，故精神疲乏，腹胀便溏；阳衰气弱，气血运行无力，故脉细弱，舌淡白而胖。

【治则】　温补脾肾，益气回阳。

【方药】　补气运脾汤（《医学统旨》）：党参15g、黄芪30g、白术15g、茯苓10g、甘草6g、陈皮6g、砂仁5g、半夏曲10g、生姜5g、大枣30g。若吞咽受阻，饮食不下，加旋覆花10g、代赭石30g、姜半夏10g；形寒气短，面色惨白，加炙桂枝10g、附子12g；泛吐涎沫，加吴茱萸5g、丁香3g、豆蔻5g；面浮脚肿，加泽泻10g、车前子10g、益母草15g；腹胀便溏，加炒薏苡仁30g、川黄连5g、葛根15g，或加诃子炭10g。

中阳不足，痰瘀内结，可用利膈化痰丸（出自《丹溪心法》，组成：南星、蛤粉、半夏、瓜蒌仁、贝母、香附、皂角、杏仁、姜汁）合通幽汤（出自《兰室秘藏》，组成：生地黄、熟地黄、桃仁、红花、当归、炙甘草）。两方可取舍选用，以痰瘀同治之法，潜移默化地消除阻膈之结积。

【护养】

①防止噎膈在于合理的饮食，避免服食对胃及食道有刺激性的食物，如烈性白酒，辛辣的辣椒，过烫、过冷的饮食，霉烂食品等。对饮用水也需检测，不能饮用的水绝对禁饮，必须报上级卫生行政部门鉴定。'

②气虚阳微之噎膈，必须温中和胃，饮食宜温暖、性热、味甘，忌寒凉伤胃之品。如主食可选用玉米、糯米；少食粳米、麦类；多食番薯、薏苡仁；少进油炸、腌腊制品；不吃霉变的黄米，以及含有黄曲霉素的食物，因为有极强的致癌作用。

③噎膈，西医学多诊断为食道及胃部的肿瘤，经多方检查确诊为如食道癌或胃癌之类，中医药除了辨证施治外，常加用一些清热解毒、抗癌散结的中草药，如半枝莲、藤梨根、山慈菇、白花蛇舌草等。这些中草药对消化系统肿瘤有一定作用，但对气虚阳微者，由于性味苦寒不能随便加用，对其他肿瘤病的治疗也是一样。

（二十七）中风

患者猝然昏仆，不省人事，醒后多见半身不遂，口眼㖞斜，舌强言謇等后遗症。临床上有中经络与中脏腑之分，中经络：虚证，有络脉空虚，风邪入中；肝肾阴虚，风阳上扰；实证，有痰热腑实，风痰上扰。中脏腑：虚证，有脱证；实证，有闭证。虚证中风的辨治如下：

1. 络脉空虚，风邪入中

【症状】 手足麻木，肌肤不仁，或口眼㖞斜，语言不利，甚则半身不遂，脉浮弦或弦细，舌红苔白薄。

【辨证】 络脉空虚，风邪乘虚而入，络脉气血痹阻，筋脉失于濡养，故手足麻木，口眼㖞斜，语言不利，甚则半身不遂；邪入经络，故脉浮弦或弦细，舌红苔白薄。

【治则】 养血祛风，活血通麻。

【方药】 大秦艽汤（《保命集》）：秦艽 10g、生地黄 30g、熟地黄 30g、石膏 30g、甘草 6g、川芎 15g、当归 15g、白芍 15g、羌活 10g、独活 10g、防风 10g、黄芩 10g、白芷 10g、白术 10g、茯苓 10g、细辛 3g。若半身麻木，肌肤不仁，加白芥子 10g、牙皂 6g，或丹参 30g、鸡血藤 30g、穿山甲 8g；语言不利，加石菖蒲 10g、远志 10g；半身不遂，加黄芪 30g、地龙 16g、桃仁 10g、红花 6g。

若无全身症状，只是口眼㖞斜，可用牵正散（出自《杨氏家藏方》，组成：白附子、白僵蚕、全蝎），并配合针灸治疗。

【护养】

①中经络，病情较轻，为筋脉病变，所以必须内外兼治，常配合针灸治疗，或推拿按摩，或体育疗法等。在外治前必须进行血压测定，需血压基本正常，若血压太高，不宜外治，应以内治和休养为主。

②半身不遂者，要注重日常生活的陪护，或配有辅助工具，否则易致跌仆，造成重复中风，或病情加重，尤其是年老体弱者，更需专人护理，尽量做到不一个人行动。

③慎风寒，防止风邪直中脏腑，中经络之后不宜户外活动，尤其春冬季节风寒当令，若不加保护随时会受风寒之邪，因此需关好窗户，但要通气，保持空气流通；若需外出戴好帽子、口罩、围巾，以及穿暖衣服。

2. 肝肾阴虚，风阳上扰

【症状】　头晕头痛，耳鸣目眩，少眠多梦，腰膝酸软，突发一侧手足麻木沉重，口眼㖞斜，半身不遂，脉弦滑或弦细而数，舌红，苔白薄。

【辨证】　肝肾阴虚，肝阳偏亢，故头晕头痛，耳鸣目眩；阴虚内热，扰乱神明，故少眠多梦；肝肾阴虚，肝为风木之脏，肝阳亢进，动风窜络，故突发一侧手足麻木沉重，口眼㖞斜，半身不遂；阴虚内热，肝脉主弦，故脉弦滑或弦细而数。

【治则】　滋养肝肾，平息内风。

【方药】　镇肝熄风汤（《医学衷中参西录》）：怀牛膝 15g、代赭石 30g、生龙骨 15g、生牡蛎 30g、生龟板 15g、生白芍 15g、玄参 12g、天冬 12g、川楝子 10g、茵陈 12g、生麦芽 10g、甘草 6g。若头晕头痛，加夏枯草 10g、石决明 30g；耳鸣，加磁石 30g、石菖蒲

10g、骨碎补 16g；目眩，加枸杞子 10g、菊花 10g；少眠多梦，加夜交藤 30g、酸枣仁 15g、珍珠母 30g；腰膝酸软，加杜仲 10g、狗脊 30g、桑寄生 15g；突发半身不遂，手足麻木沉重，口眼㖞斜，加赤芍 15g、地龙 10g、鸡血藤 30g。

镇肝熄风汤为传统名方，至今沿用不衰。现代验方清肝散风饮（夏枯草、黄芩、薄荷、防风、甘菊、钩藤、地龙、乌梢蛇、赤芍、红花、鸡血藤）也可选用，此方更切临床实际，处方平和。

【护养】

①肝肾阴虚，风阳上扰多为中风前期的主要证型。从西医学认识，即高血压病症，因此除了观察临床症状外，还必须经常测血压的高低，以防血压过高导致脑出血，或脑血管意外。血压计目前农村医疗站或社区医疗站都有配备，或自备进行随时检测。每次测量结果和时间要做好记录，以便了解病情变化。

②保持良好的心态和心情，平日要安静、放松、愉快、知足、和谐，每天有一个好心情，不要与人争吵，甚则打闹，但也不能过喜，过喜也易导致血气上冲而中风，这在临床上也不少见。

③适当的运动很重要，运动能使人精神放松，更重要的是通过运动使气血流畅，末梢循环得到改善，血压自然下降，新陈代谢加快，血黏度也能改善。运动以轻松、小运动量为好，不做剧烈、大运动量的活动。如步行、做健身体操、打太极拳、做四肢运动等。

3. 脱证

【症状】 突然昏倒，不省人事，目合口张，鼻鼾息微，手撒遗尿，汗多肢冷，肢体瘫软，脉微欲绝，舌痿。

【辨证】 脱，为正气虚脱，五脏之气衰弱欲绝，故起病快、病情重、病变速，则突然昏仆，不省人事；气绝而脱，故目合口张，鼻鼾息微，手撒遗尿；气脱阳微，故汗多肢冷，肢体瘫软，脉微欲绝，舌痿。

【治则】　回阳救脱，益气固元。

【方药】　参附汤（《世医得效方》）：人参10g（常用朝鲜进口的高丽参）、附子15g。浓煎急灌服（昏迷者鼻饲），以挽垂危。若汗多肢冷，加黄芪30g、龙骨15g、牡蛎30g、萸肉10g、五味子6g；若有转机，积极救治，采用中西医两法治疗。

中风出现脱证，在过危险期之后可用地黄饮子（出自《宣明论方》，组成：熟地黄、麦冬、五味子、萸肉、官桂、附子、巴戟天、苁蓉、菖蒲、远志、茯苓、石斛）。此方滋养真阴，温补肾阳以固脱。

【护养】

①脱证，需争取时间积极救治，现今即马上打120急救站，送医院抢救，在救治时要注意尽量少搬动，或大声呼叫摇动患者；请医生救治以就近就医为原则。

②脱证为中脏腑之危证，若起死回生，其病残率很高，导致半身不遂；若复中，往往危及生命，病死率很高。所以要防微杜渐，控制血压，调节饮食，做到低盐、低糖、低脂饮食。

③脱证之后往往致残，或昏迷不醒，需做好护理工作，这对患者的康复非常重要，所谓"三分医疗，七分护理"。主要是防止褥疮的发生，以及呼吸系统的感染等。并做好防止二次发生中风脱证。

（二十八）鼓胀

鼓胀以腹部胀大如鼓而命名，又称单腹胀、臌胀等。以皮色苍黄，腹部青筋暴露，四肢不肿为特征。实胀：有气滞湿阻、寒湿凝聚、湿热壅结、肝脾血瘀；虚胀：有脾虚水困、脾肾阳虚、肝肾阴虚。虚胀的辨治如下：

1. 脾虚水困

【症状】 腹胀便溏，面色萎黄，神疲乏力，少气懒言，四肢无力，脉沉细，舌淡胖有齿印，苔白薄腻。

【辨证】 脾虚运化失职，传输失灵，升降失常，清浊不分，故腹胀便溏；脾虚生化之源不足，气虚血亏，故面色萎黄；脾虚中气匮乏，阳气不足，故神疲乏力，少气懒言；脾主四肢，故四肢无力；中阳衰微，气血不足，故脉沉细，舌淡胖有齿印，苔白薄腻。

【治则】 补脾益气，化湿利水。

【方药】 加味异功散（《顾松园医镜》）：党参15g、白术10g、茯苓12g、薏苡仁30g、白芍15g、陈皮6g、广木香10g、沉香5g。若腹胀甚，加槟榔10g、大腹皮15g；便溏，加川黄连6g、葛根30g、泽泻10g；面色萎黄，少气懒言，神疲乏力，四肢无力，加黄芪30g、当归15g、山药30g。

若脾虚夹滞，胁肋隐痛，可用调中健脾丸（出自《医级》，组成：黄芪、党参、茯苓、白术、陈皮、半夏、香附、山楂、薏苡仁、白芍、川黄连、苏子、莱菔子、草豆蔻、沉香、干姜、瓜蒌、苍术）。本方补脾调中，行气消胀，可配合使用，或制成丸剂调治。

【护养】

①鼓胀病为中医内科四大难证（风、劳、鼓、膈）之一，临床上多由肝病演变而成，西医学常称为肝硬化腹水，治疗比较棘手，其初期重在调补肝脾，从补脾养肝入手，在饮食上强调禁酒，因为酒对肝与脾都有直接损害的作用，有的患者因长期饮酒也可引起酒精性肝硬化，所以肝病严禁饮酒。同时，酒对脾胃也有损害，造成湿热内生，湿阻气滞，影响脾胃的运化功能，加重腹胀。

②调节情志，以防郁怒伤肝，思虑伤脾。许多肝病患者心情往往急躁，容易生气恼怒，大怒伤肝，气血逆乱，肝不藏血，导致大

吐血而危及生命，所以要善于排解不良的精神刺激，懂得以"和"为贵的道理。对思虑伤脾的调节，要做到善待自己，尤其是老年人，做到三少（言少、食少、事少），即少谈论是非，节食养生，脑里少事。

③鼓胀病若有大量腹水，必须中西医结合治疗，放出腹水，但要做到少量多次地抽排腹水，不能贪图一时之快而放得过多，造成其他脏器的损害，如心、肾的损伤等，医患必须引起注意。

2. 脾肾阳虚

【症状】 腹部胀满，入暮尤甚，脘闷纳呆，神疲乏力，形寒肢冷，下肢浮肿，小便短少，面色萎黄，脉沉细或弦大无力，舌胖嫩有齿印。

【辨证】 脾肾阳虚，寒水停聚，故腹部胀满；入暮阳气更衰，故腹胀尤甚；脾阳不足，运化失司，故脘闷纳呆；肾阳不足，气化失司，阳虚水泛，故小便短少，形寒肢冷，下肢浮肿；脾肾不足，气血亏虚，全身失养，故神疲乏力，面色萎黄；脾虚气弱，脉道不充，故脉沉细或弦大无力，舌胖嫩有齿印。

【治则】 健脾温肾，化气行水。

【方药】 附子理中汤（《太平惠民和剂局方》）：附子10g、党参15g、白术10g、干姜6g、甘草5g，合五苓散（《伤寒论》）：白术12g、茯苓10g、泽泻15g、猪苓10g、桂枝8g。若脘闷纳呆，加谷芽10g、麦芽10g、神曲10g、豆蔻5g；下肢浮肿，小便短少，加车前子10g、陈葫芦壳30g、白茅根30g；神疲乏力，面色萎黄，加黄芪30g、当归15g；形寒肢冷，加补骨脂10g、肉桂6g。

脾肾阳虚，气化不利，尿少浮肿，可用济生肾气丸（出自《济生方》，组成：熟地黄、萸肉、山药、牡丹皮、泽泻、茯苓、桂枝、附子、牛膝、车前子）。此方利尿化气，补肾健脾，组方全面，药力平和，病情较轻者可以选用。

【护养】

①阳衰则畏寒，注意保暖加温，以防风寒袭表，伴发风寒感冒，以致加重病情，尤其是入冬之后，要居室内，尽量少外出，室内保持空气流通，并保持温暖；衣、被也需比常人要保暖；外出做好防风防寒的措施，如佩戴口罩、围巾、帽子等。

②脾虚纳呆，需和胃健脾，常以粥类调养，如茯苓芡实薏苡仁粥：茯苓粉30g（蒸熟干燥研细）备用，芡实30g、薏苡仁30g、糯米50g。先把芡实、薏苡仁、糯米淘洗干净，加水，文火炖粥，待粥将成时，加茯苓粉即成，每天服食，有益脾胃。

③饮食宜淡、宜软，忌食过咸、过甜、过油、太硬、有刺激的饮食。淡能利湿，湿去脾运则健；软易消化吸收，有利于胃气和畅；咸能凝血，使气血阻滞，气化不利；甜则令人中满，生湿生热；油脂腻胃，阻碍消化，影响气血，增加血中垃圾；太硬之物直接刺激胃肠，造成食不消化，增加胃肠负担；辛辣刺激之物常为燥热伤阴之品，常伤脾胃之阴液，因此需少用或忌用。

3.肝肾阴虚

【症状】 腹大坚满，青筋暴露，形体消瘦，面色黧黑，心烦潮热，齿鼻出血，唇紫口燥，小便短赤，脉弦细而数，舌红绛少津，苔少或光。

【辨证】 久病不愈，肝脾两伤，进而及肾，水湿停滞不化，瘀血内结，故腹大坚满，青筋暴露；气血亏虚，不能荣养肌肤，故形体消瘦，面色黧黑；阴虚火旺，血热内扰，故心烦潮热，齿鼻出血；血虚阴亏，津不上承，故唇紫口燥；肾阴不足，气化不利，故小便短赤；肝肾阴亏，热扰营血，故脉弦细而数，舌红绛少津，苔少或光。

【治则】　滋养肝肾，凉血化瘀。

【方药】　一贯煎（《柳洲医话》）：沙参15g、麦冬12g、生地黄15g、枸杞子12g、当归10g、川楝子10g，合消瘀汤（验方）：柴胡10g、鳖甲10g、人参5g、牡蛎30g、青皮10g、枳壳10g、三棱10g、莪术10g、赤芍15g、茯苓12g、鸡内金10g。若腹大坚满，青筋暴露，加番泻叶4g、陈葫芦壳30g、车前子10g；心烦潮热，加地骨皮12g、牡蛎30g、银柴胡10g；齿鼻出血，加焦山栀10g、水牛角片30g、炒牡丹皮10g；口燥，加鲜石斛30g、西洋参6g、芦根30g；小便短赤，加白茅根30g、淡竹叶10g、萹蓄10g。

腹大坚满，为腹水盈盈之象，此时可用峻泻之剂，常用十枣汤（出自《伤寒论》，组成：甘遂、大戟、芫花、大枣），但只能暂时一用，需攻补并施，即泻后即补，正复再泻。

【护养】

①肝肾阴虚之鼓胀，为正虚标实之证，预后较差，必须加强中西医治疗和护理，尤其是对腹水和出血的治疗非常棘手，如何祛邪不伤正，扶正不碍邪是一种治疗经验和技巧，放腹水要少量多次，及时补充体液；止血必须活血养血，不致留瘀。

②饮食调摄直接影响病的转归，对肝肾阴虚者，需多食富含维生素C的新鲜果蔬，如猕猴桃、草莓、番茄、苦瓜、青瓜、冬瓜、菠菜等。在蛋白质摄入上，强调优质蛋白质的摄入，如牛乳、鸽蛋、鸭蛋、精肉、淡水鱼、田螺等。在服食时需少量多次，视其食欲进食，不能强食，或勉强进食。

③预防疾病反复，肝腹水经治疗和护养往往能有所好转，主要是腹水消除，肿胀退尽，胃纳好转，全身症状改善。如何保持这种良好的情况，防止再度复发，有以下几点要注意：a）护肝养肝，采用中西医治疗，中医强调养血活血，用虫蚁之品松动病根，如土鳖

虫、地龙、穿山甲、蚂蚁、水蛭等。西药用护肝及维生素类药物，以促进肝细胞再生和修复。b）注意休养，避免房劳伤肝肾，尤其是中青年患者，需禁房事，已故著名中医学家姜春华教授十分强调这一点。c）避免精神刺激，保持良好心态，尤其是大怒、忧郁易伤肝，做到遇事不怒，大事化小，小事化了，安心养病，轻松愉悦，吃得下，睡得好。d）及时检查，如血生化、B超定期检查以了解疾病的变化。e）进食合理的、有营养的、容易消化吸收的饮食，如优质蛋白质、新鲜蔬果、各种果汁、粥、汤等，少吃油腻、味咸之品。

（二十九）痹证

痹证是因受风寒湿热之邪，引起肢体、关节、经络疼痛、酸重、麻木及活动障碍为主要症状的病证。实痹：有行痹（风痹）、痛痹（寒痹）、着痹（湿痹）、热痹；虚痹：有气血虚痹、阳虚痹、阴虚痹。虚痹的辨治如下：

1. 气血虚痹

【症状】 骨节酸痛，时轻时重，屈伸困难，日久不愈，面黄少华，心悸乏力，短气自汗，肌肉瘦削，食少便溏，脉濡弱，舌淡苔白。

【辨证】 痹病日久，气血衰少，正虚邪恋，筋骨失养，故骨节酸痛，时轻时重，屈伸困难；气血不足，故面黄无华，心悸乏力；气虚则宗气不足，故短气；气虚不能固表，故自汗；日久肌肉失于气血濡养，故肌肉瘦削；脾气虚弱，故食少便溏；脾虚气血不足，故脉濡弱，舌淡苔白。

【治则】 补气养血，活血通络。

【方药】 黄芪桂枝五物汤（《金匮要略》）：黄芪30g、桂枝12g、白芍15g、生姜6g、大枣30g，加当归15g、鸡血藤30g、威灵仙

12g。若骨节酸痛，时轻时重，屈伸困难，加怀牛膝 10g、千年健 10g、全蝎 5g、蜈蚣 2 条、地龙 10g；心悸乏力，加丹参 30g、海风藤 15g、红花 6g；短气自汗，加山药 15g、芡实 30g、防风 5g、白术 10g；食少便溏，加炒山楂 30g、刘寄奴 5g、诃子炭 15g，或加炒薏苡仁 30g、苍术 10g。

气血不足，痹阻关节，也可用益肾蠲痹汤（朱良春的经验方）。

【护养】

①痹证者病在运动系统，故重在运动。只有适时、适量，因人、因病制宜地进行运动，才能有助于疾病的治疗，运动能活动关节、筋骨、经络，运动能调畅气血津液，促使新陈代谢，排泄人体垃圾。运动应以小到大，从少到多，循序渐进，坚持不懈。

②保持痹阻疼痛处的温暖是痹证护理上的重要措施。温能散寒，促使气血流通，气血畅行，关节筋骨得到濡养，有利于疾病转愈，可用局部保暖、加温、敷药等方法。如膝关节病戴护膝，腕关节病用护腕，腰部疼痛用腰托等。局部冷痛者，可加温外熨；也可用性温之品与酒、醋、水调外敷，如白芥子研末，加醋调成糊状敷局部关节等。

③注意气候的变化，尤其是风寒雨湿天气要及时避忌，在 24 节气中的二分（春分、秋分）、二至（夏至、冬至）是节气多变之时，尤需注意，提前做好防御工作，如多听、多看气象预报，及时添衣加被，关好门窗，使生活环境温暖，空气流通新鲜。

2. 阳虚痹

【症状】 骨节疼痛，日久不愈，关节强直变形，局部冷感明显，肌肉萎缩，形寒肢冷，面色惨白，弯腰驼背，腰膝酸软，尿多而清，或五更泄泻，脉沉细，舌淡白。

【辨证】 久病及阳，表阳不固，外邪易侵，故骨节疼痛，日久不愈；邪气久羁，气血失荣，故关节强直变形，肌肉萎缩；阳虚则内寒，故局部冷感明显，形寒肢冷；气虚阳微，气血不荣于上，故面色惨白；腰为肾之府，肾亏精弱，故弯腰驼背，腰膝酸软；肾阳虚损，阴寒内盛，故尿多而清；脾肾阳虚，故五更泄泻；阳虚气弱，脉气无力，故脉沉细；血气不足，故舌淡白。

【治则】 温阳散寒，益气养血。

【方药】 真武汤（《伤寒论》）：制附子15g、茯苓10g、白术10g、白芍10g、生姜8g，加桑寄生30g、川续断15g、狗脊30g、杜仲12g。若骨节疼痛，日久不愈，关节变形强直，加土鳖虫10g、全蝎6g、蜈蚣3条、僵蚕10g；局部冷感明显，形寒肢冷，加炙桂枝10g、补骨脂10g；肌肉萎缩，面色惨白，加黄芪30g、当归15g；弯腰驼背，腰膝酸软，加海马5g、怀牛膝15g、穿山甲6g；尿多而清，加益智仁10g、乌药10g；五更泄泻，加肉豆蔻6g、吴茱萸5g、五味子6g，或加山药30g、芡实30g、炒薏苡仁30g。

痹痛甚者，加用益肾蠲痹丸（朱良春经验方：熟地黄、当归、淫羊藿、鹿衔草、全蝎、蜈蚣、乌梢蛇、蜂房、土鳖虫、僵蚕、蜣螂虫、生地黄、鸡血藤、老鹳草、寻骨风、虎杖）。此方除对阳虚痹证有效外，其他久治不愈的痹证也可试用。

【护养】

①阳虚痹凡关节强直变形者，需配合针灸、按摩、推拿，以改变局部的强直变形，可由针灸科医生配合治疗，或自行操作也可，但需做到动作轻软，不能急于求成，更不能动作粗暴，否则会造成伤筋，甚至骨折等不良后果。

②阳虚痹，行动困难，甚至丧失行走功能者，需配备辅助工具，如残疾人用车之类；或有专人陪护，防止意外伤害。对尚能行动者，需适当参加运动，如一般的步行运动、做广播体操等。

③冬季进补对阳虚痹很有必要。一般选用温补肾阳之品，如鹿角胶、龟板胶、阿胶、海马等配熬成膏方；也可进食鹿肉、羊肉、牛肉、狗肉、乌龟、鳖等；还可进食药酒以温通气血，如蕲蛇酒、十全大补酒，或自制自配药酒。

3. 阴虚痹

【症状】 痹证日久，骨节烦疼，筋脉拘急，形疲无力，潮热盗汗，头晕目眩，耳鸣烦躁，大便干结，面赤如妆，腰膝酸软无力，关节红肿灼热，局部变形，屈伸困难，口干舌燥，脉细数，舌红少苔。

【辨证】 久病伤及肝肾，筋骨失于滋润，故骨节烦疼，筋脉拘急；肝主筋，肾主骨，肝肾亏损，筋骨软弱，故形疲无力；肝肾阴虚，虚火内扰，迫津外泄，故潮热盗汗；阴虚阳亢，故头晕目眩，耳鸣烦躁；阴虚内热，热灼津液，故大便干结；虚热上冒，故面赤如妆，口干舌燥；肾亏，则腰膝酸软无力；肝虚，则筋脉失养，故关节局部变形，屈伸困难；肝肾虚亏，外邪乘虚而入，故关节红肿灼热；阴虚则血亏，血虚则内热，故脉细数，舌红少苔。

【治则】 滋补肝肾，润燥和络。

【方药】 六味地黄丸（《小儿药证直诀》）：熟地黄30g、萸肉10g、山药15g、牡丹皮10g、茯苓10g、泽泻10g，加当归15g、白芍15g、木瓜10g、杜仲10g、枸杞子12g。若筋脉拘急，关节局部变形，屈伸困难，加络石藤30g、海风藤30g、全蝎6g、蜈蚣3条、僵蚕10g；形疲无力，加黄芪30g、山药15g、白术12g；头晕目眩，耳鸣烦躁，加甘菊10g、天麻10g、龙骨15g、牡蛎30g；潮热盗汗，面赤如妆，加地骨皮10g、稽豆衣30g、鲜石斛30g；大便干结，加火麻仁10g、苁蓉10g；腰膝酸软无力，加川续断10g、怀牛膝15g；关节红肿灼痛，加忍冬藤30g、蚕沙10g（包煎）、川黄柏10g，或金银花 15g、石膏 30g。

阴虚痹，可用蠲痹汤（出自《医学心悟》，组成：羌活、独活、秦艽、桂枝、当归、川芎、甘草、海风藤、桑枝、乳香、木香）合增液汤（出自《温病条辨》，组成：玄参、生地黄、麦冬）治之，更有祛风养阴之功，对关节疼痛者更有作用。

【护养】

①阴虚痹以阴虚血衰为基本病机，所以滋阴养血为基本治则，肾主骨藏精，肝主筋藏血，累及肝肾两脏，常需滋肾阴、养肝血，选用基本方为杞菊地黄丸或知柏地黄丸，目前此两方均有中成药，故对病久不愈，或慢性轻症患者可长期交替服用。

②阴虚需补阴，常用食物有淡菜、龟、鳖，可经常做膳食用。四肢关节病变，可服食动物蹄脚及筋骨，如猪脚蹄、牛筋、豹骨、鹿筋等。植物方面，可选用性凉多汁的果蔬，如木瓜、山楂、薏苡仁、冬瓜、西瓜、丝瓜等。

③民间治痹有较多偏方、单方，现介绍如下以供试用：a）老鹳草、豨莶草各 30g，水煎服。b）骨碎补 60g，狗肉适量，炖服。c) 鹿衔草 50g、红枣 30g，水煎服。d）桑枝 30g、怀牛膝 15g、汉防己 15g、丝瓜络 30g，水煎服。e）虎杖 30g、黄酒 10mL，共煎服。

（三十）瘀证

瘀证是指血液运行不畅，瘀积凝滞，或离经之血停聚体内所形成的多种病证。瘀是一种病理产物，也是致病因子，同时也是一种病证。实证：有寒阻经络、心脉，热盛血瘀，瘀热互结，各部位血瘀证和出血证；虚证：有气虚血瘀、血虚血瘀、阴虚血瘀、阳虚血瘀。虚证血瘀的辨治如下：

1. 气虚血瘀

【症状】 神疲乏力，心悸气短，动则更甚，纳呆少味，颜面浮肿，或心胸刺痛，或头痛头胀，或半身不遂，或腹中肿块疼痛，脉缓而弱，舌淡或紫瘀。

【辨证】 气虚则血运无力，以致血行瘀滞而成气虚血瘀。气虚则神疲乏力；气虚血亏，则心悸气短；动则耗气，故动则更甚；气虚脾弱，则脾失健运，故纳呆少味；气虚湿滞，水湿停留，故颜面浮肿；心血瘀阻，故心胸刺痛；血聚于头，故头痛头胀；血瘀于脑，故半身不遂；血结于腹中，则腹中肿块疼痛；血瘀于脉道，故脉缓而弱；血瘀于舌，则舌淡或紫瘀。

【治则】 益气养血，活血化瘀。

【方药】 补阳还五汤（《医林改错》）：黄芪30g、当归15g、赤芍15g、川芎10g、桃仁10g、地龙10g、红花6g。若神疲乏力，心悸气短，动则更甚，加党参30g、白术10g、黄精15g、玉竹15g、五味子6g、麦冬10g；纳呆少味，加谷芽15g、麦芽15g、山药15g、扁豆30g；颜面浮肿，加泽泻10g、茯苓12g、炙桂枝8g；心胸刺痛，加郁金10g、降香6g、橘络5g，或乳香5g、没药5g、三七粉3g（冲）；头痛头胀，加佩兰10g、白芷10g；腹中肿块疼痛，加三棱10g、莪术10g、炙鳖甲12g、土鳖虫10g；半身不遂，加鸡血藤30g、威灵仙15g、桑寄生30g、秦艽12g。

气虚血瘀者也可用圣愈汤（出自《兰室秘藏》，组成：黄芪、党参、当归、川芎、白芍、熟地黄）补气活血，此方偏温，补气力盛，若要祛瘀，宜加桃仁、红花，或水蛭、穿山甲之属。

【护养】

①气虚血瘀重在补气，气行则血行，气滞则血瘀，故需知补气活血之大法。清·王清任著《医林改错》，其学术经验就是"补气活

血"，提出"气通血活，何患疾病不除"的见解。用药不离黄芪、桃仁、红花；创立三逐瘀汤，至今沿用不衰，且为西医所重用，在治疗心脑血管病中发挥了一定作用。在护养上要从补气入手，补气之品首选黄芪，在民间也多用黄芪做药膳，如黄芪炖鸡是常用的补气养血之药膳，若用于补气活血可加三七或当归。

②活血之品，需注意对脾胃功能的影响，桃仁、红花、三七、丹参、乳香、没药等，长期服用往往导致胃痛或纳呆、便溏，如外伤患者常因过服活血化瘀的中药而导致胃痛的发生，所以在用活血化瘀药时，必需配伍和胃健脾之品，如白术、山药、党参、玉竹、黄精、红枣、甘草等。

③腹中肿块或其他部位肿块不能一概作为瘀血论治，必须做认真分析和检查。尤其是对质硬而坚、不易移动、表面高低不平者，更需进一步检查，以排除恶性肿瘤的可能，在排除肿瘤可能的情况下，再考虑用活血化瘀之法。

2. 血虚血瘀

【症状】 头晕目花，心悸失眠，面色萎黄，或身体局部刺痛不移，或有血瘀积块，脉细涩，舌淡有瘀斑。

【辨证】 出血之后，瘀血留滞，或瘀血不去，新血不生，或本来血虚，后因其他原因引起血瘀者，血虚故头晕目花，心悸失眠，面色萎黄；血瘀故局部刺痛不移，或有血瘀积块，脉细涩，舌淡有瘀斑。

【治则】 养血补血，活血化瘀。

【方药】 桃红四物汤（《济阴纲目》）：熟地黄30g、当归15g、川芎10g、白芍12g、桃仁10g、红花6g。若心悸，加丹参30g、柏子仁12g、葛根15g；失眠，加酸枣仁30g、夜交藤30g、珍珠母3g；面色萎黄，加黄芪30g、党参15g；局部刺痛不移，加三棱10g、莪术 10g、延胡索 10g，或加穿山甲 5g、皂角刺 10g。

血虚甚者，桃红四物汤加鸡血藤 30g、阿胶 10g、枸杞子 10g，或用八珍汤（出自《正体类要》，组成：党参、白术、茯苓、甘草、熟地黄、当归、川芎、白芍）。八珍汤为气血双补之剂，补血宜先补气，即"气为血之帅，血为气之母"之意，在此基础上再加祛瘀活血之品，如三棱、莪术、土鳖虫等。此方面面俱到，组方合理，紧贴临床。

【护养】

①血虚血瘀之证，祛瘀则能生新，所以祛瘀显得比补血更为重要。张仲景所立的大黄䗪虫丸主治五劳虚极羸瘦，其病机为血虚血瘀，主药是大黄和䗪虫（即土鳖虫），目的是祛瘀生新。由此可见，在护养中需注重活血化瘀药食的加用，如三七是活血化瘀之佳品，可用三七炖瘦肉，或三七炖鸽子，此二方利于外伤之后的补养，民间十分繁用；同时，对小儿 7～8 岁发育不良者，也可服食。

②局部刺痛一症，虽为血瘀之症，但有轻重缓急之别，必须详察病情，如心绞痛的胸前刺痛是一种危急重症，而胁肋或腹中刺痛，一般为局部神经作痛，不一定为重危急症。所以，虽都需活血止痛，但方药区别较大，不可忽视。

③血虚血瘀，要注意局部病位的温通保养。温能祛寒，寒能凝血，所以温通气血能直接达到祛瘀活血的作用，尤其是局部血肿瘀块，可用热敷或热熨，或按摩推拿的方法来活血消肿，但初起的外伤血肿或有开放性伤口不宜用之，以防伤肿的扩散和感染。

3. 阴虚血瘀

【症状】 低热不退，手足心热，形体消瘦，两目干涩，头晕目眩，心胸或胁肋、胃脘刺痛，脉弦细而涩，舌红少苔，或有瘀斑。

【辨证】 阴液亏损，血脉不充，以致血液运行不畅而瘀滞，故心胸或胁肋、胃脘刺痛，脉弦细而涩，舌有瘀斑；瘀血阻滞，阴精难以化生，导致阴虚血瘀，则形体消瘦；阴虚内热，故低热不退，手足心热；阴虚肝血不足，故两目干涩；阴虚肝阳上扰，故头晕目眩；阴虚血亏，故脉弦细而涩，舌红少苔；阴虚血瘀，则舌有瘀斑。

【治则】 滋阴养血，活血化瘀。

【方药】 通幽汤（《兰室秘藏》）：生地黄 30g、熟地黄 30g、桃仁 10g、红花 6g、当归 15g、升麻 10g、甘草 5g，加玄参 15g、麦冬 10g、枸杞子 12g、北沙参 30g。若低热不退，手足心热，加龙骨 15g、牡蛎 30g、地骨皮 10g、银柴胡 10g；两目干涩，加枸杞子10g、甘菊 10g；头晕目眩，加天麻 10g、红枣 30g、平地木 15g；心胸刺痛，加全瓜蒌 10g、薤白 10g、川芎 10g；胁肋刺痛，加降香6g、橘络 5g；胃脘刺痛，加郁金 10g、香附 10g、延胡索 12g。

除本方外也可用秦艽散（出自《济阴纲目》，组成：秦艽、麦冬、生地黄、地骨皮、当归、郁金、苏木），此方滋阴养血，清热祛风，尤适宜于阴虚血瘀的低热不退之症。

【护养】

①阴虚血瘀，常分五脏阴虚血瘀证，故需辨证治疗，如心阴亏虚，心血瘀阻的冠心病；肝肾阴虚，肝络瘀滞的肝硬化。在选方用药上有所区别，因此必须强调脏腑辨证。在护养上根据五脏特点进行，如心主神明，可配天王补心丸，或选用安神宁志的药食，常可选用龙眼肉、莲子、百合等调养。

②阴虚内热者，能冬不能夏，在炎热的夏季，往往伤津耗气，故需益气养阴，在药食方面，宜多进消暑清热，养阴生津之品，首选之物为西瓜，其次为石斛、西洋参。阴虚血瘀者，西瓜可多吃，也可连瓜皮一起取汁饮服，由于科技兴农，一年四季皆有西瓜，但以夏季西瓜最优。石斛或西洋参可煎泡代茶，1 日 1 次，每次

5～10g，长期服用益气养阴，增强抗病能力。

③六味地黄丸本是滋阴补肾之平剂，方中除滋补肝肾之药外，其中牡丹皮，为活血化瘀，凉血和血之品，故其组方结构很适合阴虚血瘀之证的治疗。可作为平日常服的中成药，一般用量为1日2次，每次3g（约20粒）。

4. 阳虚血瘀

【症状】　倦怠乏力，喜暖畏寒，面色萎黄，或心胸刺痛，或四肢水肿，脉沉细涩或结代，舌淡有瘀斑。

【辨证】　阳气亏虚，阴寒内盛，寒则气滞血瘀，故心胸刺痛，喜暖畏寒；阳气无以温煦全身，故倦怠乏力，面色萎黄；阳虚血瘀，气化失常，水湿停聚，故四肢水肿；阳气衰，气血滞，故脉沉细涩或结代，舌淡有瘀斑。

【治则】　益气温阳，活血化瘀。

【方药】　急救回阳汤（《医林改错》）：党参30g、附子15g、干姜6g、白术12g、甘草5g、桃仁10g、红花6g。若倦怠乏力，面色萎黄，加黄芪30g、当归15g；喜暖怕冷，加补骨脂10g、炙桂枝8g；心胸刺痛，加丹参30g、川芎15g、葛根30g；四肢水肿，加车前子10g（包煎）、泽泻10g、茯苓10g；脉结代涩，加苦参10g、瓜蒌10g、薤白10g。

阳虚血瘀伴水肿者，可配合五苓散（出自《伤寒论》，组成：猪苓、茯苓、白术、泽泻、桂枝），或五皮饮（出版《中藏经》，组成：大腹皮、茯苓皮、陈皮、桑白皮、生姜皮）。此两方健脾利湿，温阳化气，利水消肿。

【护养】

①血瘀证，有4种成瘀者：一为血运不畅，停滞为瘀；二为血液成分或性质的异常变化，引起血运不畅，即"污血"成瘀；三为

血脉病变，而致血运不畅，即"久病入络"；四为离经之血，未排出体外的血液为瘀血。在明确为何种血瘀证后，才能对证选药，在护养上也需明白，如黑木耳能软化血管，可用于久病入络者；芹菜、苦瓜、山楂能降脂化浊，可用于污血成瘀者；黄酒、葡萄酒、胡椒、辣椒能温通气血，可用于血运不畅致瘀者；三七炖瘦肉，活血养血，止血化瘀，可用于离经之血而成瘀者。

②阳虚血瘀者，需适当运动，运动能增强体质，有助于气血的流通，一般只宜轻便、轻快的运动，微有出汗或稍有气急的活动或劳动，剧烈的重体力运动，消耗过多精气，不利于健康。如可跳绳、散步、按摩等。

③水肿一症，常在血瘀证中并见，所谓"瘀水同病"，可选用益母草治疗。笔者经验：益母草全草 50～100g，平地木 30g、白茅根 30g、红枣 30g 同煎服，可用于慢性肾病综合征的水肿，以及心源、肝源性水肿，长期服用无毒副作用。

（三十一）老年病

老年病其实包括在其他各科疾病，尤其是内科疾病中，而且多表现为虚证，且在临床上有自己的特殊性，尤其社会进入老龄化之后，老年病引起了大家的关注，故特单独进行介绍。老年人由于脏腑功能的衰退，人体的代谢功能障碍，正常生理功能减弱，形成老年人疾病的易发性、多发性、特殊性，在目前主要的老年性疾病有心脑血管疾病、慢性肺系疾病、神经系统疾病、代谢障碍性疾病、泌尿系统疾病等。从虚证的角度来说主要有以下几种：

1. 高血压

肝火上冲者，面色潮红，心烦，脉弦紧，舌红苔黄；痰浊中阻者，胸闷多痰，人体肥胖，脉弦细，舌红苔腻；痰瘀阻络者，脑络不畅，头晕头痛，神志不清，或健忘不寐，此类病症，多为实证，或虚中夹实，或本虚标实，一般不宜补虚，要补虚也需补中有通，或补中有疏，或消补兼施。

实证除外，其实高血压也常表现出多种虚证，如阴虚阳亢者，头晕目眩，头目胀痛，面色潮红，遇事易怒，脉弦滑，舌红绛，宜滋阴潜阳，常用知柏地黄丸（六味地黄丸加黄柏、知母）加龙骨、牡蛎、怀牛膝、杜仲、龟板。食物补养上用淡菜、枸杞子、桑椹、鲍鱼。

肾阴亏虚者，腰酸背痛，四肢无力，头晕耳鸣，遗精多梦，脉弦细，舌红少苔，宜补肾益精，常用六味地黄丸（熟地黄、山药、山茱萸、牡丹皮、泽泻、茯苓）加枸杞子、甘菊、牛膝、龙骨、牡蛎。食物补养上用乌骨鸡、鹌鹑蛋、乌龟、甲鱼。

肾精亏损者，阳痿早泄，腰膝酸软，夜寐不安，潮热盗汗，脉细弱，舌红少苔，宜补肾摄精，常用秘精丸（菟丝子、韭菜子、五味子、牡蛎、龙骨、茯苓、白石脂、桑螵蛸）加金樱子、芡实。食物补养上用鹿肉、海参、鱼鳔、雀卵。

2. 冠心病

冠状动脉硬化引起血脉阻滞，出现胸闷气闭，甚则胸前区隐痛或刺痛，经心电图或心脏超声检查可以明确诊断。中医常称为胸痹，一般寒凝心脉者，脉涩，舌紫瘀；痰浊痹阻者，脉结，舌淡苔腻；血瘀心脉者，胸痛如刺，舌紫瘀，脉结代，这些证候多表现为实证，或虚中夹实，不宜补虚。

在冠心病的中医辨证中，也常出现心气不足，胸闷气短，心悸不适，脉细涩无力，舌淡苔薄白者，治宜补益心气，常用黄芪生脉饮（黄芪、党参、麦冬、五味子），食物补养上用莲子、酸枣仁、羊心。

气阴两虚，少气乏力，口干舌燥，胸闷心烦，脉细涩，舌干红者，宜益气养阴，常用生脉饮（党参、麦冬、五味子）加三参汤（党参、丹参、苦参）加减，在食物补养上用枸杞子、桑椹、莲子、淡菜、羊肉、灵芝、蜂王浆。

必要时要配合西医心内科治疗。

3. 慢性肺源性心脏病

慢性肺源性心脏病，中医多归属于咳喘、水肿，表现为动则气喘，咳喘不止，胸闷心悸，不能平卧，下肢或全身浮肿，脉细涩，舌淡瘀，苔白腻或水滑，治宜利水通阳，常用五苓散（白术、茯苓、猪苓、泽泻、桂枝）加党参、附子、丹参、车前子，食物补养上用羊肺、百合、核桃、补骨脂、银耳，也可服冬虫夏草。

4. 老年性慢性支气管炎

慢性支气管炎属中医咳喘，老年人多患，主要是老年人的脏腑生理功能衰退，抗病能力下降，如又失时治疗，或治不得法是造成慢性支气管炎的主要原因。慢性支气管炎多是本虚标实之证，平日要补养肺肾，发时要祛邪为先。除外感引起慢性支气管炎，导致发热、咳嗽、多痰等宜祛邪外，一般脾肺气虚，咳嗽，痰多而稀，脉细沉，舌淡苔白薄者，宜健脾清肺，常用二陈汤（陈皮、半夏、茯苓、甘草）合三子贞元饮（熟地黄、当归、炙甘草、莱菔子、苏子、白芥子）加味，如杏仁、川贝母、补骨脂、核桃仁。老年性慢性支气管炎，要做到"平日补肾，发时治肺"的治疗原则，在食物补养上用核桃仁、冬虫夏草、猪肾、羊肺、燕窝、山药、薏苡仁。

5. 老年性阻塞性肺气肿

老年性慢性支气管炎日久不愈，多发展为老年性慢性阻塞性肺气肿，其主要表现为喘咳多痰，动则气急，长期不愈，畏寒怕冷，脉弦滑，舌淡苔白腻，治宜宣肺止咳，健脾化痰，佐以活血化瘀，常用六君子汤（党参、白术、茯苓、姜半夏、陈皮、炙甘草）合百合固金汤（熟地黄、生地黄、玄参、贝母、桔梗、百合、白芍、当归、麦冬、甘草）加茜草、丹参、桃仁、红花。在食物调养上常用冬虫夏草、蛤蚧、海马做膳，鳗鱼、燕窝可常服。

6. 急性脑血管疾病后遗症

老年性脑血管病意外，俗称中风，中风经抢救之后常出现半身不遂、失语、智力障碍、神志不清等后遗症，这些后遗症的治疗一般需多管齐下才能得到一定的恢复。在治疗中必须分辨是脑血管破裂，还是脑血管阻塞，即是脑出血还是脑栓塞。脑出血的治疗，首先要注意血压是否稳定，出血是否停止，在不出血、血压稳定的情况下，进行多种治疗，如在补阳还五汤（当归、川芎、黄芪、赤芍、桃仁、红花、地龙）的基础上加石菖蒲、磁石、穿山甲、王不留行、皂角刺。若是脑栓塞，必须痰瘀同治，用桃红四物汤（桃仁、红花、熟地黄、当归、川芎、白芍）合二陈汤（陈皮、半夏、茯苓、甘草）加三棱、莪术、白芥子、山楂、穿山甲。在食物调养上用乌骨鸡、蚌肉、桑椹、枸杞子、淡菜，也可用海参、鲍鱼、乌龟肉、鳖做膳。

7. 老年性痴呆

随着社会老龄化的出现，老年性痴呆已成为目前十分受医患关注的老年病。国外称为阿尔茨海默症，它是一种大脑萎缩变性而引起的慢性进行性精神衰退性疾病，早期表现为近期记忆力减退，如常遗失物品，前说后忘，对人淡漠；进一步出现远近记忆力均受损，如不能正确地回答自己及亲人的姓名，不知羞耻，行为怪异；后期全身功能严重衰退，生活不能自理，卧床不起。中医对此病的认识，属健忘、癫狂之类，并认为肾藏精主髓，脑为骨之海，当肾精亏虚较甚，髓海失养，大脑就不能正常思维，渐致痴呆；同时，心为藏神之官，当年老气血衰败时，心神失养，影响其主神明之功，出现神志错乱的痴呆症。在治疗上宜调补心肾，常用平补镇心丹（酸枣仁、茯苓、车前子、五味子、天冬、麦冬、熟地黄、山药、党参、龙齿、朱砂、远志、炙甘草），或用摄魂汤（酸枣仁、熟地黄、白芍、当归、山茱萸、党参、茯苓、远志、巴戟天、白芥子、柏子仁）。在补益心肾的同时，要注意祛痰化瘀的痰瘀同治之法的运用。在食物调养上莲子、核桃、龙眼、鹌鹑肉、鸽子肉、鱼头宜做膳。并做好心理上的疏导，常需人陪护，以防意外。

8. 糖尿病

糖尿病是当今发病率不断上升的疾病，除老年人多患外，已向低龄化发展，所以更要重视老年性糖尿病，中医介入治疗的主要目的：一是减少糖尿病的并发症，二是提高患者的生活质量，三是实行中西医结合为糖尿病治疗开拓新的思路，四是进一步研究糖尿病的发病原因，开发治疗糖尿病的、副作用少的口服新药。

糖尿病其实是虚多实少的一类病证，在临床上以 2 型糖尿病为多见，原发性糖尿病以青少年为主，作为老年病主要是指 2 型糖尿病，中医称为消渴，其基本病机是阴虚津亏，虚火内生，主要证型有燥热伤肺、胃燥津伤、肾阴亏虚、阴虚火旺、阴阳两虚，这些证型以养阴生津，清热泻火为基本大法。

燥热伤肺者，口干烦渴，小便量多，治宜清热润燥，常用二冬汤（麦冬、天冬、茯苓、车前子），或天花粉散（天花粉、生地黄、麦冬、葛根、五味子、甘草）。

胃燥津伤者，口渴多饮，多食易饥，治宜清胃养阴，常用山芪降糖丸（生地黄、丹参、桃胶、黄芪、山药、苍术、玄参），或止消汤（石膏、人参、茯苓、玄参、生地黄、知母、麦芽、谷芽、神曲）。

肾阴亏虚者，口干舌燥，大渴引饮，尿频量多，尿浊如膏，皮肤干燥，治宜滋阴补水，润燥生津，常用门冬饮（麦冬、知母、五味子、生地黄、茯苓、人参、天花粉、葛根、甘草），或保元降糖冲剂（西洋参、葛根、枸杞子、三七、石斛）。

阴虚火旺者，大渴引饮，心烦少寐，潮热盗汗，治宜养阴生津，增液泻火，常用引龙汤（玄参、麦冬、五味子、山茱萸、肉桂），或三消汤（党参、白术、茯苓、当归、生地黄、黄柏、知母、黄连、黄芩、麦冬、天花粉、甘草）。

在食物调养上，总的来说是少进含糖多的食物，如一般蔗糖、葡萄糖制品，含糖高的水果，多进低糖、低油、低盐饮食，如黄瓜、西红柿、纯牛奶、西洋参、石斛、淡菜、黑木耳、核桃、螺蛳、河蚌、黄鳝、薏苡仁等。有甜味食品需求的，需以糖尿病专用甜味剂代用，如当今市售的元贞糖之类。

9. 骨质疏松综合征

骨质疏松综合征是一种由各种原因引起的骨病，是老年人多患的一种病症，长期使用激素、糖尿病并发症、甲状腺功能亢进等是引起此病的重要原因。常见周身骨痛，乏力，疼肿以脊椎、骨盆、骨折处为主，常为持续性疼痛，登高或体位改变时尤其明显，久病可引起下肢肌肉萎缩、脊椎压缩性骨折等。

中医称为痹证、骨痿，肾主骨藏精生髓，老年人肾虚精亏，或久坐少动，气血运行缓慢，久则瘀血内生，阻碍正常气血的荣养，常见的多为精血亏虚，身体瘦弱，耳鸣耳聋，腰膝无力，五心烦热，治宜益精养血，用双芝丸（熟地黄、石斛、五味子、黄芪、肉苁蓉、牛膝、杜仲、菟丝子、鹿角霜、沉香、麝香、人参、茯苓、覆盆子、山药、木瓜、天麻、秦艽、薏苡仁），或杜仲丸（杜仲、龟板、黄柏、知母、当归、白芍、五味子、枸杞子、补骨脂），或滋阴补髓汤（龟板、生地黄、黄柏、知母、豹骨、枸杞子、当归、党参、茯苓、白术、狗脊、川续断、牛膝、猪脊髓）。若气血亏损，面色萎黄，气短乏力，骨节酸痛，宜益气养血，补骨生髓，常用双和汤（白芍、当归、川芎、熟地黄、黄芪、肉桂、炙甘草），或鹿角胶丸（鹿角胶、鹿角霜、熟地黄、当归、人参、川牛膝、菟丝子、茯苓、白术、杜仲、虎骨或豹骨、龟板）。在食物调养上可进食牛奶、枸杞子、羊胫骨、牛蹄筋、海参、冬虫夏草、鹿角胶、龟板胶、桑椹、龟、鳖、鳗鱼等。

10. 前列腺肥大

前列腺肥大又称前列腺增生，是老年人比较常见的疾病，50岁以上男性多患，主要与雄激素、雌激素分泌不均有关。其主要表现为排尿困难，早期多见尿频、尿急，夜间尿频更明显，排尿不畅，余沥不尽。

中医称为癃闭，癃为小便不畅，滴沥不尽；闭为尿闭塞不通。除与湿热下注有关外，主要是肾与膀胱气化不利所致。治疗宜清热化湿，益脾升阳，温肾化气，疏肝行气，活血化瘀，补气养阴，常用四龙汤（龙胆草、王不留行、地龙、蛇蜕、虎杖、鱼腥草、败酱草、泽兰、穿山甲），或行水汤（熟地黄、巴戟天、茯苓、芡实、肉桂）通阳行水。在食物调养上多食泥鳅、扁豆、核桃、鸽肉、山药、芝麻、韭菜、赤小豆、薏苡仁。

（三十二）肿瘤

肿瘤目前主要以中西医结合进行治疗，一般发现且明确诊断后，多采用西医的手术治疗（包括切除肿瘤病灶、介入治疗等）；手术后多采用化学药物治疗来杀灭癌细胞，但其对正常细胞也有杀伤力，因此副作用很大，俗称化疗；有的要进行放射性治疗，利用放射性元素杀灭癌细胞，俗称放疗。这三种治疗方法是当今比较常用的治疗肿瘤的方法。与此同时，配合中医治疗。

中医药治疗，一般情况下是在西医治疗后或治疗中，紧接着进行中医药的辨证论治，中医强调扶正祛邪的治疗方法，即扶正补虚的同时祛除病邪，并强调辨证论治，因为没有单一的治肿瘤方药。有的患者因病属晚期，如广泛转移，也请中医治疗，即所谓保守治疗。中医介入治疗，笔者认为：①要早期，不一定到西医治疗后介入；要有信心，不要认为肿瘤是今天才有的，中医药早就有治疗肿瘤的经验。②要坚持，中医药治疗是整体的自然疗法，不是单刀直入的攻击疗法，所以在疗效上比较慢，但它从根本上进行治疗，所以要坚持下去。③不盲目，不要病急乱投医。④对于各地开设的肿瘤科或医院，一定要认"公"，不认"私"，对民营医疗单位和个人，一定要了解清楚后再考虑就医。⑤不急躁，得了肿瘤心情来不得半点急躁，因为急躁易生内热，而肿瘤本身是消耗性疾病，易阴虚血燥，内热偏旺，所以需"静"养治疗，做到"既来之则安之"。

如何进行肿瘤的治疗，一般的治疗是理虚调养与中西医治疗相结合，主要有以下内容：

1. 精神调摄

对肿瘤必须要有一个客观、正确的认识，首先它不是一种不治之症，但是一种难治之病症。自古以来这种病症是存在的，如中医的噎膈，在几千年以前就有记载，就有很多治疗方法和经验。这种噎膈的症状是饮食难下，得食就吐，消瘦乏力，最后衰竭而死，这与当今的食管癌、胃癌是完全一致的。还有中医的鼓胀，多为肝硬化，最后演变成肝癌。这些疾病自古属于中医内科的四大难证（风、劳、鼓、膈）中的鼓证（肝硬化与肝癌）与膈证（食管癌与胃癌），所以只要客观对待，没有不可战胜的，国医大师朱良春曾说："只有不知之症，没有不治之症。"得了肿瘤不能怕、不可怕，要保持乐观向上，笑对人生，珍惜生命，用好每一天的分分秒秒，不能悲观失望，更不能自暴自弃，或自卑无信心。现实生活中的许多事实告诉我们肿瘤不可怕，怕的是自己精神上的死亡。得了病要看破一切，学习四乐观（知足者常乐、以苦为乐、助人为乐、自得其乐）。

2. 饮食调养

在精神调摄好的基础上，不要一味去找治肿瘤的方药，尤其是有些人相信偏方、秘方、单方等不着边际的方法，结果上当受骗。我认为，主要从饮食调养入手，从平日的饮食中去找药食兼优的食物或药膳。如肺胃阴虚者多食用西洋参、石斛、鸭蛋、木耳、薏苡仁；阴虚内热，肝火偏旺者多食用龟肉、鳖、蚌肉、牡蛎、淡菜、桑椹、草莓、猕猴桃；气血不足者多食鹌鹑蛋、乌骨鸡、羊肉、红枣、山药、枸杞子、番茄、太子参、龙眼肉；气虚下陷，脾肾不足者多食人参、冬虫夏草、黄芪，或食用鳗鱼、鳝鱼、扁豆、薏苡仁、猪肚、狗肚。在选择食物上一定要注意患者的喜好，不喜欢吃的不要勉强，更不要硬着头皮吃，否则要伤胃，更影响食欲，食欲不振，万般皆输，所以一定要在饮食调养上下工夫，专门采集患者平日喜欢吃、现在也想吃的饮食。

糜粥调养是养胃和胃的好办法，但首先要知道患者是否接受和喜欢，在此基础之上，用粥进行养胃，如小米、薏苡仁、山药、赤小豆、绿豆、扁豆、粳米、糯米、百合、红枣、核桃仁、龙眼肉、莲子等都是很好的熬粥材料，可以任意选择 2 ～ 3 种做成糜粥，熬粥时间不要太长，一般 30 ～ 60 分钟。

3. 治中为先

"中"即中焦，泛指脾胃，一定要把中焦脾胃的病放在首位。治中为先，这是一个原则。不论什么肿瘤，先要知道其脾胃是否有病，具体看有无食欲不振，胃脘是否疼痛、胀气，有无嗳气、呕吐，检查有无器质性疾病与功能性疾病，主要是通过现代仪器设备检查，如胃镜、B超、CT之类，这样基本了解了脾胃的情况之后，就能知道患者食物、药物接受的顺畅程度，使所用药物或日常饮食达到应有的作用。如万一脾胃方面有问题，如梗塞不通（包括完全或不全性梗塞），则首先要治疗其不通的问题，以手术、扩张、插管等方法排除阻碍；如是消化功能失调，消化液不足，胃肠道蠕动减慢，这就要调整消化功能，补充消化液，刺激消化液的分泌和肠胃的蠕动。只有中焦脾胃的病症消除了，才能正常进行治疗，这是治疗的第一道口，也是治疗任何疾病的第一关。

4. 引物自救

在治疗肿瘤时，往往随着时间的推移，患者会出现各种各样的变化，最常见的是患者的自救能力会迅速反映出来。自救最多见于各种动物的自救治疗，如有的动物受伤出血，甚至骨折，它们会自找草药进行治疗，这就是自救能力的反映。人比动物高级得多，自救能力更强大，在疾病中这种现象要引起医生的重视，尤其是肿瘤患者到晚期，或病情严重阶段会表现得更明显。如引食自救，当出现这种自救时一定要满足患者的要求。在农村有些老人吃素念佛，得了病更是不吃荤腥之物，希望菩萨能保佑他们，在临床上我经常会碰到久病不吃荤腥的老人突然会提出要吃荤腥之食物，如猪蹄、鲜鱼等，这时要满足其要求，做到有节有度，这样有助于病的好转或康复，这说明其体内需要这种营养成分。如有的患者要求见久别的亲人，这也是自救，不同的是这是精神上的自救现象。

5. 减少禁忌

对肿瘤患者，很多医生是十分强调禁忌的，笔者认为要减少禁忌，或不需禁忌。当然必要的禁忌还要具体问题具体对待，如肝癌、胃癌患者，一定要禁酒、烟，因为这些对肝胃的影响很大。但是一般的，尤其是老年（65 岁以上）患者，就不必如此禁忌了，即使是对所患疾病有一定影响也不要多禁忌，年龄越大越要放宽，70、80 岁，甚至 90 岁以上的患者，一般百无禁忌，让其快快乐乐度终生。

6. 多管齐下

由于肿瘤的复杂性，治疗方法也是多种多样的，在治疗上可采取多管齐下的方法。自古以来，人们从实践经验中得到了一种疾病的许多治疗方法，如经常会用各种形式治疗胃肠病。以湿热泄泻为例，有的用中成药香连丸，或用汤剂六君子汤（炒党参、炒白术、茯苓、广木香、砂仁、甘草）、葛根芩连汤（葛根、川黄连、黄芩）；有的用针灸也能治疗，如针足三里、气海、关元；有的用黄连、丁香等量研粉，醋调敷脐中也能治疗；有的用中草药地锦草、凤尾草、蒲公英、仙鹤草等同样也能治愈。肿瘤是难治之病症，我们要充分发挥和利用各种经验来攻克它。做到既要内治也要外治，或内外合治；既要继承传统的治疗方法，也要吸取新的技术；既要用西医的现代技术，也要发挥中医药的特长。对某些肿瘤患者采取多管齐下的方法，确实收到意想不到的效果。如乳腺癌，经手术治疗后，通过中医药补虚扶正、疏肝散结，再配合针刺三阴交、足三里的治疗，在饮食上采用扶正祛邪的药膳，如冬虫夏草炖野鸭，长期食用薏苡仁汤、粥，其复发率大大减少，有的基本治愈，寿命延长，生活质量也大大提高了。

【妇科病证】

（一）月经先期

月经先期是指月经周期超前在 7 天以上，甚至 1 个月 2 潮。经行先期，实证：有血热、肝郁、血瘀；虚证：有气虚。气虚月经先期的辨治如下。

气虚月经先期

【症状】月经先期，色淡量多，质稀薄，面色惨白，小腹空坠，四肢无力，脉缓弱，舌淡，苔薄白。

【辨证】脾虚气弱，统摄无权，又因冲任不固，故月经先期，色淡量多，质稀；气虚血少，故面色惨白，小腹空坠；脾主四肢，故四肢无力；脾虚气弱，生化无权，脉道空虚，故脉缓弱；气血不足，故舌淡，苔薄白。

【治则】健脾益气，养血固经。

【方药】黄芪八物汤（《竹林寺女科》）：黄芪 30g、熟地黄 15g、当归 12g、白术 12g、白芍 10g、茯苓 10g、炙甘草 5g，加党参 30g、阿胶 10g（另烊）、海螵蛸 30g。若色淡量多，质稀，加鸡血藤 30g、山药 30g；面色惨白，小腹空坠，四肢无力，加莲肉 30g、芡实 30g、龟板 15g（先煎），或加龙骨 15g、牡蛎 30g。

【护养】

①月经先期，注意前后 2 次月经的日期，便于诊断和辨治。对于初潮女子，月经先期有时不必治疗，需观察数月再做明确的诊断，同时，注意生活、起居、饮食上的调摄，该病往往能自然消失。

②调养饮食，多食健脾益气之品，如莲子、龙眼肉、芡实加粳米炖粥。也可选 1～2 种补气药取煎汁炖粥，如黄芪、党参、西洋参、太子参、白术、黄精、玉竹等皆可选用。

③精神上也需调摄，肝郁气滞、情绪紧张等也可导致月经先期，因此父母、姐妹或丈夫亦要关注其月事，使她情绪放松，心情愉快，必要时陪护她去专科医院诊治。

（二）月经迟后

月经迟后 8～9 天，甚至每隔 40～50 天一至的称为月经迟后，或称月经后期。实证：有血寒、血瘀、气滞；虚证：有血虚。血虚月经迟后的辨治如下：

血虚月经迟后

【症状】 经行后期，量少色淡，小腹空痛，面色萎黄，身体瘦弱，皮肤干燥，头晕目眩，心悸怔忡，脉虚细，舌淡少苔，或无苔。

【辨证】 久病或亡血，营血亏虚，血海不能按时而满，故经行后期，量少色淡；血虚胞脉失养，故小腹空痛；血虚气弱，不能内充经脉，外润肌肤，故身体瘦弱，皮肤干燥，面色萎黄；血虚不能养肝，肝血不足，故头晕目眩；血虚不能养心，故心悸怔忡；血虚阴亏，阴虚内热，故脉虚细，舌淡少苔或无苔。

【治则】 补气益血，养血调经。

【方药】 人参养荣汤（《太平惠民和剂局方》）：党参 30g、黄芪 30g、当归 15g、白术 12g、白芍 10g、熟地黄 30g、茯苓 10g、桂心 6g、五味子 6g、远志 10g、甘草 5g、生姜 6g、大枣 30g。若小腹空痛，加乌药 10g、小茴香 6g、延胡索 10g；头晕目眩，加明天麻 10g、川芎 15g；心悸怔忡，加丹参 30g、酸枣仁 15g、柏子仁 10g。

若用八珍汤（出自《证治准绳》，组成：熟地黄、当归、白术、白芍、川芎、茯苓、党参、甘草）加陈皮、香附（醋炒）、葛根（酒炒）、生姜、大枣，治疗血虚月经迟后效果也著。

【护养】

①血虚月经迟后，关键是养血补血，血足经自能如期而至。补血之品需选择传统的原汁原味的食品，常可选用红枣、黑枣、龙眼肉、红糖及动物的血、肝等。

②月经后期，如已婚妇女月经周期超过 30 天，需检查是否早孕，在排除早孕之后，再辨证治疗。对月经初潮的少年女子，由于整体发育尚不完善，月经后期也可出现，一般不需要治疗，但需进行经期卫生教育，如局部的清洁，禁食生冷，及时把月经情况报告父母。

③凡月经后期者，要注意小腹保暖，不要使其受寒，因宫寒血凝，经水瘀滞，常易后期，可在临近经期对小腹保暖增温，可用热水袋热熨局部，或用艾条温灸气海、关元或三阴交。

（三）月经先后无定期

月经不按周期来潮，或先或后，称为月经先后无定期，或称经乱，或谓月经愆期。实证：有肝郁；虚证：有肾虚。肾虚月经先后无定期的辨治如下：

肾虚月经先后无定期

【症状】　经来或先或后，量少色淡质清稀，面色晦暗，头晕耳鸣，腰痛如折，小腹空坠，大便不实，夜尿频数，脉沉弱，舌淡苔薄。

【辨证】　肾气虚衰，冲任不调，血海蓄溢失常，故经来或先或后；肾气不足，精血衰少，故量少色淡质清稀；肾水虚亏，故面色晦暗；肾生髓，开窍于耳，肾虚髓海空虚，故头晕耳鸣；腰为肾之外府，肾虚失养，致腰痛如折；胞系于肾，故小腹空坠；肾司两便，虚则失其约束，故大便不实，夜尿频数；肾气虚弱，脉气不充，故脉沉弱；肾精不足，气血两虚，故舌淡苔薄。

【治则】　补益肾气，调养冲任。

【方药】　固阴煎（《景岳全书》）：人参 5g、熟地黄 30g、山药 15g、萸肉 10g、菟丝子 10g、远志 10g、五味子 6g、炙甘草 5g，加肉桂 8g、附子 15g、补骨脂 10g。若量少色淡质清稀，小腹空坠，加阿胶 10g（另烊）、鹿角胶 10g（另烊）；面色晦暗，头晕耳鸣，加黄芪 30g、当归 15g、骨碎补 30g；腰痛如折，加狗脊 15g、杜仲 10g、怀牛膝 12g、川续断 12g；大便不实，加茯苓 12g、泽泻 10g；夜尿频数，加益智仁 10g、乌药 10g、桑螵蛸 10g，或芡实 30g、补骨脂10g。

【护养】

①月经先后无定期，多见于肝郁气滞的女子，因此需疏肝理气，调节情志。这也是不孕症的一种表现，对于已婚妇人，同居一年以上而不孕者，并见月经先后无定期，必须治疗此证，才能受孕。

②肾虚月经先后无定期者，平日应补益肾精与肾气，并多从饮食来补养，如选择黑色食品是很好的补肾方法，常用的有乌龟、鳖、乌骨鸡、黑芝麻、黑木耳、黑米、黑豆等，其中以乌骨鸡最适合女子补肾调经，可做药膳。也有用乌骨鸡配合其他中药制成中成药，如乌鸡白凤丸之类。

③月经先后无定期，由于没有正确的行经时间，因此需在大概的时间内做好行经准备，以防措手不及，并做好经期卫生。也可每天早晨起床前测体温以知月经来潮，即在体温升高的时候有可能月经将至。

（四）月经过多

月经周期不变，而排经量超过正常，或行经时间延长，量也因此增多，称为月经过多。实证：有血热；虚证：有气虚。气虚月经过多的辨治如下：

气虚月经过多

【症状】月经量多，过期不止，色淡清稀如水，面色苍白，气短懒言，心悸怯寒，小腹空坠，肢软无力，脉虚弱，舌淡苔白。

【辨证】　气虚下陷，冲任不固，故经血妄行，量多不止；气虚火衰，不能化血成赤，故色淡清稀如水，面色苍白；气虚阳衰，阳衰畏寒，故心悸怯寒；气虚，故肢软无力，气短懒言，小腹空坠；血少，故脉虚弱，舌淡苔白。

【治则】　益气升阳，固气摄血。

【方药】　举元煎（《景岳全书》）：人参 5g、黄芪 30g、白术 15g、甘草 5g、升麻 10g，加阿胶 10g（另烊）、仙鹤草 15g、海螵蛸 30g。若色淡清稀如水，面色苍白，气短懒言，加山药 30g、当归 15g、川芎 10g、芡实 30g；心悸怯寒，加炙桂枝 10g、附子 10g、丹参 30g；小腹空坠，加龟板 15g、鹿角片 6g；肢软无力，加川续断 15g、怀牛膝 15g。

【护养】

①月经过多，必须明确诊断，尤其是出血不止者，应做妇科检查（未婚女子或少女一般不做检查），在明确诊断后需采用中西医两法予以止血为急，如必要的手术（刮宫）治疗，或输液补充体液，或输血以救垂危，再用中药配合治疗。

②月经过多，每月如此者，日久常致贫血，出现气虚月经过多，这必须中医辨治，在止血固摄的同时需补气养血，并结合饮食调养。常可黄芪炖鸡或冬虫夏草炖鸭子，这两则药膳重在补气益血，民间广为流传；也可用白凤乌骨鸡炖服。

③需做好准备和提前求诊，以防措手不及，或造成不必要的痛苦和损耗，如气虚甚者，可准备高丽参，以补气摄血，一般高丽参 5g 煎汤待服；有的用收敛固涩中药以加强子宫的收缩，减少月经。

（五）月经过少

月经周期如常，而经量减少，或行经时间缩短，排出量少于平日量，称为月经过少。实证：有血瘀；虚证：有血虚。血虚月经过少的辨治如下：

血虚月经过少

【症状】 月经量少，或不到 1 日即净，或仅来点滴即止，经来色淡，小腹空痛，皮肤干燥不润，头晕眼花，耳鸣心悸，腰膝酸软，手足不温，脉虚细，舌淡无华。

【辨证】 阴血衰少，不能充盈胞宫而化生经水，故月经量少，或不到 1 日即净，或仅来点滴即止；血虚胞脉失养，故小腹空痛；血不荣四肢、肌肤及各脏腑器官，故经来色淡，皮肤干燥不润，头晕眼花，耳鸣心悸，手足不温，腰膝酸软；血不充脉，故脉虚细；血虚，则舌淡无华。

【治则】 益气健脾，补血调经。

【方药】 人参滋血汤（《产宝百问》）：人参 6g、山药 30g、茯苓 10g、熟地黄 30g、当归 15g、白芍 12g、川芎 8g。若月经甚少，加阿胶 10g（另烊）、枸杞子 10g；小腹空痛，加乌药 10g、小茴香 6g、黄芪 30g；皮肤干燥，加制首乌 15g、核桃仁 10g；头晕眼花，加女贞子 15g、旱莲草 15g、枸杞子 10g；耳鸣，加磁石 30g、石菖蒲 10g、骨碎补 30g；心悸，加丹参 30g、龙眼肉 10g；腰膝酸软，加杜仲 10g、怀牛膝 15g；手足不温，加炙桂枝 10g、干姜 6g，或补骨脂 10g、附子 10g。

【护养】

①血虚月经过少，重在补血调经，常宜用血肉有情之品，如动物的血、肝，禽蛋，乳品等，服食时需视其胃纳多少，少量多次进

补，由于含丰富的蛋白质，往往过量会引起消化不良，所以做到细水长流，不能一次进食过多。

②足三里是保健穴，对脾胃有很好的保养作用。血虚月经过少者，需从健脾入手，因此做到每天 1 ～ 2 次按摩足三里，达到局部酸胀麻的感觉；也可用冷灸足三里的方法：用斑蝥研细，取少许水调，敷足三里 6～12 小时，发泡后，用创可贴保护，让其自然破裂、结痂。

③血虚月经过少，若年至七七，49 岁是天癸将尽，不是病变，要让其自然绝经。目前由于生活环境优裕，绝经期在延后，许多人年过 50 岁月经如常人，而有的因长期患病，提前衰退，提早绝经，因此需分别对待。

（六）痛经

在行经期前后或经期中，小腹及腰部疼痛，甚则剧痛难忍，俗称痛经，又称经行腹痛。实证：有气滞血瘀、寒湿凝滞；虚证：有气血虚弱、肝肾亏损。虚证痛经的辨治如下：

1. 气血虚弱

【症状】 经期或经后，小腹绵绵作痛，得按则减，面色苍白，神倦乏力，语声低微，月经色淡，量少质稀，脉虚细，舌淡苔薄。

【辨证】 气血虚弱，血海空虚，胞脉失养，故小腹绵绵作痛，得按则减；气血两虚，故面色苍白，神倦乏力，语声低微，月经色淡，量少质稀；气血不足，脉道空虚，故脉虚细，舌淡苔薄。

【治则】 补益气血，缓急止痛。

【方药】 三才大补丸（《素庵医要》）：党参 30g、白术 15g、杜仲 10g、熟地黄 30g、当归 15g、川芎 12g、黄芪 30g、香附 10g、艾叶 10g、补骨脂 10g、阿胶 10g（另烊）、山药 30g。若小腹绵绵作痛，得按则减，加乌药 10g、炮姜 6g、延胡索 10g；月经色淡，量少质稀，加鹿角胶 10g（另烊）、龟板胶 10g（另烊）；面色苍白，神倦乏力，语声低微，加高丽参 6g，去党参，或附子 10g、干姜 6g、高丽参 6g。

【护养】

①气血两虚痛经，可在疼痛时配合外治：a）清凉油取一点抹脐中，有很好的止痛效果；若无清凉油，可用风油精或白花油涂脐；也可买少量冰片涂抹脐中；还可用麝香镇痛膏外贴脐腹部。b）用艾条温灸脐及四周小腹部，用雀啄灸法，不灼伤皮肤，以局部皮肤红润发热为度，直灸至痛止。c）按摩小腹也能止痛，但动作要轻柔，不能用力按压，最好是母亲或丈夫按摩。

②民间单方也可试用：白芍 100g、白醋拌匀，慢火炒微黄，取 30g 水煎服，对于血虚痛经有很好的止痛效果。笔者 20 世纪 70 年代在山区工作，用下法治痛经也有较好疗效：生姜 5 片（约 10g）、红糖 10g、陈艾 1 团（约 10g），水煎服，1～2 剂能见效。

③气血两虚痛经，平日注意少吃生冷饮食，尤其在经期前、中、后都得禁忌，在夏天禁食冷饮及冰冻之物，并做好小腹的保暖，必要时可用热水袋等加温散寒。

2. 肝肾亏损

【症状】 经来色淡量少，经行后小腹作痛，腰部酸胀，脉沉细，舌淡苔薄。

【辨证】 肝肾亏虚，精血不足，冲任俱虚，故经来量少而色淡；经行之后，血海空虚，胞脉失养，故小腹作痛；腰为肾之外府，肾亏，故腰部酸胀；肝肾亏虚，精血不足，故脉沉细，舌淡苔薄。

【治则】 补益肝肾，缓急止痛。

【方药】 调肝汤（《傅青主女科》）：山药 30g、阿胶 10g（另烊）、当归 15g、白芍 15g、萸肉 10g、巴戟天 12g、甘草 5g。若小腹作痛，加乌药 10g、艾叶 8g、小茴香 8g；腰部酸胀，加龟板 12g（先煎）、川续断 12g、怀牛膝 15g。

【护养】

①肝肾亏损痛经，注意腰部酸胀、重滞、疼痛的变化，这也是其主要症状，往往与小腹作痛同时存在，所以补腰壮肾不能缺失，在饮食上常用以腰补腰之法，即用动物肾脏做膳，如猪腰烧杜仲，为常见的补腰之药膳，有 2 种方法可选用：a）猪腰 1 对剖开，去净杂碎，杜仲打碎，撒入猪腰中，蒸熟，去杜仲末，切碎食用。b）杜仲 30g 水煎取汁备用；猪腰 1 对，剖开去净杂碎，清水漂 4～8 小时后，切碎；加油少许，待加热至油八成热时，倒入猪腰迅速猛炒，并倒入杜仲煎汁，加少量调味品，稍收干即起锅，便可食用。

②女子若已婚，也需节制房事，一是多行房亦伤肝肾，造成肝肾精血不足，胞宫失养，易致痛经的发生；二是多行房，常把病邪带入子宫，形成邪毒侵害宫腔而作痛。故夫妻双方都应理解，并做好性事前后的卫生工作。

③做好个人卫生，防止病邪入侵子宫。肝肾亏损，抗病力弱，因此常易病邪侵犯，尤其是经期不能下水作业，所用卫生用品都必须消毒灭菌，至少要在太阳下晒过才可使用。

（七）闭经

正常女子，年至 14 岁左右月经来潮，若超龄过久而月经未至，或曾来而又中断，或经行如常，忽然数月未至，同时伴随其他症状者，称为闭经，也可称经闭。但妊娠或哺乳期妇女的停经和特殊的暗经，皆不属于闭经。实证：有气滞血瘀、寒湿凝滞；虚证：有脾虚、血虚。虚证闭经的辨治如下：

1. 脾虚闭经

【症状】 经闭数月，面色萎黄，神倦乏力，四肢不温，甚则浮肿，心悸气短，食少便溏，口淡无味，脉缓弱，舌淡苔腻。

【辨证】 脾主运化水谷而资生气血，脾虚则气血不足，冲任失养，血海不充，故经闭不行；脾虚血少，则心悸气短；脾气虚弱，中阳衰微，故面色萎黄，神倦乏力，四肢不温；脾虚失运，故食少便溏，口淡无味；脾虚不能运化水湿，故可见浮肿；气血虚弱，故脉缓弱，舌淡苔腻。

【治则】 补脾益气，养血调经。

【方药】 参苓白术散（《太平惠民和剂局方》）：党参30g、白术12g、茯苓10g、炙甘草5g、山药30g、扁豆15g、薏苡仁30g、莲肉30g、砂仁6g、桔梗5g，加当归15g、川芎12g。若面色萎黄，神倦乏力，加黄芪30g、阿胶10g（另烊）；四肢不温，加炙桂枝10g、补骨脂10g；浮肿，加泽泻10g、车前子10g（包煎）、益母草30g；心悸气短，加丹参30g、龙眼肉10g；食少便溏，口淡无味，加谷芽15g、麦芽10g、炒山楂30g，或芡实30g、诃子炭15g。

【护养】

①闭经需与停经做区分，一般有3种情况：一初潮女子由于内分泌尚未完全调整好，因此月经出现不调，有时1个月二至，有时数月一至，出现停经，这属正常现象；二将近绝经期的中老年妇女，由于卵巢功能衰退，故有时也会出现停经，说明将要绝经，不属闭经；三已婚妇女，夫妻同居，月经停闭，有可能怀孕，因此停经40日以上，必须去医院做早孕试验，若阳性为怀孕，若阴性需进一步观察。

②闭经患者需做全面检查，尤其是需做X射线摄片或透视，以排除结核性病变。从临床上看妇人闭经多由劳损而成，民间俗称干

血痨，因此若伴消瘦、低热、干咳等症需进行结核病的检查。

③脾虚闭经，健脾和胃，增加食欲是调养的重要手段，只有脾气旺盛，生化之源不乏，才能生血不断，胞宫得养，月经自然而至。一般健脾开胃之品选红枣，红枣称脾果，为首选食品，其吃法很多，可单独煎汤服，也可配合其他药、食服，如与粳米、糯米、薏苡仁、山药、小米、龙眼肉、芡实、莲子等同服。

2. 血虚闭经

【症状】 月经数月不行，面色苍白，头晕目眩，伴有头痛，心悸怔忡，大便干燥，脉缓而细，舌淡少苔。

【辨证】 阴血亏虚，血海空虚，故月经数月不行；血虚不能上荣于头颠，故面色苍白，头晕目眩，伴有头痛；血虚心失所养，故心悸怔忡；血虚津少，故大便干燥；血虚不能充盈脉道，故脉缓而细；血虚气弱，故舌淡少苔。

【治则】 滋养肝肾，补血调经。

【方药】 小营煎（《景岳全书》）：熟地黄 30g、当归 15g、白芍 15g、山药 30g、枸杞子 15g、炙甘草 5g。若面色苍白，头晕目眩，加黄芪 30g、川芎 15g、阿胶 10g（另烊）；心悸怔忡，加丹参、柏子仁；大便干燥，加火麻仁、苁蓉；阴虚血枯，伴有头痛，可用补肾地黄丸（出自《素庵医要》，组成：知柏地黄丸加酸枣仁、玄参、麦冬、竹叶、龟板、远志、桑螵蛸）以滋补肝肾，清热养阴。

【护养】

①在贫困、缺医少药、卫生条件差的地方，因感染虫积而引起血虚经闭的不少见，常伴异食症，吃木炭、泥土等，须进行大便虫卵检测，然后驱虫，可用西药驱虫，安全有效。在驱虫的同时，注意饮食卫生，防止重复感染。

②血虚经闭者，常阴虚内热，因此需用滋阴养血之品，有一古

方至今应用不衰，即《黄帝内经》血枯方，组成：海螵蛸、茜草、象贝母、鲍鱼、雀卵。此方痰瘀同治，阴阳并补。

③血虚经闭，药物治疗不可缺少，可采用中西医结合方法，一方面用中医药补血调经，另一方面配合西药调节内分泌，这样可有事半功倍的效果。还要注重饮食调养，如红枣、红糖、菠菜、西红柿、乌骨鸡、河鳗、甲鱼、鱼鳔、淡菜、干贝等可以常食用，以补阴养血，调整月经。

（八）崩漏

妇人不在行经期而阴道大量出血，或持续下血，淋沥不断，如山之崩，如水之漏，称为崩漏。实证：有血热、血瘀；虚证：有气虚。气虚崩漏的辨治如下：

气虚崩漏

【症状】 骤然血崩，下血甚多，或淋沥不断，色淡质清，精神疲乏，气短懒言，纳食无味，脉虚大或细弱，舌淡苔薄白。

【辨证】 气不摄血，冲任不固，血海失控，故骤然血崩，下血甚多，或淋沥不断；血失温煦，故色淡质清；中气不足，气血不盈，故精神疲乏，气短懒言；脾气虚弱，失其健运，故纳食无味；气虚血衰，脉道空虚，故脉虚大或细弱，舌淡苔薄白。

【治则】 补养元气，摄血止血。

【方药】 固本止崩汤（《傅青主女科》）：人参 6g（用朝鲜进口高丽参另炖兑入）、黄芪 30g、熟地黄 30g、当归 15g、白术 12g、黑姜 8g。若下血甚多，用独参汤（《景岳全书》）：高丽参 10g，水煎取浓汁顿服。若淋沥不断，色淡质清，加墓头回 30g、炮附子 10g、阿胶 10g（另烊）；精神疲乏，气短懒言，加山药 30g、芡实 15g、龟板 15g（先煎）、莲肉 30g；纳食无味，加加谷芽 10g、麦芽 10g、红枣

30g，或陈仓米 30g、陈皮 5g。

【护养】

①崩漏，又称崩中漏下。崩，来势急，出血多，如山之崩；漏，来势缓，出血量少，如水之滴漏。但两者常并存，或先崩后漏，或漏而成崩。此非小恙，而是急病，必须立即就诊，否则出血过多，可危及生命，或血出过久，病难康复。凡严重大出血者，需卧床、安静，并通知 120 急救，送专科医院急诊室治疗。山区边远地区，通知医院来专业医生出诊，并讲清病情的严重性。

②血崩患者，往往有类似发病史，因此需随时注意发病的先兆症状，如突然腹腰疼痛、口干舌燥、头昏眼花、阴道流血、神志恍惚等。一旦发病需镇静、有序，并做好下一步救护工作，不要惊恐无措。

③血崩，血基本止后，或漏下不断，需养血、补血、止血、宁血，注意精神与饮食的调摄，可用糜粥调养，如猪肝粥、肉骨头粥、鸡汁粥、红枣粥、枸杞粥、龙眼粥、莲子粥等。

（九）带下

带下有两种含义：一指妇科病证，如古人称妇科医生为带下医；二专指从阴道内流出的黏腻液体，称为带下，或称白带。带下，又有生理、病理之分，经来前后，或妊娠初期，阴道排出少量分泌物，无色透明、无异味者为生理性白带；若色、质有异，绵绵不断，伴有其他症状的为带下病。我们要讨论的是带下病。实证：有湿毒；虚证：有脾虚、肾虚。虚证带下的辨治如下：

1. 脾虚带下

【症状】 带下色白或淡黄，无臭，如涕如唾，连绵不断，面色苍白，精神疲倦，四肢不温，食少便溏，两足跗肿，脉缓而弱，舌淡苔白。

【辨证】 脾气虚弱，不能化生水谷精微和运化水湿，水湿下趋为带下；脾阳不振，中阳衰微，故面色苍白，精神疲倦，四肢不温；脾虚气弱，运化失职，故食少便溏；脾湿不运，故两足跗肿；气血衰微，故脉缓而弱，舌淡苔白。

【治则】 健脾益气，升阳除湿。

【方药】 完带汤（《傅青主女科》）：党参30g、白芍12g、白术12g、山药15g、柴胡10g、车前子10g（包煎）、陈皮5g、黑荆芥（即炒炭）10g、甘草5g。若带多连绵不断，加臭椿皮30g、白槿花15g；面色苍白，精神疲倦，加黄芪30g、当归15g；四肢不温，加炙桂枝10g、茯苓10g；食少便溏，加谷芽10g、麦芽10g、葛根15g、莲肉30g；两足跗肿，加泽泻12g、薏苡仁30g、陈葫芦壳30g。

【护养】

①带下病者，要注意个人卫生，保持外阴清洁，做到临睡前用清洁温开水清洗，及时洗换内裤，并多晒太阳，以杀菌消毒；夫妻性生活时男女双方也要清洗干净，以防病邪带入，而致带下。

②带下者需检查白带的性质和是否带菌、虫、毒的情况，以利于对症处理。尤其是农村妇女由于卫生条件和卫生习惯差，因此病邪就乘虚而入，故要做好卫生宣传教育工作，妇女干部或乡村、社区医生主动积极做好妇女病的普查工作。

③带下不止，久治无效，或阴道流脓血，带下赤白，腥臭难以近身者，必须去专科医院或专科门诊诊治，以排除肿瘤和其他妇科疾病。

2. 肾虚带下

【症状】 白带清冷，量多质稀，终日淋沥不断，面色晦暗无华，大便溏薄，小便清长而频，夜间更多，腰酸痛无力，小腹有冷感，脉尺部沉弱，舌淡苔白。

【辨证】 肾阳虚衰，阴寒内盛，带脉失约，任脉不固，津液滑脱而下，故白带清冷，量多质稀；肾阳不足，命门火衰，故大便溏薄，小便清长，夜间更甚；腰为肾之外府，故肾虚腰痛无力；胞系于肾，肾虚不能温煦胞宫，故小腹有冷感；肾脉不充，故脉尺部沉弱；肾虚精血不足，故舌淡苔白。

【治则】 温肾培元，固带调冲。

【方药】 内补丸（《女科切要》）：鹿茸 3g（研吞）、菟丝子 10g、沙蒺藜 10g、黄芪 30g、肉桂 6g、桑螵蛸 10g、苁蓉 10g、附子 12g、刺蒺藜 10g。若白带清冷，量多质稀，加山药 30g、川草薢 30g、白槿花 10g；大便溏薄，加炒党参 15g、白术 10g、茯苓 10g；小便清长而频，夜间为甚，加益智仁 10g、乌药 10g；腰酸痛无力，加杜仲 10g、狗脊 15g、怀牛膝 15g；小腹有冷感，加小茴香 10g、补骨脂 10g，或龟板 10g（先煎）、鹿角片 5g（先煎）。

【护养】

①肾虚带下者，应以温肾益气为主，在饮食上选用鹿身上药食兼优之品，常用鹿肉、鹿胎、鹿茸、鹿角胶、鹿血、鹿鞭等，可单独服食，也可配伍其他补肾药同用，以做药膳、药酒。

②带下淋沥，注意自身清理，及时更换内衣，以防其他疾病感染。因为肾虚之体，抗病力弱，所以一定要注意卫生，如用消毒灭菌液掺入温水中，每晚清洗下身，并建议夫妻双方都清洗干净。

③适时参加户外活动，多晒太阳，提高身体素质，尤其是冬春季正是阴衰阳升之际，阳气萌动，所以更需活动，如踏青远足，与大自然密切接触。同时，洗晒调换衣被，开窗启门，使空气流畅。

（十）妊娠恶阻

妊娠 40 日后至 2 ～ 3 个月内，妇人出现恶心呕吐，恶闻食气，或食入即吐，称为妊娠恶阻，或称恶阻。实证：有肝热、痰滞；虚证：有胃虚。胃虚妊娠恶阻的辨治如下：

胃虚妊娠恶阻

【症状】 孕后 2 ～ 3 个月，脘腹胀满，呕恶不食，或食入即吐，全身无力，怠惰思睡，脉滑而无力，舌淡苔白。

【辨证】 平素胃虚，食欲不振，怀孕之后，血注于下，冲脉之气上逆，胃气不降，故呕恶不食，或食入即吐；脾胃虚弱，中阳不振，浊气失降，故脘腹胀满；脾气不足，气虚血少，故全身无力，怠惰思睡；滑脉为早孕之脉，无力为气虚之象；气血不足，故舌淡苔白。

【治则】 健脾和胃，调气降逆。

【方药】 香砂六君子汤（《名医方论》）：党参 10g、白术 6g、茯苓 5g、甘草 3g、陈皮 3g、半夏 3g、广木香 5g、砂仁 3g，去半夏加苏梗 6g、川黄连 2g。若呕恶不食，或食入即吐，可用膨化玉米胖，慢咀细咽以缓呕吐；全身无力，怠惰思睡，加黄芪 15g、山药 15g，或多喝红枣汤。

【护养】

①早孕反应，若呕吐不食，建议吃酸甘焦香的流质饮食，如大米炒焦黄后炖粥，或米饭烧焦后煮泡饭，也可喝酸梅汤、草莓汁、玉米汁、番木瓜汁等。

②静卧休息，保持情志上安定、愉快、放松，丈夫、公婆、父母多在身边安抚，使其有安全感，以减少呕吐的不适和紧张，只有情绪好才能减少恶阻的症状。

③妊娠恶阻是一过性反应，不是疾病，所以要顺其自然，不要多用药物，以致对胎儿和自身造成影响，可以从饮食调养上来解决，如少食多餐，糜粥调养，酸甘养胃，少进油脂，多进新鲜蔬果等。

（十一）妊娠腹痛

怀孕之后，小腹作痛，称为妊娠腹痛。实证：有气郁；虚证：有虚寒、血虚。虚证妊娠腹痛的辨治如下：

1. 虚寒妊娠腹痛

【症状】 妊娠数月，小腹冷痛，腹胀大，脉弦滑，舌淡苔白薄。

【辨证】 阳气虚弱，阴寒内盛，胞宫无阳气温煦，故小腹冷痛；阴寒之气壅遏于内，故腹胀大；阴寒内盛，阳气衰微，故脉弦滑，舌淡苔白薄。

【治则】 温经散寒，扶阳抑阴。

【方药】 艾附暖宫丸（《沈氏尊生书》）：艾叶10g、香附10g、川续断15g、吴茱萸6g、川芎8g、白芍15g、黄芪30g、熟地黄30g、官桂6g。若冷痛甚者，加炮姜6g、乌药10g；腹胀大，加广木香10g、小茴香6g，或大腹皮10g、肉豆蔻6g。

【护养】

①虚寒妊娠腹痛者，辨证必须正确，否则易致虚虚实实，造成流产。因为虚寒妊娠腹痛一旦诊断之后，所用之药皆为辛温性热之品，因此常有动血之弊，故用之不当，不但起不到温经止痛的作用，有可能要动胎而流产。

②妊娠腹痛经治疗后，仍持续不止，需防止流产的发生，这时应去妇产科医院观察和诊治，一般服药1～3剂为限，不宜久服或多服。

③虚寒妊娠腹痛者，严禁房事，尤其是在疼痛的时候，否则常

致流产。

2. 血虚妊娠腹痛

【症状】 妊娠数月，小腹绵绵作痛，按之痛减，面色萎黄，头昏眼花，心悸怔忡，口干不欲多饮，脉虚滑，舌淡红。

【辨证】 气血亏虚，胞脉受阻，故小腹绵绵作痛；血虚作痛，故按之痛减；血虚气衰，上不荣于头，故头昏眼花，外不荣于表，故面色萎黄，内不养心，故心悸怔忡，舌淡红，脉虚滑；血虚津亏，故口干不欲多饮。

【治则】 养血和血，安胎止痛。

【方药】 胶艾汤（《金匮要略》）：当归15g、熟地黄30g、白芍12g、川芎15g、甘草5g、艾叶10g、阿胶10g（另烊）。若小腹痛甚，按之痛减，加延胡索12g、乌药10g；面色萎黄，头昏眼花，加黄芪30g、党参15g、枸杞子15g；心悸怔忡，加珍珠母30g、磁石30g、丹参30g；口干不欲饮，加黄精15g、玉竹15g、北沙参12g。

【护养】

①血虚妊娠腹痛者，注意脾胃功能的强弱，脾胃健运，化水谷为精微，化精微为血，血足胞宫得养，则痛止胎安，健脾和胃重在食养，现介绍两则以供选用：a）当归生姜羊肉汤：当归90g、生姜150g、羊肉500g；当归挑好无杂，生姜切片，羊肉洗净切条，一起放入砂锅内加水适量，猛火烧沸，去浮沫，然后用文火炖1小时，待羊肉酥烂即可食用。b）黄芪炖乌骨鸡：黄芪100g、乌骨鸡1只（约1000g）；乌骨鸡宰杀后去肠杂，黄芪切片后放入鸡腹中，把鸡放入砂锅内，加水适量，煮沸后用文火慢炖，待鸡酥烂，加调味品即可服食。

②妊娠腹痛，说明胎气不安，因此在治疗中时刻注意安胎，观察胎儿的情况，若腹痛而胎儿尚好，即积极安胎止痛，若胎儿已死，

即马上下死胎，腹痛自止。

③血虚妊娠腹痛者，一般不宜柔按以止痛，也不宜温煦小腹以止痛，更不能妄用镇静止痛药，应当去医院请专业医生治疗，在医生指导下用药或手术治疗。

（十二）胎动不安

妊娠早期阴道有少量流血，初为鲜红，数日后变为棕色，并有腰痛，下腹痛，但不严重，多为阵发性，有下坠感，中医称为胎动不安，西医称为先兆流产。胎动不安，实证：有血热、外伤；虚证：有气虚、血虚、肾虚。虚证胎动不安的辨治如下：

1. 气虚胎动不安

【症状】　妊娠初期，阴道不时下血，色淡如黄水，伴腰酸腹胀，胎动下坠，面色苍白，精神萎靡，甚或流血增多，胎儿欲坠，脉浮滑无力，舌淡苔薄。

【辨证】　气虚不能摄血载胎，以致胎漏下血，或胎动不安；气虚血少，故色淡如黄水；中气下陷，冲任不固，不能载胎，故腰酸腹胀，胎动下坠，甚或流血增多，胎儿欲坠；气虚阳微，阳衰阴盛，故面色苍白，精神萎靡；气虚血少，脉气不盛，故脉浮滑无力，血不荣舌，故舌淡苔薄。

【治则】　补气养血，安胎止血。

【方药】　举元煎（《景岳全书》）：党参30g、黄芪30g、白术15g、炙甘草5g、升麻10g，加杜仲10g、菟丝子10g、阿胶10g（另烊）、艾叶10g。若阴道不时下血，色淡如黄水，加苎麻根30g、仙鹤草15g、红枣30g；腰酸腹胀，加川续断10g、黄芩10g、狗脊15g、桑寄生30g；流血增多，胎儿欲坠，加重党参、黄芪的量，或党参换成高丽参10g（另炖兑入），或加藕节炭15g、血余炭10g。

【护养】

①胎动不安一旦发生，必须卧床休养，尽量减少站立或行走，原则上禁止一切活动。若不注意休息，出血会加重，甚至流产。

②患者精神不能紧张，甚至出现手足无措，家属也必须保持安静、沉着，立即请医生诊治，不要用土法或单方、偏方，以防贻误病情。

③在饮食上注意选用易消化的流质或半流质食物，性味平和，甘淡适中，如糯米红枣粥、山药莲子糯米粥、百合红枣粥、玉米汁、青瓜汁、冬瓜汤等。

2. 血虚胎动不安

【症状】 妊娠胎动下坠，腰部及小腹坠胀，或腹痛下血，小腹胀痛，面色萎黄浮肿，神疲无力，皮肤不润，脉虚缓而滑，舌淡红苔薄白。

【辨证】 胎儿赖血以成长，血虚则胎失所养，故胎动下坠，腰部及小腹坠胀，或腹痛下血，小腹胀痛；脾为生化之源，脾虚血少，故面色萎黄浮肿，神疲无力，皮肤不润；脾气不足，气血不荣，故脉虚缓而滑，舌淡红苔薄白。

【治则】 补脾养血，安胎止血。

【方药】 胎元饮（《景岳全书》）：党参30g、当归15g、杜仲12g、白芍12g、熟地黄30g、白术15g、陈皮5g。若胎动下坠，小腹胀痛，加菟丝子10g、桑寄生30g、川续断12g；腹痛下血，加阿胶10g（另烊）、艾叶10g、黄芩10g；面色萎黄浮肿，神疲无力，皮肤不润，加黄芪30g、泽泻10g、茯苓10g。

【护养】

①血虚胎动不安，除中医辨证外，还需进行血液检查，如血常规检验，以了解是否贫血或有其他疾病引起胎动不宁，从西医角度

配合治疗，这样能找到病源，提高疗效。

②血虚胎动不安，常以血少、出血或胎漏为主症，因此需在怀孕之后留意其胎气的情况，若见少量黄色或咖啡色血迹应马上引起重视，如进行胎儿 B 超检查等。

③有习惯性流产史者，在妊娠之后必须以休息为主，即使要工作也只能是做轻便的以脑力劳动为主的工作，不能做体力工作，严禁重体力劳动和剧烈运动。

3. 肾虚胎动不安

【症状】 妊娠期中，腰部酸胀，小腹下坠，阴道流血，头晕耳鸣，两腿酸软，小便频数，甚至失禁，或经常滑胎，脉尺部沉弱，舌淡苔白。

【辨证】 肾气不足，冲任不固，胎失所系，故胎动不安，腰部酸胀，小腹下坠，阴道流血，经常滑胎；肾主骨生髓，肾虚骨弱，髓海不充，故两腿酸软，头晕耳鸣；肾与膀胱为表里，肾虚则膀胱失约，故小便频数，甚至失禁；肾虚，故尺脉沉弱；气弱，故舌淡苔白。

【治则】 补肾益气，安胎止血。

【方药】 补肾安胎饮（《中医妇科治疗学》）：党参30g、黄芪30g、当归15g、川续断12g、益智仁12g、阿胶10g、艾叶10g、菟丝子12g、补骨脂10g。若头晕耳鸣，加枸杞子15g、甘菊10g、桑叶10g；两腿酸软，加怀牛膝15g、杜仲10g；小便频数，加桑螵蛸10g、乌药10g；经常滑胎可用寿胎丸（《医学衷中参西录》）：菟丝子、桑寄生、川续断（前3味为细粉），阿胶（烊成水），前3味研细为丸以阿胶水吞服，每日2次，每次10g。

【护养】

①肾虚胎动不安与先天关系密切，因此凡先天不足的女子结婚

之后必须补肾，从肾阴、肾精、肾阳、肾气四方面进行辨证施治或施补，肾健则易受孕安胎。所谓先天不足的肾虚，需从父母的健康情况、自身的发育情况、有无重大疾病发生及后天失调等多方面因素来观察其全身情况。

②肾虚胎动不安常见滑胎，因此病前病后的调补十分重要。在怀孕之前要调补肾脏，使之妊娠，怀孕之后，更需补肾，使胎安宁，若胎动不安，更要从补肾安胎入手，药食并调，多方补肾。

③肾虚胎动不安，无论男女，双方必须节欲，做到养精蓄锐，提高生活质量，有节有度地过性生活，尤其是青年夫妻更需注意。

（十三）产后腹痛

分娩以后，小腹疼痛，称为产后腹痛。实证：有寒凝产后腹痛；虚证：有血虚产后腹痛。血虚产后腹痛的辨治如下：

血虚产后腹痛

【症状】 产后腹中隐痛，喜按喜暖，头晕耳鸣，腰部坠胀，大便干燥，恶露淡少，脉虚细，舌淡红苔薄。

【辨证】 产后失血过多，经脉空虚，冲任失养，故产后腹中隐痛；血虚气弱，阳气衰微，故喜按喜暖；气血不足，髓海空虚，故头晕耳鸣；气虚下陷，故腰部坠胀；血虚津亏，故大便干燥，恶露淡少；气血衰少，故脉虚细，舌淡红苔薄。

【治则】 补气养血，和血止痛。

【方药】 肠宁汤（《傅青主女科》）：当归 12g、熟地黄 30g、党参 15g、麦冬 10g、阿胶 10g、山药 15g、川续断 12g、甘草 5g、肉桂 5g。若喜按喜暖，加炮姜 6g、炙桂枝 10g；头晕耳鸣，加甘菊 10g、枸杞子 12g、川芎 8g；腰部坠胀，加龟板 10g、狗脊 15g；大便干燥，恶露淡少，加火麻仁 10g、白芍 10g、柏子仁 10g，或生首乌15g、苁蓉10g。

【护养】

①血虚产后腹痛，在医生指导下做腹部轻柔按摩，有缓解疼痛的作用，也可用温暖的热水袋外熨，也有缓解腹痛作用。一般在小腹部或脐周围按摩或热熨。

②民间单方：a）红糖老酒：红糖10g，温开水冲烊后，加一匙黄酒（即老酒，或称绍兴酒），趁热服下。b）红糖干姜汤：红糖15g，干姜6g，加水煮沸取汤约250mL，分2次服。此二方民间多用之，效果也好。

③若腹痛不止，多治无效，需做进一步的宫内检查，看是否有感染或胎盘少量残留，这时需由专业医生治疗，中医可用益母草膏内服。

（十四）恶露不绝

产后恶露，在正常情况下，一般20天内应完全排尽。如果超过这段时间仍淋沥不断，称为恶露不绝，或称恶露不尽，或称恶露不止。恶露不绝，实证：有血热、血瘀；虚证：有气虚。气虚恶露不绝的辨治如下：

气虚恶露不绝

【症状】 产后恶露过期不止，淋沥不断，色淡量多，质稀薄，无臭味，时觉小腹下坠，精神疲乏，脉缓弱，舌淡苔薄白。

【辨证】 气虚失统，血不循道，故产后恶露过期不止，色淡量多，淋沥不断；气虚阳衰，阴寒内盛，故精神疲乏，血来质稀薄而无臭味；气虚下陷，故时觉小腹下坠；气血虚弱，故脉缓弱，舌淡苔薄白。

【治则】 补气摄血，暖宫止血。

【方药】 补中益气汤（《脾胃论》）：党参 30g、黄芪 30g、当归 15g、白术 12g、柴胡 10g、升麻 10g、陈皮 5g、生姜 5g、红枣 30g，加鹿角胶 10g（另烊）、艾叶炭 10g、炮姜 6g。若色淡量多，质稀薄，无臭味，加龟板 12g、海螵蛸 30g、墓头回 30g；小腹下坠，加川续断 15g、狗脊 30g、杜仲 10g；精神疲乏，党参改为高丽参 6g（另炖），加山药 30g、莲子 30g。

【护养】

①恶露不绝，一般先用生化汤（钱氏生化汤：当归、川芎、桃仁、炙甘草、干姜）祛瘀生新，若气虚者，则补气摄血，重用生黄芪、党参、升麻炭。不可盲目用固涩之品，如诃子炭、炒地榆之属。

②恶露不尽者，一定要请专科医生进一步检查宫腔内的情况，在无特殊病变的情况下，按中医辨治。不能一味用中医药治疗，尤其是病程长、出血多的患者一定要检查。

③注意饮食调养，产后重在补气养血，增加营养，多进富含蛋白质的饮食，最适宜的是鸡蛋。如鸡蛋龙眼汤，每日吃 1 次，鸡蛋 2 ～ 4 个，龙眼 10 ～ 20g。

（十五）缺乳

产后乳汁很少甚至全无，称为缺乳，或称乳汁不行、乳汁不通。实证：有肝郁气滞；虚证：有气血虚弱。气血虚弱缺乳的辨治如下：

气血虚弱缺乳

【症状】 产后乳汁不行，或乳汁很少，乳房无胀痛感，面色萎黄或苍白，皮肤干燥，食少便溏，脉虚弱，舌淡苔少。

【辨证】 脾虚气弱，生化无源，乳汁化源匮乏，故乳汁很少，甚至全无，乳房无胀痛感；气血衰少，故面色萎黄或苍白，皮肤干燥；脾虚失运，故食少便溏；气虚血亏，故脉虚弱，舌淡苔少。

【治则】　补气益血，生乳通乳。

【方药】　通乳丹（《傅青主女科》）：党参 30g、黄芪 30g、当归 15g、麦冬 15g、桔梗 6g、通草 5g、猪蹄 1 只。若食少便溏，加山药 30g、莲子 30g、芡实 15g、红枣 60g。猪蹄 1 只煎汤去浮沫及油脂，取汤汁代水煎上药，取汤频服。

【护养】

①产后缺乳者，先通后补，即以通乳之品先通乳汁，如穿山甲、王不留行、通草、路路通、丝瓜络等。乳汁行而量少，再补气益血，如用黄芪、党参、当归、熟地黄等，在此基础上加强营养，以生血增乳。

②初产妇女，需清洁乳房，并自行按摩乳房，促进乳房络脉畅通，并多给婴儿吸吮乳汁，使乳汁外出。

③民间有通乳增乳的单方，也十分有用，介绍两则：a）酒煮小鲫鱼：活小鲫鱼 5 条，用黄酒浸死后去鳞杂，洗干净，锅内放清水煮沸，放入鱼，鱼熟后，喝汤及吃鱼。b）活虾醉虾汤：活虾 20 只，黄酒 250mL，浸片刻，待虾不动时，可生吃（生吃时虾一定要干净，用水最好用冷开水），也可煮成虾汤，服汤与吃虾。

（十六）不孕症

男女婚后同居一年以上，不采取避孕措施，没有受孕；或已生育过而数年不孕的，称为不孕症。实证：有痰湿、肝郁；虚证：有肾虚、血虚。虚证不孕症的辨治如下：

1. 肾虚不孕

【症状】　婚久不孕，月经量少，血色晦暗，精神疲惫，腰腿酸软，小便清长，脉沉迟，舌淡苔白。

【辨证】　肾气不足，精血衰少，血海空虚，胞宫失养，故月经量少，血色晦暗，婚久不孕；肾气不足，命门火衰，膀胱失于温煦，致小便清长；肾虚精血不足，故精神疲惫，腰腿酸软；肾阳虚弱，故脉沉迟，舌淡苔白。

【治则】 温肾益精，养血助孕。

【方药】 毓麟珠（《景岳全书》）：党参30g、白芍12g、白术12g、茯苓10g、炙甘草5g、当归15g、熟地黄30g、川芎10g、菟丝子12g、杜仲10g、鹿角片10g（先煎）、川椒6g。若月经量少，血色晦暗，加阿胶10g（另烊）、鸡血藤30g；精神疲惫，腰腿酸软，小便清长，加黄芪30g、山药15g，或龟板12g（先煎）、益智仁10g、桑螵蛸10g。

【护养】

①不孕必须夫妻双方做系统性检查，不能单一地认为是女人不孕，也可能是男子不育。在明确何方原因之后才能针对性处理。因此，女方需妇科检查，男方需男科检查，或目前有专门的生殖专科，可男女双方同去求诊。

②肾虚不孕多有先天因素，故需检查女方生殖系统及内分泌系统的先天性疾病，如有的属于生殖器畸形，有的属内分泌失调，必须预先诊治，然后才可中医药辨治。

③不孕症的治疗，调经十分重要，只有经水顺畅，期、量、色、质四方面正常才能受精助孕，中医所谓"调经种子"，所以月经不调是不孕症的明征。同时，夫妻双方要随时观察排卵的情况，以能按时受孕。

2. 血虚不孕

【症状】 婚后不孕，月经量少色淡，周期延长，面色萎黄，形体瘦弱，精疲乏力，头晕耳鸣，脉沉细，舌淡少苔。

【辨证】 阴血不足，冲任不调，精失所养，故婚后不孕；血海空虚，故月经迟后，经少色淡；血虚无以营养全身，故面色萎黄，形体消瘦，精疲乏力，头晕耳鸣；血虚则脉不充，故脉沉细，舌淡少苔。

【治则】　滋补肾精，养血助孕。

【方药】　养精种玉汤（《傅青主女科》）：熟地黄（九蒸）30g、当归（酒洗）15g、白芍（酒炒）15g、萸肉（蒸熟）10g，加鹿角胶10g（另烊）、紫河车6g（研吞）。若月经迟后，经少色淡，加阿胶10g、川芎12g；面色萎黄，形体消瘦，精疲乏力，加黄芪30g、党参15g。

【护养】

①血虚不孕，需补血养血，养肝调经。肝血足则经自调，经调则易受孕。养肝血之品，可选用以下药物：枸杞子、当归、白芍、女贞子、桑椹、金樱子、木瓜等，配以红枣、山楂、龙眼肉及粳米、小米、玉米等，做成药食兼优之食物，以滋养肝血。如桑椹熬膏，称为桑椹膏，具有滋养肝血、调经助孕的效果。枸杞子、当归、龙眼肉等量煎汤，取汁炖粥，长期服用，养血调经，养精种玉。

②血虚不孕，在补血的同时要精神调摄，因为只有放松快乐的心态，气血才能顺畅，月经才能正常，才能受孕。因此，建议参加轻松愉快的文体活动，如跳舞、唱歌、旅游、步行等。

③注意夫妻双方的性卫生，如有节、有洁、有度地过好每 1 次性生活；双方多吃一些补肾养血的食物，如甲鱼、虾、鹿肉等；关注气候的变化，恶劣的气候条件下不易受孕，也不宜过性生活，这一点在古代养生种子中非常重视，如打雷、下冰雹、刮台风等。

（十七）脏躁

妇人神志烦乱，常悲伤欲哭，频作呵欠，称为脏躁。其主要是阴血亏损，五脏失养，五志化火所致，故为阴血虚亏之证，其辨治如下：

阴虚脏躁

【症状】 精神常不振，情绪易激动，发作时悲伤欲哭，心中烦乱，频作呵欠，睡眠不安，口干，或大便难，脉细弱或数，舌淡红苔少。

【辨证】 阴虚血亏，心神失养，心主神明，故发作时悲伤欲哭，心烦不宁，睡眠不安；神气不足，故频作呵欠；阴虚津亏，故口干，大便难，脉细弱或数，舌淡红苔少。

【治则】 调养心脾，养血滋阴。

【方药】 甘麦大枣汤（《金匮要略》）：甘草 6g、小麦 30g、大枣 30g，加百合 30g、生地黄 3g。若悲伤欲哭，心中烦乱，加珍珠母 30g、合欢花 10g；频作呵欠，加太子参 15g、麦冬 10g、灯心草 5g；睡眠不安，加夜交藤 30g、酸枣仁 30g；口干，大便难，加北沙参 15g、天冬 15g、柏子仁 10g、火麻仁 10g。

【护养】

①脏躁为阴虚血亏之心神情志上的病变，犹如现代所多见的抑郁症，因此，需配合精神科进行心理上的治疗。好发于女子，因女子多肝郁。家人在陪护时要进行精神上的疏导，顺其所便，导其所苦，多安抚，少责备，让其无拘束，尽吐心言。

②多给予疏肝和胃，养阴生津的茶饮料，如金橘茶，鲜金橘 3～5 粒，加适量冰糖，开水冲泡代茶饮服。或用茉莉花、代代花、佛手片，配成花茶，作为茶饮料。

③外出旅游或去公园绿地活动是一种排遣情绪的好方法，在亲人的陪伴下，观赏户外的山水树木、花卉绿地，与大自然密切接触，吸收清新空气，能调节情志。在临床上凡见脏躁，嘱其外游，效果

均佳，胜于药治。

（十八）阴挺

阴挺出自《巢氏病源》，曰："阴挺出下脱。"《备急千金要方》谓"阴脱""阴菌""阴痔"，后世称子宫脱出、子肠不收。当今常称为子宫脱垂，或阴挺。为妇人常见的虚证，有气虚、肾虚。阴挺的辨治如下：

1. 气虚阴挺

【症状】 阴道有物下坠到阴道口，或挺出阴道口外，大如鹅卵，小腹下坠，精神疲惫，心悸气短，小便频数，白带较多，脉虚细，舌淡苔薄白。

【辨证】 气虚下陷，失于固摄，以致阴道有物下坠到阴道口，或挺出阴道口外；肾虚气衰，胞宫失于系养，故小腹下坠，阴挺大如鹅卵；气虚血亏，故精神疲惫，心悸气短；肾虚不能固摄，故小便频数，白带较多；气虚脉道不充，故脉虚细；血虚不能荣舌，故舌淡苔薄白。

【治则】 补气升陷，健脾益肾。

【方药】 补中益气汤（《脾胃论》）：党参 30g、黄芪 30g、当归 15g、白术 12g、柴胡 10g、升麻 10g、炙甘草 5g、陈皮 5g，加杜仲 12g、川续断 15g、狗脊 30g、桑寄生 30g。若小腹下坠，白带较多，加鹿角片 10g（先煎）、海螵蛸 30g、川萆薢 40g；心悸气短，加丹参 30g、珍珠母 30g、龙齿 15g；小便频数，加益智仁 10g、桑螵蛸 10g、乌药 10g；精神疲惫，加芡实 30g、龟板 10g（先煎）。

【护养】

①子宫脱垂，应避免重体力劳动，尤其是站立的工作，应以卧床休息为主，或做一些轻便的工作，并做好饮食调养。

②补脾益气，重用黄芪、白术，可选民间常用的黄芪炖鸡：黄芪 50g 拣净清洗备用，黄毛母鸡 1 只（左右）宰杀后去肠杂，把黄芪纳入鸡腹内，然后加水入砂锅中炖，待鸡熟透，去黄芪，喝汤吃鸡。

③做好前阴部位的清洁卫生，若因长期脱出，摩擦损伤，应去医院治疗，不致红肿溃烂，造成痛苦。

2. 肾虚阴挺

【症状】 阴道有物脱出阴道口外，腰腿酸软，小腹下坠，阴道干涩，小便频数，头昏眼花，耳鸣不止，脉沉弱，舌淡红。

【辨证】 肾虚气弱，阴阳俱虚，肾阳不足，下焦失固，膀胱失约，故子宫下脱，挺出不收，小便频数；肾阴虚亏，阴虚液耗，故阴道干涩，脉沉弱，舌淡红；肾阳不足，固摄无力，故小腹下坠；肾之阴阳俱虚，故腰腿酸软。

【治则】 补肾养血，温肾益气。

【方药】 大补元煎（《景岳全书》）：党参 30g、山药 30g、熟地黄 30g、杜仲 10g、当归 15g、枸杞子 15g、萸肉 12g、炙甘草 6g，加鹿角胶 10g（另烊）、紫河车 5g（研吞）、升麻 10g。若腰腿酸软，小腹下坠，加黄芪、白术、柴胡；阴道干涩，加生地黄、西洋参；小便频数，加龟板、鹿角片；头昏眼花，耳鸣不止，加菊花、明天麻。

【护养】

①阴挺除内服中药外，也可配合外治，如枳壳汤（《丹溪女科》）：枳壳 60g 水煎，趁热先熏后洗，每日 2～3 次。或乌梅汤：乌梅 60g 水煎，趁热先熏后洗，每日 2～3 次。

②针灸治疗阴挺也有一定疗效，常用：灸百会，百会穴剃去头发，用麦粒灸，灸 7～21 壮，或灸至 49 壮。也可灸三阴交、至阴

穴，方法相同。

③常卧床并做腹式呼吸，以增强腹肌力量，有意识地提吸子宫，使之上提。目前对难治不愈的阴挺用子宫托，或手术治疗。子宫脱垂常中西医结合治疗，或去专科医院治疗。

【儿科病证】

（一）小儿夏季热

婴幼儿在夏季以长期发热、口渴、多尿、汗闭为其主症的特有病证，因在夏季发病，故称小儿夏季热。因小儿阴气未充，阳气未盛，又兼禀赋虚弱，故多为虚证。常见有暑伤肺胃、脾肾两虚。虚证小儿夏季热的辨治如下：

1. 暑伤肺胃

【症状】 发热，口渴，多尿，汗闭，或少汗，口唇干燥，烦躁明显，脉滑数，舌红苔薄黄。

【辨证】 暑气熏蒸，肺胃受伤，阴津亏虚，故发热，口渴，多尿，汗闭，或少汗；阴伤则内热，热则扰乱神明，故烦躁不宁，口唇干燥；热迫血行，故脉滑数；热伤阴血，故舌红苔薄黄。

【治则】 清暑益气，护阴泄热。

【方药】 王氏清暑益气汤（《温热经纬》）：北沙参10g、麦冬3g、知母2g、竹叶4g、黄连2g、石斛10g、西瓜翠衣15g、甘草3g、荷梗5g、粳米15g。若发热，加石膏15g、柴胡3g；口渴，口唇干燥，加芦根10g、白茅根10g；多尿，加芡实10g、山药10g；汗闭，或少汗，加六一散（滑石、甘草为散，两者之比为6：1）5g；烦躁，加灯心草5g、百合10g。

【护养】

①小儿服药困难，因此要多用甘寒少苦的药物，如红枣、百合、西瓜皮、白茅根、甘草、莲子、芡实、山药等皆可选用。同时，做好说服教育工作，多用表扬、激将法，还是不肯服药者，可喂服，甚至灌服。

②小儿喜欢玩耍，嬉水法对小儿夏季热有治疗效果。在大人的陪护下让其玩水，可坐在水盆中，也可在盆外玩水，有治疗作用，一般1天1次。

③多喝清凉饮料，少用太甜、太浓的果汁，可选用薏苡仁汤、红枣汤、刘寄奴茶、青蒿茶、菊花茶、荸荠汤，有很好的治疗和辅助治疗作用。

2. 脾肾两虚

【症状】 发热，口渴，多尿，汗闭，或少汗，精神萎靡不振，面色萎黄无华，下肢清冷，食欲不振，小便清长，频数无度，大便稀薄，虚烦不宁，脉虚数，舌淡少苔。

【辨证】 脾肾不足，精气虚衰，暑邪伤阴，津液亏耗，故发热，口渴，多尿，汗闭，或少汗；脾肾阳虚，命门火衰，故小便清长，频数无度，大便稀薄；肾阳不足，脾气虚衰，故精神萎靡不振，面色萎黄无华，下肢清冷；脾虚失运，故食欲不振；虚阳浮越，故虚烦不宁；脾肾两虚，气血两亏，故脉虚数，舌淡少苔。

【治则】 调补脾肾，护阴潜阳。

【方药】 温下清上汤（上海徐小圃经验方）：附子5g、川黄连3g、龙齿8g、磁石10g、蛤粉10g、西洋参3g（另炖兑入）、补骨脂5g、覆盆子10g、菟丝子10g、桑螵蛸5g、莲须6g、缩泉丸6g（包煎）。发热，加胡黄连5g、银柴胡5g、石膏15g；口渴，加石斛10g；多尿，重用缩泉丸；汗闭，或少汗，加青蒿5g；精神萎靡不振，面色萎黄无华，加黄芪10g、当归6g；下肢清冷，小便清长，频数无度，大便稀薄，加炙桂枝6g、肉豆蔻3g；食欲不振，加谷芽6g、麦芽6g；虚烦不宁，加淡豆豉5g、焦山栀5g。

【护养】

①夏季气候炎热，因此防暑降温对小儿尤为重要，但不能终日在空调房内，应自然通风降温为好。

②多给小儿进流质或半流质饮食，如夏季常喝绿豆汤、绿豆粥，或薏苡仁红枣汤、薏苡仁红枣粥，这几种食物对小儿夏季热有很好的治疗作用。

③小儿夏季热虽为小儿夏季特有的病证，但需与其他夏季疾病加以区别，尤其是某些小儿每到夏季就易得夏季热，需与感冒及其他夏季流行病鉴别清楚，以防贻误病机，应去医院儿科诊治。

（二）积滞

小儿内伤乳食，停滞不化所形成的一种慢性胃肠道疾患。积滞之证有虚、实、寒、热之变。实证：有乳食壅滞；虚证：有脾胃虚寒。虚证积滞的辨治如下：

脾胃虚寒积滞

【症状】　面色萎黄，倦怠无力，呕逆不化，不思饮食，食入胀满，腹满喜按，大便不化，脉沉细而滑，唇舌淡白，苔白腻，指纹青淡。

【辨证】　脾胃虚寒，中气不运，不能化生气血，故面色萎黄，倦怠无力；脾阳不振，脾失健运，故呕逆不化，不思饮食，食入胀满；阳虚则寒，脾寒不能腐熟水谷，故腹满喜按，大便不化，唇舌淡白，苔白腻；气虚阳衰，故脉沉细而滑，指纹青淡。

【治则】　健脾益气，助运消食。

【方药】 健脾丸（《医方集解》）：党参 10g、白术 8g、陈皮 3g、麦芽 5g、山楂 6g、枳实 3g、神曲 5g。若面色萎黄，倦怠无力，加黄芪 10g、山药 10g、莲子 10g；呕逆不化，不思饮食，食入胀满，加莱菔子 5g、刘寄奴 3g、广木香 3g；腹满喜按，大便不化，加肉桂 3g、鸡内金 5g、川黄连 1g。

【护养】

①脾胃虚寒积滞，虚为本，积为标，两者必须兼顾。在补气健脾的同时要加消导之品，否则脾胃之气更壅滞，加重了脾运负担，常加消导药，如神曲、山楂、谷芽、麦芽、莱菔子等。

②摩腹助运是一种有效的辅助治疗方法。小儿食后，父母或保姆给予轻轻揉按腹部，先胃脘部，后小腹部，最后四肢。动作轻柔，不能太重或按压。

③民间单方有消食健胃之功，现介绍两则，行之有效：a）刘寄奴 3g、红枣 10 枚煎汤，有消导健胃之功。凡食后不消者，皆可服用。刘寄奴又称消饭花，以其花苞更有消导之功。b）北方山楂果是消化动物类食物的佳品。市售有山楂片、糕、果冻，还有冰糖葫芦，都是消食健胃之品。

（三）疳积

小儿脾胃虚损，运化失宜，以致气液耗损，饮食不为肌肤，形体羸弱，气血不荣，或腹大如鼓，青筋暴露，形体羸弱，缠绵不愈，影响生长发育的一种慢性虚证，称为疳积，或疳证，为儿科四大证之一（儿科四大证：惊、疳、痘、瘄）。疳，一为小儿恣食甘肥生冷之物致病，"疳"通"甘"；二为疳，主症为气液干涸，形成干疳，"疳"通"干"。实证：虫积成疳；虚证：脾虚疳积。虚证疳积的辨治如下：

脾虚疳积

【症状】 面色萎黄，肌肤羸瘦，毛发枯槁，困倦喜卧，精神不振，目无神采，乳食懒进，腹胀拒按，午后潮热，易哭易怒，烦躁口渴，夜睡不宁，大便不调，小便黄浊，脉濡细而滑，舌淡苔浊腻，指纹淡紫。

【辨证】 喂养不当，或饮食不节，损伤脾胃，脾胃为气血生化之源，化源匮乏，故面色萎黄，肌肤羸瘦；饮食不为肌肤，气液渐耗，故毛发枯槁；脾虚气弱，故困倦喜卧，精神不振，目无神采；脾虚失运，消化困难，故乳食懒进，腹胀拒按；气血亏虚，气液耗损，阴液不足，虚热内扰，故午后潮热，易哭易怒，烦躁口渴，夜睡不宁；脾虚运化水谷、水湿的功能障碍，则水谷不分，清浊混淆，故大便不调，小便黄浊；脾虚湿阻，气虚血瘀，故脉濡细而滑，舌淡苔浊腻。

【治则】 补脾益胃，健脾消积。

【方药】 万氏肥儿丸（《幼科发挥》）：党参10g、白术6g、茯苓5g、炙甘草3g、山药10g、莲子10g、当归5g、使君子10g、神曲6g、川芎5g、陈皮3g、青皮3g。若面色萎黄，肌肤羸瘦，毛发枯槁，加黄芪10g、北沙参10g、黄精12g；困倦喜卧，精神不振，目无神采，加石菖蒲6g、枸杞子10g、甘菊5g；乳食懒进，腹胀拒按，加谷芽5g、麦芽5g、神曲6g；午后潮热，易哭易怒，烦躁口渴，加胡黄连6g、地骨皮6g、鲜石斛15g；夜睡不宁，加柏子仁6g、远志3g；大便不调，加川黄连2g、葛根10g；小便黄浊，加草薢10g、白茅根15g、石菖蒲5g。

【护养】

①疳积若由寄生虫引起，应以驱虫为先，驱虫的方法，以前多用中药，当今西药驱虫的效果确凿，而且安全有效，故已很少用中

药驱虫。在驱虫前一般需做大便检查，找虫卵，以明确诊断才可驱虫，驱虫后再调补脾胃。

②外治法对疳积也有治疗效果，现介绍捏脊法：从长强穴至大椎穴，先以两手食指背横压在长强穴向上推，同时以两手拇指与食指合作，将皮肤捏起，交替向上推捏至大椎穴为1次。连续推捏6次。在第5～6次时于腰椎部和胸椎部将肌肉提起，每次提7～8下，捏完第6次后，再以两拇指从命门向肾俞左右推压。此法调补脾胃，调节阴阳，有很好的补脾健胃、消积化滞的作用。

③疳积为多食甘肥之品，饮食不节、不洁，损伤脾胃，导致气液耗损，成为干涸之证，因此必须进行饮食调养。在物质条件十分匮乏的情况下，主要是饮食缺乏，饥饿致虚，以致营养不良，人体羸瘦干涸；在当今物质十分丰富的情况下，过食伤脾，痰食阻滞，导致脾虚失运，化源匮乏，而成疳积。因此，当今小儿疳积重在节食和合理调养，如少食垃圾食品（指香酥油炸高糖食品），饮食不能过饱、过少，不能偏食，多吃新鲜果蔬，并注意多运动，不使其肥胖而无力。

（四）小儿泄泻

凡脾胃失调，排便频数，粪便稀薄，或成水样，称为泄泻。小儿泄泻，实证：有湿热泻、伤食泻；虚证：有脾虚泻。虚证泄泻的辨治如下：

脾虚泄泻

【症状】 大便稀薄，水谷不化，粪色淡白，食后作泻，胃脘不舒，不思饮食，面色萎黄，神疲倦怠，脉缓弱，舌淡苔白。

【辨证】 脾胃虚寒，清阳不升，故大便稀薄，水谷不分，食后作泻；脾失健运，故不思饮食，粪色淡白，胃脘不舒；脾虚气弱，故面色萎黄，神疲倦怠；脾气不足，气血亏虚，故脉缓弱，舌淡苔白。

【治则】　健脾补中，化湿止泻。

【方药】　参苓白术散（《太平惠民和剂局方》）：党参 10g、炒白术 5g、茯苓 10g、山药 10g、炒扁豆 10g、莲子 15g、薏苡仁 15g、神曲 5g、砂仁 3g、陈皮 3g、炙甘草 3g，加赤石脂 15g、诃子炭 10g。若大便稀薄，水谷不分，食后作泻，加车前子 5g（包煎）、泽泻 6g；胃脘不舒，不思饮食，加炒谷芽 5g、炒麦芽 5g；面色萎黄，神疲倦怠，加炙黄芪 12g、太子参 15g，去党参。

【护养】

①小儿泄泻常可外治，也可内外合治，一般用脐疗：丁香、吴茱萸、肉桂等量研粉，水调成糊状敷脐部，外贴伤湿止痛膏，24 小时一换，一般 1～3 次泻止。若不止或有发热等症，需去医院儿科诊治。

②小儿泄泻要节制饮食，不要多给饮食，以减轻脾胃负担，使肠道功能康复，尤其应禁食油脂及高蛋白饮食，而以谷类为主，如米汤、粥、羹及汁，或将谷类炒焦后熬粥、汤则更好。

③小儿服药困难，若泄泻无度，脱水较重者，应补充体液，可进行输液治疗，采用中西医结合的方法；若伴发抽搐，即俗称慢惊风，为中医儿科四大证之一，更应引起重视。

（五）小儿遗尿

小儿睡中小便自遗，醒后方知，称为小儿遗尿，又称尿床。1～2 岁的小儿遗尿不属病态。若 4 周岁后尚不能自主排尿，每夜尿床者，为病态，需治疗。一般为虚证，有下元虚冷、脾虚气弱。虚证小儿遗尿的辨治如下：

1. 下元虚冷

【症状】 睡中遗尿，醒后始知，面色苍白，智力迟钝，肢软无力，小便清长，时时畏寒，脉沉弱无力，舌淡苔薄白。

【辨证】 肾气虚弱，下元虚冷，不能制约水道，故睡中遗尿，醒后始知；肾虚髓海不足，故智力迟钝；肾阳不足，故小便清长，时时畏寒，面色苍白；肾主骨，肾虚骨弱，故肢软无力；肾虚精血不足，故脉沉弱无力，舌淡苔薄白。

【治则】 温补肾阳，固涩小便。

【方药】 桑螵蛸散（《备急千金要方》）：桑螵蛸 5g、鹿茸 3g、黄芪 10g、牡蛎 15g、赤石脂 15g、党参 10g、厚朴 5g。若面色苍白，时时畏寒，小便清长，加炙桂枝 6g、当归 6g；智力迟钝，加龟板 10g、石菖蒲 5g、远志 5g；肢软无力，加怀牛膝 5g，杜仲 5g，或骨碎补 10g、川续断 6g。

【护养】

①小儿遗尿，下元虚冷者，多体质虚弱，因此要增强体质，除加强营养外还需加强体育锻炼，让小儿参加喜闻乐见的文娱体育活动，如唱歌、跳舞，使身心得到锻炼，但不能过度。严禁父母因遗尿而打骂小孩。

②遗尿小儿，睡前要给其准备好尿垫及裤子之类，并在睡前给予教育，告诉其遗尿的危害，使其大脑中有一个警戒点，慢慢形成自主排尿的习惯，若尿床了要给其清洁处理，不要让其湿浸皮肤，或不管自干。

③睡前要少看带有兴奋性的书报、杂志及电视、电影，睡前尽量少进多水的饮食（但需保持人体足够的水分）；并不要剧烈运动，如跑步或跳绳等。父母最好与其同睡，或同室，以便夜间按时提醒其排尿。

2. 脾虚气弱

【症状】 每晚睡中遗尿，面色无华，神疲乏力，四肢软弱，食欲不振，大便稀薄，脉缓弱无力，舌淡苔白。

【辨证】 脾气不足，制约无权，故遗尿；脾虚气弱，生化无源，气血亏虚，故面色无华，神疲乏力，脉缓弱无力，舌淡苔白；脾主四肢，脾虚故四肢软弱；脾主运化，脾失健运，故食欲不振，大便稀薄。

【治则】 健脾益气，培元固涩。

【方药】 缩泉丸（《补遗方》）：乌药 5g、益智仁 8g、山药 10g，加黄芪 12g、白术 8g、升麻 5g。若面色无华，神疲乏力，四肢软弱，加莲子 10g、芡实 10g、红枣 15g；食欲不振，大便稀薄，加炒谷芽 5g、诃子炭 5g，或鸡内金 5g、炒山楂 12g。

【护养】

①改变小儿睡眠姿势，不让其仰面平卧，改为侧卧，可卧时在腰部扎一布结，使其仰卧时感到不适而转为侧卧。这对习惯性遗尿是切实可行的方法。

②临睡前要排空小便，并养成习惯，睡时醒来及时排尿，无论有无便意都应起床排尿，使之形成一种意识。

③针灸疗法对遗尿有一定作用，常用穴位：关元、气海、肾俞、三阴交、足三里，每日 1 次选取 2 ～ 3 个穴位针灸。也可去针灸科治疗。

（六）解颅、囟陷

小儿发育正常，一般一周岁至一周半岁，囟门渐合。如不能应期而合，囟门宽大，头缝开解，称为解颅。若 6 个月以内小儿囟门微陷，不作病态。凡囟门下陷如坑，称为囟陷。此两证皆属虚证。

解颅、囟陷的辨治如下：

1. 解颅

【症状】 颅缝裂开，前囟宽大，头额青筋暴露，面色苍白，神情呆钝，甚者头颅日渐胖大白亮，体瘦颈细，头常偏倒，眼珠下垂，白晴显露明显，目无神采，脉沉细无力，舌淡少苔。

【辨证】 肾气不足，脑髓不能实敛，故颅缝裂开，前囟宽大；头颅气血循运不利，血络受阻，故青筋暴露；气血不足，故面色无华；髓海不充，故神情呆钝，目无神采；肾精不足，不能上注于目，故头常偏倒，眼珠下垂，白晴显露明显；气不充脉，血不养体，故脉沉细无力，舌淡少苔。

【治则】 补肾益髓，益气养血。

【方药】 内服——补肾地黄丸（《证治准绳》）：熟地黄 15g、山药 6g、萸肉 6g、牡丹皮 3g、茯苓 3g、泽泻 3g、牛膝 5g、鹿茸 3g。外用——封囟散（《医宗金鉴》）：柏子仁、天南星、防风各等份，研细，每取 3g，用猪胆汁调匀，摊在纱布上，视囟门大小剪贴，1 日 1 换，不得令干，时时湿润。

【护养】

①解颅多为先天之病，若治不及时或不得法，会影响生长发育，造成终身之疾。需中西医结合治疗，进行多方面检查。中医治疗只可配合同治，不能一味用中药治疗，尤其是小儿服药困难，需多方给药。

②解颅常是由其他疾病带来的一种病证，因此要从源治疗，如久泻之后，累及脾肾；母亲喂养不当，长期营养不足，经常缺乳少食；或经常生病，久治不愈，久病致损等。

③爱护小孩，爱惜生命。对婴幼儿解颅只要积极治疗完全可以治愈。有些无知、不负责任的父母，放弃治疗，甚至弃婴是一种犯

罪行为，应当严厉打击。

2. 囟陷

【症状】　小儿囟门显著下陷，甚则如坑状，面色萎黄，神少气弱，形体消瘦，不思饮食，四肢清冷，大便清稀，脉沉缓无力，舌淡无华少苔。

【辨证】　中气下陷，气血不能上荣，故囟门显著下陷，甚则如坑状；脾胃虚弱，气血匮乏，故面色萎黄，神少气弱，形体消瘦；中阳衰微，运化无能，故不思饮食，四肢清冷，大便清稀；气虚血亏，故脉沉缓无力，舌淡无华少苔。

【治则】　培元补肾，升举中气。

【方药】　固真汤（《证治准绳》）：党参10g、白术10g、茯苓10g、炙甘草3g、黄芪15g、山药12g、肉桂5g、附子5g，加升麻6g；外用乌附膏（《医宗金鉴》）：雄黄、川乌、附子各等份，研粉，用葱共捣烂，同煎成膏，贴陷处。

【护养】

①囟陷主要是先天不足，再加母乳喂养不当所致。因此，母乳喂养很重要，要提高母乳质量，必须给乳母合理的、营养丰富的饮食，缺乳的话及时治疗，以增加乳汁，不要盲目选用代乳品，所补充的代乳品也必须是高质量的。

②平日囟门应保护好，不要经常触摸或按压，给小儿戴上帽子。同时，不要给小儿剃光头，要留发，留发既可保护囟门，同时可了解小儿的健康状况。

③囟门不合或内陷，日久不愈，需去儿童专科医院进一步检查，以补充必需的物质，如钙、锌、硒等微量元素，并进一步了解其是否有其他疾病。

（七）鸡胸、龟背

鸡胸、龟背是小儿生长发育障碍以致变成畸形的一种疾患。胸廓向前凸出如鸡胸的，称为鸡胸；脊骨弯曲隆起，状如龟背的，称为龟背。两者皆因先后天俱不足，是脾肾亏损之证，均属虚证。鸡胸、龟背的辨治如下：

鸡胸、龟背

【症状】 鸡胸，胸廓向前畸形凸出，形如鸡胸，形体瘦弱，精神萎靡，气息短少，举动乏力；龟背，脊柱弯曲，背高如龟，行步伛偻，形体羸瘦，骨质软弱。

【辨证】 肾主骨髓，脾主肌肉，脾肾两虚，气血精液俱耗，故成龟背、鸡胸畸形；精血不足，故形体瘦弱，精神萎靡；气虚，故气息短少，举动乏力；肾虚骨弱，故行步伛偻，形体羸瘦，骨质软弱。

【治则】 培补脾肾，强筋壮骨。

【方药】 补天大造丸（吴球方）：紫河车 15g、鹿茸 6g、豹骨 10g、龟板 10g、补骨脂 10g、熟地黄 30g、山药 15g、萸肉 15g、枸杞子 10g、当归 10g、茯苓 12g、泽泻 10g、牡丹皮 10g、天冬 12g、麦冬 12g、五味子 6g、菟丝子 12g、怀牛膝 15g、杜仲 15g、苁蓉 12g。按此剂量炼蜜为丸，每日 3 次，每次 3～5g，吞服。需长期服用。

【护养】

①凡鸡胸、龟背多为先天不足、后天不调所致，因此重在调补脾肾。在调补脾肾中非一般补剂可以见效，必须用填补、峻补的补益脾肾之品，需选择血肉有情之动物性补剂，如上方中的紫河车、龟板之属。

②若失治误治会成终身残疾，给其造成一辈子痛苦，所以要早治，多方法中西医治疗，千万不能放弃治疗，或弃儿，经济上有困难力求社会帮助。

③在治疗的同时需加强身体锻炼，以保持和恢复人体的正常功能活动，即使已成畸形，影响机体的功能也要锻炼，只有活动和运动，气血才能流畅，人体功能才有康复的可能。

（八）五迟、五软

五迟，是指立迟、行迟、发迟、齿迟、语迟等发育迟缓的病证；五软，是指头项、口、手、足、肌肉痿软无力等证候。均属于小儿发育障碍，成长不良的疾患，皆为先天不足，后天失养所致的虚证。五迟、五软的辨治如下：

五迟、五软

【症状】 五迟，肢体软弱，届时不能站立、行走与长齿，并兼解颅，或智力不健，神情呆钝，过期不能言语，毛发枯稀；五软，头项软弱倾斜，不能抬举，口软唇弛，咀嚼无力而流涎，手软下垂，足软无力，不能站立，肌肉软弱，皮肤松弛，形体瘦弱，智力迟钝，脉弱无力，舌淡无华少苔。

【辨证】 肾主骨，肝主筋，肝肾亏损，后天哺养失调，气血匮乏，故筋骨痿弱，出现立迟、行迟、齿迟；心主血，发为血之余，故发迟；心主神明，心血不足，故语迟；头为诸阳之会，肾主骨髓，故头项软弱倾斜，不能抬举；脾主口唇、肌肉、四肢，脾虚故口软唇弛，咀嚼无力而流涎，四肢肌肉痿软，手软下垂，足软无力，不能站立，皮肤松弛，形体瘦弱；心神失养，脑髓不足，故智力迟钝；气血不足，脾肾两虚，故脉无力而弱，舌淡无华少苔。

【治则】 补益脾肾，调补五脏。

【方药】 加味六味地黄丸（《医宗金鉴》）：熟地黄 10g、山药 8g、萸肉 8g、牡丹皮 5g、泽泻 5g、茯苓 5g、鹿茸 3g、五加皮 5g。若心脾不足，语迟，神情迟钝，加石菖蒲 5g、远志 3g；立迟、行迟，手、足、肌肉软，加黄芪 15g、白术 8g、莲子 10g、芡实 10g；头项软弱，不能抬举，加龟板 10g、紫河车 3g（研吞）；齿迟、发迟，不能站立，加怀牛膝 6g、川续断 6g、杜仲 8g。

【护养】

①五迟五软的患儿，皆为先天不足、后天失调所致，因此尤需关心和重视，若初为人母、人父者，应多请教父母亲及长辈，或去医院诊治，不可掉以轻心，否则日久难治，或致小儿残疾。

②五迟五软小儿，多抗病力很弱，因此需加强营养和护理，如乳制品或母乳要充足，保证足够的营养素，并补足所需要的维生素、微量元素，在补充前需去医院检测所需的营养素及其剂量。婴幼儿需多加保护，做到母不离身，时时关注。

③饮食调补不可缺失。一般除母乳和各类营养素外，平日可多喂食动物的骨髓、脑髓、蹄筋，家禽的蛋白或蛋黄，其中蛋黄更有益于小儿，可以多吃；常用的动物食料有猪、牛、羊、鸡、鸭、鹅、鸽子，其中鸽子较好，使小儿聪明，可以多食，一般可喝汤，或做成美味可口的菜肴。

三、症状理虚

1. 疲乏

疲乏，浑身疲困，动则乏力。湿气内阻或暑湿交困，往往身无大病，如夏季的"疰夏"，也多表现为疲乏，此多为虚实兼夹之证，常用清暑益气汤（党参、黄芪、当归、甘草、麦冬、五味子、葛根、升麻、苍术、白术、青皮、陈皮、黄柏、神曲、泽泻、生姜、大枣）加减运用。若气血两虚，用八珍汤（党参、白术、茯苓、甘草、当归、熟地黄、白芍、川芎），偏于气虚，多为行动时呼吸短促等，偏于血虚，多为面色苍白，动则汗出，时觉潮热等。

2. 肌肤枯燥

肌肤枯燥，多因血虚生燥，用生血润燥饮（生地黄、熟地黄、天冬、麦冬、当归、黄芪、黄芩、桃仁、红花、瓜蒌、五味子）。若瘀血内阻，新血不生，肌肤失其营养，则见肌肤甲错，常伴两目眩黑，腹满不能饮食，治宜缓中补虚，用大黄䗪虫丸（大黄、黄芩、甘草、桃仁、杏仁、白芍、地黄、干漆、虻虫、䗪虫、水蛭、蛴螬）。此系中成药，可在药店购买。

3. 头重

头重，多因久病或疲劳过度，中气不足，清阳不升所致。头脑重滞，忽忽悠悠，有空洞感，有时伴轻微胀痛，一般多属中气不足，用补中益气汤（黄芪、党参、白术、当归、升麻、柴胡、陈皮、甘草、生姜、大枣）。若痰湿中阻，使头重胀痛者，多伴胸膈满闷，呕吐恶心，此为夹邪之证，治宜健脾化痰，常用半夏白术天麻汤（半夏、陈皮、茯苓、干姜、天麻、泽泻、白术）加神曲、苍术、黄柏、麦芽，此多是实中夹虚之证。

4. 脑鸣

脑鸣，为脑中如有虫鸣之声，紧张或疲劳加重，常伴耳鸣，头晕目眩，为脑髓空虚所致。脑为髓之海，髓生于骨，肾主骨髓，治宜补肾阴，常用左归丸（熟地黄、山茱萸、龟板、枸杞子、麦冬、山药、杜仲、炙甘草）。此症临床不少见，西医检查多无实质性异常。

5. 健忘

健忘，又称善忘、喜忘。多因思虑过度，脑力衰退而致，林羲桐认为："人之神，宅于心，心之精，依于肾，而脑为元神之府，精髓之海，实记性所凭也。"汪䚮庵说："治健忘必交其心肾，使心之神明下通于肾，肾之精华上升于脑，精能升气，气能生神，神定气清，自鲜健忘之失。"常用孔圣枕中丹（龟板、龙骨、远志、石菖蒲）加茯苓、枸杞子、甘菊，以养心益髓，补肾益精。

6. 多梦

多梦为梦幻纷纭，睡眠不宁，且多惊恐怪异之事，多为心血不足，血不养心之证，治宜养血安神。《金匮要略》说："血气少者属于心，心虚者其人多畏，合目欲眠，梦远行而精神离散，魂魄妄行。"以益气安神汤（当归、茯苓、生地黄、麦冬、酸枣仁、远志、党参、黄芪、黄连、陈胆星、竹叶、甘草）益气养血，安神益智。

7. 嗜睡

嗜睡以痰湿内阻为多，属于虚证的也不少，常见的食后困乏思睡，为脾气不足，运化不及所致，治宜健脾益气，常用六君子汤（党参、白术、茯苓、姜半夏、陈皮、甘草）加石菖蒲、辛夷治之。若神疲欲寐，畏寒蜷卧，宜温补少阴，常用附子理中汤（人参、白术、附子、炮姜、甘草）。

8. 烦躁

胸中热而不安为"烦"，手足热而不宁为"躁"，"烦躁"虽常并称，但为两种病症，《类证治裁》中说："内热为烦，外热为躁；烦出于肺，躁出于肾。热传肺肾，则烦躁俱作。"本症出现在热性病中，多为虚证。一般治烦用栀子豉汤（山栀子、豆豉），治躁用四逆汤（附子、干姜、甘草）。内伤杂症，烦多于躁，夜间为甚，常为阴虚火旺之证，用生脉散（党参、麦冬、五味子）加生地黄、酸枣仁、茯苓。

9. 嗳气

虚证嗳气多见于脾胃虚弱的患者，出现胃中气滞，胸膈胀满，嗳气频作，若脾阳不足，消化不良，食后胃胀，宜用健脾散（党参、白术、炙甘草、大枣、生姜、丁香、藿香、砂仁、神曲、肉豆蔻）。嗳气若与矢气并见，则需细辨，大致矢气多为脾肾两虚，嗳气多为脾胃气虚，前者需温肾健脾，后者当和胃健脾；但两者多为气滞之变，皆为气虚所致。

10. 不欲食

不欲食，又谓食欲差，或俗称胃口不开、不思饮食。常表现为食易饱，食后难化，纳食无味，或厌食厚味油腻之物，有的饥不能食，食之即饱，或食之无味。一般有虚实两端，实则多为湿浊中阻，虚则常为中气虚弱。中气虚弱者，多为消化能力差，脾胃运化能力弱，常见舌苔薄而净，治宜健脾补中，常用异功散（党参、白术、茯苓、甘草、陈皮），或参苓白术散（党参、白术、茯苓、山药、扁豆、薏苡仁、莲肉、砂仁、桔梗、陈皮）；或多进助消化的饮食，如金橘茶、荸荠茶，或山楂粥等。

11. 便血

便血即大便下血，须分血色鲜、暗及血在便前、便后。先血后便，《金匮要略》称为近血，张景岳谓"或在广肠或在肛门"，血色鲜红，也有下血如溅者，名曰肠风；先便后血，《金匮要略》称为远血，张景岳谓"或在小肠，或在于胃"，血色紫暗，兼见神疲，面色萎黄，舌质淡，治用黄土汤（白术、附子、地黄、甘草、黄芩、阿胶、灶心土）。

12. 夜间尿频

夜间多尿，多见于老人，一般少则2～3次，多则5～6次，多为肾虚之证，以肾气、肾阳虚，下元不固为多，并常伴随失眠，出现两者的恶性循环，即失眠而思尿，多尿则影响睡眠，治以补肾气，宁神志，以肾气丸（炙桂枝、附子、熟地黄、山药、茯苓、牡丹皮、泽泻、山茱萸）加桑螵蛸、益智仁、覆盆子、五味子、酸枣仁。

13. 尿精症

尿精症，即出现小便时夹带精液，常尿则精泄，不觉疼痛，日久乏力腰酸，精神疲惫，往往在尿液常规检查中可见满视野精子，多为肾失封藏，固摄无能所致，宜补肾固摄，强精益气，常用菟丝子丸（菟丝子、茯苓、山药、莲子、枸杞子）合聚精丸（鱼螵胶、潼蒺藜），也可用金锁固精丸（中成药）长服。

14. 男子不育

男子不育是无子的重要原因，又称无嗣。男子不育要进行精液检查或全身检测，一般多以精气虚冷为主，《脉经》中说："男子脉微弱而涩为无子，精气清冷也。"治宜补肾益气，养精蓄精，常用五子衍宗丸（枸杞子、覆盆子、菟丝子、车前子、五味子），续嗣丹（山茱萸、天冬、麦冬、补骨脂、菟丝子、枸杞子、覆盆子、蛇床子、巴戟天、韭菜子、黄芪、龙骨、牡蛎、山药、当归、锁阳、人参、白术、黄狗肾、紫河车、陈皮），长春广嗣丸（人参、生地黄、山茱萸、天冬、麦冬、山药、枸杞子、菟丝子、牛膝、杜仲、茯苓、五味子、柏子仁、当归、巴戟天、补骨脂、莲须、苁蓉、沙苑子、覆盆子、鹿角胶、龟板、虎骨胶、鱼螵胶、猪脊髓、黄牛肉、羊肉、黑狗肉、驴鞭、狗肾、蚕蛾、紫河车）。

15. 怀孕音哑

怀孕音哑无声又称子喑。多为肺肾两虚之证，在治疗上宜滋阴润肺，补肾养阴，常用六味地黄丸（地黄、山茱萸、茯苓、山药、牡丹皮、泽泻）合生脉散（人参、麦冬、五味子）加利咽润喉的胖大海、罗汉果等，并注意休息和营养。

16. 产后便秘

产后大便难，多因血虚津亏，在《金匮要略》中有："新产妇人有三病，一者病痉，二者病郁冒，三者大便难。"治宜润肠通便，常用四物汤（当归、白芍、熟地黄、川芎）加火麻仁、郁李仁、杏仁、桃仁、柏子仁、生首乌。

17. 产后小便频数

产后小便次数增多，出现日夜十余次，并伴不能自己控制，淋沥自遗现象。此多因气血亏损，肾气不固所致，治宜补肾固摄，益气养血，常用固脬汤（桑螵蛸、黄芪、沙苑子、山茱萸、当归、茯苓、益母草、白芍、升麻、羊脬一具）。并注重饮食调养，如多食羊肉、猪蹄、莲藕等。

18. 视力减退

一般瞳神无变形或变色，出现视力不断下降，视物不清，有的甚至失明，多因肝肾阴虚，气血不足，精血亏损所致。常用芎归明目丸（地黄、当归、川芎、白芍、菊花、枸杞子、牛膝、天冬、甘草）或石斛夜光丸（石斛、人参、天冬、麦冬、熟地黄、生地黄、苁蓉、菟丝子、茯苓、菊花、山药、青葙子、枸杞子、羚羊角、草决明、杏仁、五味子、白蒺藜、川芎、甘草、黄连、防风、枳壳、犀角、牛膝）的中成药。

老年人视力自然衰退，出现远视，不能近视，乃为血虚气盛，用地芝丸（熟地黄、天冬、枳壳、菊花）；不能远视，只能近视，多为气虚血盛，用定志丸（人参、远志、菖蒲、茯苓）。

19. 眼皮重

眼皮重，多属上胞下垂，伴随出现精神不振，头目眩晕，多由于气血两虚，肝肾不足所致，常用补气益血、调补肝肾之剂，用黄芪丸（黄芪、白蒺藜、独活、柴胡、生地黄、甘草、山栀、苦参、白术、白花蛇舌草、地骨皮、菊花、防风、山茱萸、茯苓、秦艽、天冬、枳壳、槟榔）。

20. 眼皮跳

眼皮跳牵及眉际，多因病后肝脾失调，血虚风盛所致。治宜养血调肝，活血祛风，常用当归活血汤（当归、川芎、熟地黄、黄芪、苍术、防风、白芍、羌活、薄荷、甘草）。若日夜跳动不停，兼视物昏暗，须防变成白内障。

21. 夜盲

入夜视觉丧失，不能见物，到天明即恢复正常，称为夜盲，又称雀目。一般有两种，即高风雀目内障和肝虚雀目内障，前者为元阳不足，后者为肝虚血少。雀目瞳神均无翳障，肝虚以小孩多见，预后多好，常用羊肝丸（羊肝、夜明砂、当归、木贼草、蝉蜕）。阳虚以成人较多，日久不愈常易成青盲，用菊花丸（菊花、巴戟天、苁蓉、枸杞子）。

22. 口淡

口淡无味，饮食不香，多见于病后脾胃虚弱者，此症常伴有舌质淡而少苔，面色苍白或萎黄。在治疗上要健脾益气，和胃理气，常用异功散（党参、白术、茯苓、甘草、陈皮），伴脾虚湿滞较甚者，可加藿香、佩兰、豆蔻。

23. 口咸

口中有咸味，多为肾液上乘之证，属虚火上干，肾亏液涸者，治疗宜引火下行，用滋肾丸（黄柏、知母、肉桂）；属虚寒者，用附桂八味丸（六味地黄丸加附子、肉桂）。同时，在治疗中要全面检查是否有其他病变，尤其是肝肾两脏的虚损。

24. 牙痛

牙痛在临床上非常多见，一般要请口腔科（或牙科）医生诊疗，而当疼痛的时候，一般牙医不做大的处理。牙痛除了实证（病邪，即感染或外伤等）外，一般多为肾虚所致，因过劳或严重透支，生活无规律，或生活质量差，在治疗上要重在补肾补虚。如常用牙痛汤（西洋参 5g、石斛 8g、石膏 30g、细辛 4g、露蜂房 10g），水煎服，3 剂。外治；漱口剂用荜茇 6g、藁本 3g、细辛 3g、川芎 6g、白芷 6g 水煎，漱口不吞下；并用川椒 3g、巴豆 1 粒，捣烂，饭和为丸，棉裹置牙痛处，痛止吐掉。这些都是行之有效的方法。若还是疼痛不止，伴有发热者，先请内科看，不行再去看口腔科。

25. 牙齿浮动

老年人牙齿浮动，无肿胀疼痛，多为肾虚气弱之证，是牙齿将要脱落之象。一般中青年肾虚者也多见此症。长服还少丹（熟地黄、枸杞子、山药、远志、牛膝、山茱萸、巴戟天、茯苓、五味子、苁蓉、菖蒲、杜仲、茴香、大枣）。

26. 脊骨痛

腰部牵连于背，不能挺直，偶尔挺直较舒服，但不能持久，严重的背脊中一线觉冷，腰部也觉冷，如风寒入侵，伴小便清长，下肢酸软。多为肾阳虚亏，元阳衰弱之证，治宜温补肾阳，常用右归丸（附子、肉桂、山茱萸、山药、熟地黄、枸杞子、杜仲、炙甘草），或温肾散（熟地黄、牛膝、巴戟天、苁蓉、麦冬、五味子、茯苓、干姜、杜仲、炙甘草）。

27. 背冷

背部如有冷水浇，多为肺肾阳虚之证，常易感冒，老年人患有慢性咳喘者多见，在治疗上用补阳益气之法，用圣愈汤（黄芪、党参、当归、川芎、生地黄、熟地黄）加桂枝、附子、干姜。在背冷时穿上背心以保暖防寒。冬季更要注意防寒保暖。

28. 尾骶骨痛

脊骨下端，坐骨之上作痛为尾骶骨痛。痛时常连腰部，为督脉与肾经所循行之区，背难挺直，喜温喜按摩，多为肾督之亏损，常见于妇人产后过早操劳所致。治疗以补肾为主，用补肾汤（补骨脂、小茴香、牛膝、当归、杜仲、知母、川黄柏、延胡索、干姜）为基本方，随症加减，风甚加制草乌、天麻，寒甚加桂枝、附子，湿甚加苍术、白术、桃仁，有热去补骨脂。

29. 四肢软弱

四肢软弱或仅下肢软弱不用而无疼痛、麻木感为痿证。常因肺热熏灼，津液被伤，或心脾亏损，肝肾不足，不能荣养经脉所致。若肺热者，用门冬清肺饮（麦冬、沙参、黄芪、当归、五味子、白芍、紫菀、甘草）合益胃汤（北沙参、麦冬、生地黄、玉竹、冰糖）；心脾不足者，用五痿汤（党参、白术、茯苓、麦冬、当归、黄柏、知母、木香、甘草、薏苡仁、生姜、大枣）；肝肾阴虚者，用虎潜丸（龟板、熟地黄、白芍、虎骨、锁阳、黄柏、知母、陈皮），或鹿角胶丸（鹿角胶、鹿角霜、熟地黄、人参、当归、菟丝子、杜仲、虎骨、白术、茯苓、牛膝、龟板）。

30. 四肢冷

四肢冷，为阳气不能通达四肢之证，多为内寒证，伴见形寒面青，大便溏泻，脉细弱，舌淡无华。常用四逆汤（附子、干姜、甘草）。若阳气欲绝，伤寒病严重阶段等用附子理中汤（人参、附子、白术、炮姜、甘草）；每到冬天四肢不温，夜间更甚，宜用桂枝汤（炙桂枝、白芍、生姜、大枣）加附子、当归、阿胶。

31. 手颤

手颤头摇，筋脉不能约束，属于风象。《证治准绳》说："头为诸阳之会，木气上冲，故头独动而手足不动，散于四末，则手足动而头不动也。"并指出："此病壮年少见，中年以后始有之，老年尤多。"其多为阴血不足，不能制约风火，常为难治之证，宜养血补阴，兼以祛风，用定振丸（生地黄、熟地黄、当归、白芍、川芎、黄芪、防风、白术、天麻、细辛、秦艽、全蝎、荆芥、威灵仙）。

32. 足跟痛

足跟痛，以老年肾衰、妇人产后劳役过度，或大病后失于调养为多见，一般无红肿，皮色不变，伴不能站立，或久站、行走则痛甚，看似小病，实是肝肾阴血不足之象，治宜峻补精血，用鹿角胶丸合立安丸（牛膝、杜仲、补骨脂、黄柏、小茴香）。

33. 手足心热

两手足心自觉发热，常思用手握冷物，或睡时喜手足伸出被外，此为阴血不足，虚热内扰之证，如伴胸中烦热者，常称为"五心烦热"。治宜滋阴养血，清泄虚热，常用知柏地黄丸（六味地黄丸加黄柏、知母）加地骨皮、白薇、银柴胡；并加强营养，减少劳役，或已婚者节制房事。

34. 阴冷

阴冷是指男子阴茎或阴囊冷而不温；妇人阴中冷，伴见腹内觉冷，久婚不孕，为命门火衰之证。治宜温肾阳，补肾气，常用十补丸（附子、胡芦巴、木香、巴戟天、肉桂、补骨脂、小茴香、荜澄茄、川楝子、延胡索）。若阴冷甚者，可出现阴缩，男子阴茎阴囊收缩，女子阴户引入小腹，多为阴阳虚极之危证。在上方中加强温肾壮阳之品，如附子、干姜、肉桂、当归、人参等。

35. 小便余沥

小便余沥多为排尿困难之象，出现尿后余沥不尽，点滴而下，常湿裤裆，多为老年肾气虚弱之证，气化不及，膀胱失约。治宜补益肾气，常用大菟丝子丸（菟丝子、鹿茸、肉桂、附子、石斛、熟地黄、石龙芮、茯苓、泽泻、牛膝、山茱萸、川续断、苁蓉、杜仲、防风、补骨脂、荜澄茄、沉香、巴戟天、小茴香、川芎、五味子、桑螵蛸、覆盆子）。此丸需长服，才能见效，也可以汤药并用。

36. 小便不禁

小便不禁又称遗尿，《黄帝内经》说："膀胱不约为遗溺。"肾与膀胱为表里，肾脏虚寒则不能制约膀胱，故不能制水，治以益肾固摄为主，用缩泉丸（益智仁、乌药、山药）。若肾气虚寒者，用巩堤丸（熟地黄、菟丝子、五味子、益智仁、补骨脂、附子、白术、茯苓、韭菜子、山药）；气虚甚者，用固脬汤（黄芪、沙苑子、桑螵蛸、山茱萸、当归、茯苓、茺蔚子、白芍、升麻、羊脬）。小儿遗尿，俗称尿床，用闭泉丸（益智仁、茯苓、白芍、白术、白蔹、焦山栀）。配合针灸，如针刺肾俞、膀胱俞、气海、关元、中极、三阴交等。

37. 脱发

脱发是头发不正常的脱落，正常人一般每天脱落几根，这是正常的新陈代谢表现，若数量多，或成片、成把、一梳即见大量落发者为脱发之症。脱发多因血虚肾亏所致，因发为血之余，肾其华在发，在治疗上要补气血，益肝肾，用二仙丸（侧柏叶、当归），或固本酒（生地黄、熟地黄、天冬、麦冬、茯苓各60g，人参30g，黄酒浸服）。

还有一种油风脱发，俗称鬼剃头，一夜之间，成片头发脱落，为血虚生风之证，风盛生燥，不能营养肌肤，宜内外兼治，内服：神应养真丹（当归、白芍、天麻、羌活、熟地黄、菟丝子、木瓜、川芎）；外用：川乌粉醋调外搽，或用新鲜的骨碎补外搽。

38. 发白

头发的颜色，根据不同的人种往往不同，这里是指黄种人。老年人头发白是正常的生理变化，但也说明了老年人肾虚的表现。一般也有遗传因素的原因，如青少年白发，首先要了解其直系亲属的头发情况，如父母，或兄弟、姐妹中有白发的，多为遗传关系，不需要治疗。一般病后失去调养，或劳累过度，或身体严重透支，或极度紧张，或精神压力大等，都会发生白发，宜调补肝肾，益气养血，用首乌延寿丹（首乌、菟丝子、豨莶草、牛膝、杜仲、女贞子、旱莲草、桑叶、桑椹、生地黄、金樱子、金银花、黑芝麻）。

39. 舌光

舌光即舌上无苔，光亮如镜，如去膜的猪腰。此为阴虚之重症，常见于热病伤阴劫液之证，或久病阴涸津燥之候，应养阴增液，常用大补阴丸（黄柏、知母、龟板、熟地黄、猪脊髓），或用二冬二母汤（天冬、麦冬、知母、贝母）。若阴虚甚者，加龟板胶、二冬膏；津伤甚者，加芦根、茅根、桑椹等。并在饮食上注重进汤、羹及酸甘养津的食料，如猕猴桃、草莓、梨、杏子等。必要时配合西医的营养支持疗法。

40. 舌淡

舌淡白无华，或浅淡色，多为气血两虚之证，而以血虚为主，一般宜气血双补，用八珍汤（熟地黄、当归、白芍、川芎、党参、白术、茯苓、甘草）加黄芪、阿胶。正常人的舌质是淡红色而湿润，活动自如，而作为病态的舌淡，则舌淡近似白色，舌形瘦小，味觉正常，如严重贫血，或长期结核病未愈，肿瘤病术后，或放射性治疗及化学药物治疗后的严重损伤者等。

41. 咽干

咽喉干燥，多为肺胃热伤津液所致，常伴咽喉干燥，甚至灼热疼痛，不能吞咽干燥或固体食物，喜食清凉液体流汁，常白天为甚，若肝肾阴虚，一般夜间口干咽燥，不欲饮水或只需润口就缓解。在治疗上滋养肺胃之阴液，可用麦门冬汤（党参、半夏、麦冬、甘草、粳米、大枣）合养胃汤（沙参、麦冬、玉竹、生地黄、冰糖）加芦根、白茅根。症状轻的患者，或经常用咽喉的戏剧、歌唱、演讲工作者，可介绍一个饮茶方：胖大海 4～6 粒、麦冬 5g、炙甘草 3g、枸杞子 5g，开水冲泡，或西洋参 3g、石斛 5g 水煎代茶饮服。

42. 项软

颈项软弱，无力支持，出现项软之症，多见于小孩，往往大病之后，或先天不足之人，此为气血大虚，肝肾不足之证，用补气血、益肝肾之法，常用十全大补汤（四物汤合四君子汤加黄芪、肉桂）加斑龙丸（鹿角胶、鹿角霜、茯苓、柏子仁、菟丝子、补骨脂、熟地黄）。除了药治，饮食调养也非常重要，给予少而精的高蛋白质和脂肪，以及微量元素硒、锌、钙，否则光靠药物治疗是不够的。成人久病见项软，为天柱骨倒，为难治之症，《黄帝内经》说："头者精明之府，头倾视深，精明夺矣。"这说明病深而久阳气衰惫，督脉亏损，当用前方斑龙丸加龟板、鹿角胶之属。

43. 胁痛

胁痛有轻重之分，重者阳气不足，寒邪侵入，使气机闭阻，《金匮要略》中称为胸痹，以通阳宣痹为主，常用瓜蒌薤白白酒汤（瓜蒌、薤白、白酒），随症加减，如桂枝、半夏、枳实、生姜、茯苓之属，以通阳散寒。有的属轻症胁痛，一般过劳之后，出现胁部隐隐作痛，多为肝阴不足，宜养血柔肝，用延胡索散（延胡索、当归、赤芍、蒲黄、姜黄、肉桂、乳香、没药、木香、生姜、炙甘草）加白芍、川楝子、山茱萸。

44. 腰酸

腰酸是常在劳累或病后失养，妇女产后过早劳役，或妇人带下不止，累及肾脏，出现腰酸不能支持，治疗时要鉴别是否肾脏有病，必须进行尿检或肾功能测定，以排除西医的肾脏病，如慢性肾炎、肾病综合征、肾盂肾炎及肾脏小结石等。一般腰酸宜补肾壮腰，如壮本丸（杜仲、补骨脂、苁蓉、巴戟天、小茴香、猪腰）加牛膝、龟板，并注意适当休息；因妇科病引起的要在治疗本病基础上加补肾健腰之品，如杜仲、牛膝之类。平日多食用核桃也有好处。

45. 阴茎易举

阴茎易举为相火偏旺之象，多发生于青年男子，相火旺为肾阴虚之表现，肾阴不足则阴虚内热，常相火扰动，相火又伤肾阴，形成恶性循环，要打破这种循环，必须滋阴潜阳。临床上常见阳举不倒，或虚性兴奋，出现频繁的性生活，或自慰，因此首先要减少这种无为的性事，保持良好的心理状态，在此基础上用滋阴补肾之剂，常用知柏地黄丸（知母、黄柏加六味地黄丸）或大补阴丸（熟地黄、龟板、知母、黄柏、猪脊髓），或加川黄连、肉桂以引火归原。

46. 月经不来

妇人月经 2～3 个月不来，为"经阻"或"经闭"，主要是血枯，或血滞，前者为血虚，属虚证，后者为血瘀，属实证。血枯而经闭者，常伴形体消瘦，面色苍白，头晕眼花，四肢无力，腰酸背痛，严重者出现毛发脱落，咳嗽痰血等劳瘵之证。治宜调养肝脾，滋补肝肾，常用小营煎（当归、熟地黄、白芍、枸杞子、茯苓、山药、炙甘草、酸枣仁），或劫劳散（黄芪、白芍、熟地黄、当归、五味子、沙参、阿胶、半夏、茯苓、甘草），也可用大补元煎（人参、熟地黄、山药、枸杞子、山茱萸、当归、杜仲、炙甘草）。总之，要补虚为主，在西医学发展的今天也可进一步进行妇科检查，在此基础上进行补养。

47. 大便溏泻

大便溏泻，表现为大便溏薄而稀，如浆水状的大便，或如鸭屎，又称鹜溏。《金匮要略》谓："脾气衰则鹜溏也。"常伴肠鸣腹内隐痛，食后则欲大便，从胃脘至脐腹怕冷畏寒，即使夏季天气炎热也喜保暖加热，一天大便在 2 次以上，多至 5～6 次，多食多泻，常完谷不化。此多为脾肾阳虚，常用香砂六君子汤（木香、砂仁、炒党参、炒白术、茯苓、甘草）加味。若肾阳虚者，加补骨脂、肉豆蔻、吴茱萸、肉桂；便溏尿少者，加车前子、赤小豆、炒薏苡仁；大便前后腹痛者，加炒白芍、延胡索。

48. 腹胀

腹胀一般认为是实证多于虚证，其实腹胀甚者一定要从虚中入手，尤其是严重腹胀，俗称鼓胀，或称单腹胀，多为内脏严重损害所致，如肝脾损伤、心肾衰竭，这些病证，虽表现为腹胀，但治疗非常棘手，往往虚实兼并，需攻补并施，不能单一攻下，或过用香燥理气之品，时时要注意一个"虚"字，否则来个措手不及。在治疗上，要攻下必先扶正，扶正时要注意不能碍邪。如肝硬化引起的腹胀，要益肝健脾，常用当归活血汤（当归、赤芍、生地黄、桃仁、红花、香附、川芎、牡丹皮、延胡索、三棱、莪术、青皮）加炒薏苡仁、赤小豆、车前子，或以黄芪、党参、山药、莲子、红枣健脾益气。

49. 指甲淡白

指甲淡白，常与唇舌淡白联系在一起，往往同时存在，是血虚的症状，一般严重贫血，或失血常见，如女子长期月经如崩，造成贫血，或生产时大出血、外伤性大出血，或长期营养不良、饮食不振，或长期慢性出血，如胃出血，或造血系统疾病，如再生障碍性贫血，甚至急慢性白血病等，都可出现指甲淡白无血色。在治疗上首先要找到病源，进行病源治疗，并根据病情的轻重缓急选择益气养血之剂，如八珍汤（当归、熟地黄、白芍、川芎、党参、白术、茯苓、甘草）加阿胶、黄芪、肉桂、山药等。这些病症，需缓缓调养，若脾胃虚弱，首先要补养脾胃，同时注意疏补、轻补、清补，或补中兼疏、兼通等。

50. 指甲发绀

指甲发绀为严重的虚寒证的症状，从西医学认识，是组织严重缺氧的表现，多发生于心血管和呼吸系统的疾病，如肺心病、阻塞性肺气肿、心力衰竭、严重呼吸障碍，或父母不注意将小孩的口鼻闭塞，出现窒息，或溺水，或井下作业时空气不畅通等。在治疗上首先要找到病源，从病源上治疗，在此基础上要补气活血，如黄芪生脉饮（黄芪、党参、麦冬、五味子）加当归、川芎、桃仁、红花。

第四章 理虚食药

一、常用补食

具有补养人体，增强体质和体能，改善机体虚弱状态，达到扶正祛邪，以治疗虚证的食物，俗称补食，或称补品。补食，也就是具有补养作用的食物，为日常生活中以食用为主的动物、植物或矿物。在《黄帝内经》中早有记载，如血枯方中的鲍鱼和雀卵，就是2种补益阴阳之品，鲍鱼滋阴补肾，雀卵助阳益精；后有东汉·张仲景《金匮要略》的当归生姜羊肉汤，生姜与羊肉皆为补阳益精之食物。自古至今，补食都是养身、防病、治病的重要食物。当今由于医学科学迅猛发展，对补养食品进行大量开发，从延缓衰老、提高免疫力、防病治病、保健养生、延年益寿等方面做深入研究，为人类幸福、长寿、健康服务。现介绍常用的补养食物，以供选用。

（一）补气食品

1. 牛肉

牛肉为牛科动物水牛的肉。《医林纂要》说："牛肉味甘，专补脾土，脾胃者，后天气血之本，补此则无不补矣。"

性味：性平，味甘。

功效：补益脾胃，滋养精血，强筋壮骨。

应用：凡形体消瘦，筋骨痿弱，久病体虚者，如胃下垂、贫血、进行性肌营养不良等皆可食用。常用牛肉粥：鲜牛肉 100g，粳米 100g，五香粉、盐各适量。牛肉切薄片洗净，与粳米一起放锅内炖粥，粥成时加少量五香粉、盐即可食用。

2. 牛肚

牛肚为牛科动物水牛或黄牛的胃，又名牛百叶。

性味：性平，味甘。

功效：健胃补脾，益气养血。

应用：凡食少便溏，少气乏力，形体消瘦者，如产后体虚、脱肛、慢性胃病等可以选用。如红烧肚块：牛肚 200g，醋 10g，香油、姜、葱、料酒、味精、盐、高汤等适量。牛肚切条，清水洗净备用；锅中放香油烧热，入葱、姜稍炒后，加入牛肚，加醋、料酒、盐、高汤，武火煮沸，文火炖烂，将起锅时加味精，即可食用。

3. 火腿

火腿为猪科动物猪的腿腌制而成。以浙江金华火腿最有名。

性味：性温，味咸、甘。

功效：补益脾胃，补肾强筋。

应用：凡腰腿酸软，虚劳怔忡，下利清谷，胃纳不振者，如骨质疏松症、骨髓炎、慢性胃病、慢性肝炎等可选用。如炖火腿粥：熟火腿 100g，糯米 100g，冬笋 25g，水发香菇 25g，青豆 30g，高汤 1500mL，料酒、胡椒粉、葱、姜、麻油各适量。火腿、香菇、冬笋切成青豆大小的丁，糯米淘洗干净，放入砂锅内，加高汤，先用武火煮沸，再加入火腿、香菇、青豆、冬笋、料酒、葱、姜，用文火煮成粥，最后加胡椒粉、麻油调拌即成，可早晚服用。

4. 鹅肉

鹅肉为鸭科动物鹅的肉，又名野雁肉、家雁肉。

性味：性平，味甘。

功效：益气补虚，和胃止渴。

应用：凡纳呆食少，消瘦乏力，口燥咽干，渴而多饮者，如糖尿病、食道癌、白细胞减少等可选用。如鹅肉补中汤：鹅 1 只（宰杀去杂），黄芪、党参、山药、大枣各30g。把诸药纳入鹅腹中，用线缝合，放入锅中，加水淹没鹅，先用武火煮沸，后用文火炖至鹅肉熟烂，加适量盐调味，食时取出药物，喝汤及吃肉。

5. 鹌鹑

鹌鹑为雉科动物鹌鹑的肉或全体，又名鹑鸟、宛鹑、赤喉鸟。近代称其为"动物人参"，说明其有补虚强身的作用。

性味：性平，味甘。

功效：补益脾胃，补养肝肾。

应用：凡食欲减退，四肢无力，腰腿酸软，视物昏花者，如营养不良之贫血、慢性肠炎、夜盲、神经衰弱等皆可服食。如红烧鹌鹑：鹌鹑3～5只宰杀去杂，洗净，锅内放香油少许，加少量盐，油烧八成热时，把鹌鹑倒入拌炒，变色后加酱油、茴香、桂皮及适量水炖，待鹌鹑酥烂即可喝汤与吃肉。

6. 泥鳅

泥鳅为鳅科动物泥鳅的肉或全体，又名鳅、鳅鱼。谚曰："天上有斑鸠，地上有泥鳅。"说明此物珍贵而补虚。

性味：性平，味甘。

功效：补益脾肾，益气祛湿。

应用：凡食欲不振，大便不实，体倦乏力，阳痿早泄，小便频数者，如小儿营养不良、慢性肝炎、性功能障碍、遗尿、慢性肾炎等可以选用。如泥鳅虾汤：泥鳅250g，虾50g，生姜、盐少许。泥鳅去头及肚杂，清洗干净，虾去须、足、尾，一同放入锅内，加水及姜、盐，先用武火煮沸，后用文火煮熟为度，喝汤及吃泥鳅、虾肉。

7. 鲈鱼

鲈鱼为鳍科动物鲈鱼的肉或全体，又名花鲈、鲈板、鲈子鱼。

其肉鲜美，营养丰富，为上等鱼类。

性味：性平，味甘。

功效：补养脾胃，滋补肝肾。

应用：凡食欲不振，大便不调，肌肤浮肿，胎动不安者，如营养不良性水肿、慢性肾炎、老年体虚、骨质疏松症等皆可选用。如清蒸鲈鱼：鲈鱼1条（约250g），生姜、葱末、料酒、盐、麻油适量。鲈鱼宰杀去杂，洗净，把生姜、葱纳入鱼肚内，再加料酒、麻油、盐、适量水，置蒸笼中蒸熟，即可食用。

8. 鲫鱼

鲫鱼为鲤科动物鲫鱼的肉和全体，又名鲋鱼、喜头、童子鲫。

性味：性平，味甘。

功效：健脾利湿，补养气血。

应用：凡食欲不振，身体虚弱，浮肿尿少，乳汁不多者，如产后缺乳、慢性肾炎、婴幼儿腹泻、肝硬化等可选用。如鲫鱼萝卜汤：鲫鱼1条（约300g），白萝卜100g，盐、葱、油适量。把鲫鱼宰杀去肠杂，洗净，备用，锅内放少量油，加热后放入鱼，稍煎，加水、萝卜，煮沸，待鱼熟后即可食用。

9. 驴肉

驴肉为马科动物驴的肉。以黑驴肉最佳。

性味：性平，味甘、酸。

功效：补益气血，养心安神。

应用：凡惊悸怔忡，失眠健忘，头昏眼花，四肢乏力者，如老年体虚、神经衰弱、心功能不良、产后体虚等可选用。如驴肉粥：驴肉100g，山药30g，大枣10枚，粳米150g，红糖适量。驴肉切成小块，山药切碎，粳米淘洗干净，一起放入锅内，加清水适量，先用武火煮沸，后用文火煮成粥。粥成后加红糖即可食用，或用食盐也可。

10. 猪腰

猪腰为猪科动物猪的肾脏，又名猪腰子。

性味：性平，味咸。

功效：补益肾气，壮腰补精。

应用：凡腰背酸痛，小便不利，夜尿频数，阳痿早泄，耳鸣不止者，如慢性肾炎、肾下垂、性功能障碍、慢性前列腺炎等可选用。如杜仲炒腰花：猪腰 1 对，杜仲 20g，葱、姜、蒜、香油、酱油适量。猪腰剖开，去净腰杂，清水漂洗 4 小时以上，切成腰花，杜仲水煎取药汁 100mL，备用，把药汁拌入腰花内。锅加热，放入油，待油八成热时，倒入猪腰、葱、姜、蒜，迅速猛炒，待猪腰熟时加酱油，即可起锅，食用猪腰。

11. 鸽卵

鸽卵为鸠鸽科动物原鸽或家鸽的蛋，又称鸽蛋、鹁鸽卵。

性味：性平，味甘、咸。

功效：补益肾气，解毒消肿。

应用：凡腰腿酸软，小便频数，遗精早泄，神疲乏力者，如骨质疏松症、慢性肾炎、肾下垂、神经衰弱、胎儿发育不良等可选用。如清煮鸽蛋：鸽蛋若干，洗净，放锅内，加清水适量，加热煮沸至蛋熟透，即可食用，每人每天 2～5 只。小儿食之解毒益气，可预防麻疹、疮毒。

12. 栗子

栗子为壳斗科植物栗的种仁，又名板栗、大栗。

性味：性温，味甘。

功效：补肾壮腰，健脾止泻。

应用：凡肾虚腰酸，小便清长，脾虚纳呆，四肢乏力者，如慢性肾炎、慢性肠炎、遗尿、支气管炎等可选用。如栗子鸡：栗子肉250g，鸡1只（约1000g），盐、糖、香油、酱油适量。鸡宰杀去肠杂，切块，锅中放入香油，油八成热时倒入鸡块，翻炒变色，加水、盐、栗子肉、酱油、糖，文火焖煮，待鸡肉酥烂、栗子肉粉腻即可食用。

13. 扁豆

扁豆为豆科植物扁豆的白色种子，又名白扁豆、小刀豆。

性味：性平，味甘。

功效：补益脾胃，消暑化湿。

应用：凡饮食乏味，便溏不化，少气乏力，暑湿不化者，如婴幼儿泄泻、急性肠胃炎、营养不良性贫血等可选用。如白扁豆粥：白扁豆60g，粳米150g，薏苡仁30g，红枣30g。将诸物用清水洗干净，加水入锅内，先用猛火煮沸，后用文火炖烂成粥，即可食用。

14. 番薯

番薯为薯蓣科植物甘薯的块茎，又名山薯、山芋、红薯。有益寿健身之功，《本草纲目》记载"功同薯蓣"。

性味：性平，味甘。

功效：补益脾胃，排毒通便。

应用：凡大便不顺，神疲乏力，四肢酸软，颜面疮疖者，如老人便秘、妇女产后便秘、病毒性肝炎、肥胖症、面生痤疮、糖尿病等可选用。如番薯粥：番薯500g，粟米150g。把番薯去皮切块，粟米淘洗干净，一起放锅内，加清水适量，先用武火煮沸，后用文火炖至粥成，即可食用。

15. 蘑菇

蘑菇为黑伞科真菌蘑菇的子实体，又名鸡足蘑菇、蘑菇蕈、肉蕈。

性味：性凉，味甘。

功效：补益脾胃，理气化痰。

应用：凡食欲不振，大便不调，倦怠乏力，咳喘多痰，气短懒言者，如高血压、高血脂、血小板减少、白细胞减少、慢性支气管炎等皆可选用。如豆腐蘑菇汤：嫩豆腐200g，鲜蘑菇100g。蘑菇切片，豆腐切小块，锅内放少量油，加热，倒入蘑菇片翻炒几下，加豆腐，加适量清水，煮沸片刻，加盐后即可食用。

16. 猴头菇

猴头菇为多孔菌科真菌猴头菇的子实体，又名小鼠猴头菇、猴菇菌、猴头蘑。与海参、燕窝、熊掌并称为中国四大名菜。

性味：性平，味甘、淡。

功效：补益脾胃，调补气血。

应用：凡胃纳不佳，脘腹胀满，泄泻下利，头昏眼花，心悸失眠，虚劳羸瘦者，如胃及十二指肠溃疡、消化道肿瘤、功能性子宫出血、慢性肝炎、慢性肠胃炎等皆可选用。如鸡腿扒猴头菇：熟鸡腿肉100g，水发猴头菇100g，鸡汤500mL。鸡腿肉切成条，猴头菇撕成块，放入锅内，加鸡汤煮沸，下葱、姜、料酒、酱油煮沸，继以文火烧15分钟，再用水、淀粉勾芡，淋上鸡油，即可食用。

（二）补血食品

1. 鲍鱼

鲍鱼为鲍科动物九孔鲍或大盘鲍的肉，又名鳆鱼、石决明肉。为补血滋阴之佳品。

性味：性平，味甘、咸。

功效：滋阴养血，益精明目。

应用：凡骨蒸劳热，久咳少痰，虚喘咯血，头昏眼花，视物模糊者，如慢性支气管炎、肺结核、乳腺结核、肺癌、老年性白内障、动脉硬化等皆可选用。如虫草杞子煲鲍鱼：鲍鱼 60g，冬虫夏草 5g，枸杞子 15g。鲍鱼去肠杂，洗净，放砂锅内，用沸水浸渍 3 小时，再加开水，煲至熟软，加入冬虫夏草、枸杞子，同煲熟。饮汤吃肉，冬虫夏草也可食用，枸杞子弃去。

2. 海参

海参为刺参科动物刺参或其他海参的全体。不同品种又有刺参、梅花参、瓜参之称。

性味：性温，味咸。

功效：补肾益精，养血润燥。

应用：凡形体消瘦，潮热盗汗，咳嗽咯血，阳痿早泄，小便频数者，如性功能障碍、慢性前列腺炎、糖尿病、产后缺乳等皆可选用。如海参粥：将初加工好的海参切碎，加水煮烂。粳米淘洗干净，加清水，加海参，先用猛火煮沸，再用文火炖 30 分钟左右，以米成粥为度，加盐等调味，即可食用。一般以早晨空腹服用为好。

3. 鱼鳔

鱼鳔为石首鱼科动物大黄鱼，或鲟科动物中华鲟、鳇鱼的鱼鳔，又称鱼白、鱼肚、鱼胶等。

性味：性平，味甘。

功效：补肾益精，养血止血，养肝息风。

应用：凡肾亏遗精早泄，腰腿酸软，夜尿频数，失血血亏，血虚生风者，如性功能衰退、各种出血症、血小板减少、产后抽搐、癌症术后体虚等皆可食用。如鱼鳔胶羹：鱼鳔 30g，料酒、葱、姜适量。将初加工的鱼鳔加水 250mL，放锅内，鱼鳔膨胀，用猛火煮沸即几乎全溶解，冷却后凝成冻胶，即鳔胶。服用时把鳔胶放入锅内加开水，并放入葱、姜、料酒、盐，用文火煎熬，搅拌使之溶化成羹为度。趁热饮服，1 日 1 剂。

4. 黄鳝

黄鳝为鳝科动物黄鳝的肉或全体。

性味：性温，味甘。

功效：补中益血，祛风壮骨。

应用：凡腰酸背痛，肠鸣下利，形体消瘦，关节酸痛者，如慢性肠炎、痔疮出血、风湿痹痛、颈椎病等皆可食用。如鳝鱼汤：黄鳝 1 条（中等大小），去肠杂，切段备用，葱、姜、油、料酒、盐适量。锅内放油，加热，然后倒入鳝段，翻炒后加水，煮沸，再慢炖 30 分钟，以鳝肉熟烂为度，加葱、姜、料酒、盐后煮沸，即可食用。

5. 鹌鹑蛋

鹌鹑蛋为雉科动物鹌鹑的卵。此蛋有"人参蛋"之称，或称为"动物人参"。

性味：性平，味甘。

功效：补脾养血，强筋壮骨。

应用：凡心悸失眠，胆怯健忘，头晕目眩，腰膝无力，乏力纳差，行走不利者，如神经衰弱、心律失常、风湿性关节炎、年老体虚等皆可食用。如银耳鹑蛋：鹌鹑蛋 10 只，银耳 15g，冰糖 30g。银耳水发后，放清水适量，上蒸笼蒸 1 小时。鹌鹑蛋煮后，剥去外壳。另用小锅，加清水和冰糖，水开后放入银耳、鹌鹑蛋，再用文火煮 10 分钟即成，可当点心服用。

6. 雀卵

雀卵为文鸟科动物麻雀的蛋，又称麻雀卵。

性味：性温，味甘、咸。

功效：补肾益精，助阳振痿。

应用：凡阳痿早泄，遗精滑精，经闭不孕，带下清稀者，如性功能衰退、慢性前列腺炎、营养不良、贫血、继发性不孕症等皆可食用。如雀卵羊肉汤：雀卵4枚，羊肉250g，葱、姜、胡椒、盐适量。雀卵煮熟去壳，羊肉洗净切块，一起放入锅内，加清水煮沸，用文火炖至羊肉酥烂，再加葱、姜、胡椒、盐，煮沸即可起锅食用。

7. 鹿肉

鹿肉为鹿科动物梅花鹿或马鹿的肉。古时称其为"补五脏，调血脉"之珍品。

性味：性温，味甘。

功效：温肾益精，补气养血。

应用：凡形寒肢冷，腰膝酸软，阳痿早泄，精少不育者，如性欲减退、不孕不育症、产后乳汁不下、老年体虚、营养不足等皆可食用。如红烧鹿肉：鹿肉500g，冬笋50g，高汤200mL，菜油、葱、姜、酱油、料酒、盐、糖、花椒、淀粉、芝麻油、香菜适量。菜油200mL倒入锅内，烧热后放入鹿肉，炸至红色捞出。用葱、姜炸锅后，加入高汤、酱油、料酒、花椒水、盐、糖，再下鹿肉。煮沸后用文火炖2小时左右，待鹿肉熟烂时，加湿淀粉勾芡，撒上香菜，浇上麻油，即可食用。

8. 猪蹄

猪蹄为猪科动物猪的蹄爪，又称猪爪子。

性味：性平，味甘、咸。

功效：滋阴补血，通乳托疮。

应用：凡腰膝酸软，头晕耳鸣，咽干舌燥，肌肤枯燥，乳汁不足者，如更年期综合征、老人或病后体虚、产后缺乳、贫血、手术后体虚等皆可服用。如猪蹄芝麻糊：猪爪（前蹄）2只，黑芝麻50g，盐少量。猪蹄切段，放入锅内加清水，中火炖2～3小时，至蹄肉熟烂；芝麻研细粉，拌入芝麻糊，加盐调味，即可食用。

9. 猪肤

猪肤为猪科动物猪的皮肤，又称猪皮。

性味：性凉，味甘。

功效：滋阴养血，养颜润肤。

应用：凡心烦不眠，咽干疼痛，下利出血，面容无华者，如慢性咽炎、功能性子宫出血、老人及病后体虚、颜面憔悴、贫血等皆可服食。如猪皮胶冻：猪皮 1000g，黄酒 250mL，红糖 100g。猪皮切片，放锅内，加清水适量，先用武火煮沸 20 分钟，再用文火炖 2 小时，随时加水，待肉皮熟烂，汤汁稠黏，加入黄酒、红糖，调匀，停火，待晾凉后放入冰箱，可随时服用。

10. 猪肝

猪肝为猪科动物猪的肝脏。

性味：性温，味甘、微苦。

功效：益气养血，补肝明目。

应用：凡视物昏花，两目干涩，疲乏无力，唇舌淡白，头晕耳鸣者，如慢性贫血、营养不良、脱肛、神经衰弱、弱视、夜盲等皆可选用。如猪肝菠菜汤：猪肝 100g、菠菜 150g、香油、盐、味精适量。猪肝切成薄片，菠菜洗净切段，备用。锅内放入香油少许，冒烟倒入菠菜，翻炒变色，加清水煮沸，放入猪肝，肝熟后加盐、味精，即可食用。

11. 羊肝

羊肝为牛科动物山羊或绵羊的肝脏。

性味：性凉，味甘、苦。

功效：清肝明目，补血养肝。

应用：凡面色萎黄，肢体酸软，潮热烦躁，视物模糊者，如维生素 B_1 缺乏症、老年性白内障、贫血、神经衰弱等皆可选用。如羊肝粥：羊肝100g，粳米100g，盐适量。粳米淘洗干净，羊肝切碎，备用。粳米放锅内加清水，煮沸，待粥将成时放入羊肝，并搅拌片刻，以羊肝熟为度，加盐调味，即可食用。

12. 鸡肝

鸡肝为雉科动物家鸡的肝。

性味：性微温，味甘。

功效：补肝养血，温养肾气。

应用：凡视物昏花，目暗夜盲，阳痿早泄，遗尿，体虚乏力者，如弱视、维生素A缺乏症、性功能减退、先兆流产、小儿尿床等皆可选用。如鸡肝羹：鸡肝2～3个，香油、葱、盐、味精适量。鸡肝切片，锅内放少许香油，待油冒烟，倒入鸡肝，翻炒变色，加清水煮沸，肝熟，加葱、盐、味精，湿淀粉勾芡，即可食用。

13. 牛骨髓

牛骨髓为牛科动物黄牛或水牛的骨髓，又称牛髓。

性味：性平，味甘。

功效：填精补髓，补益肺肾。

应用：凡虚劳羸瘦，骨弱无力，皮肤干燥，口渴多饮者，如结核病、骨质疏松症、皮肤瘙痒症、皲裂等皆可食用。如补精膏：牛骨髓125g，胡桃肉125g，杏仁125g，山药250g，炼蜜500g。将胡桃肉、杏仁、山药同捣成膏状，加入牛骨髓、炼蜜，混合均匀，放入锅里，加适量水，用文火熬成膏。每日3次，每次10g，空腹服用。

14. 蜂乳

蜂乳为蜜蜂科昆虫中华蜜蜂等工蜂咽腺分泌的乳糜和蜂蜜按1：100的比例配制的液体。乳糜为蜂王的特殊食物，又称王浆、蜂王浆。

性味：性平，味甘、微酸。

功效：补肾益精，养血补肝，健脾益气。

应用：凡头晕耳鸣，少气乏力，腰膝酸软，发育迟缓，男子少精，女子少血，不育不孕者，如肾上腺皮质功能减退、女子闭经、性功能衰退、更年期综合征、小儿营养不良、风湿性关节炎等皆可食用。如王浆牛乳：王浆 3g，牛乳 150mL。把牛乳放入锅内煮沸，晾至温，加入王浆搅拌均匀，即可饮用。

15. 藕

藕为睡莲科植物莲的肥大根茎。营养丰富，古人称为"果中灵品"。

性味：性寒，味甘。

功效：熟用：健脾开胃，养血止泻；生用：清热养阴，凉血止血。

应用：凡食欲不振，面色萎黄，大便溏薄，烦躁口干，吐血，崩漏，潮热盗汗者，如慢性肠炎、上消化道出血、支气管扩张咯血、尿路感染、功能性子宫出血等皆可食用。如藕粥：鲜藕200g，粳米 100g，白糖适量。鲜藕切碎，放入锅内，加清水用武火煮30分钟，加粳米同炖，文火慢炖，待米煮烂为度，加少量白糖调味，即可食用。

16. 荔枝

荔枝为无患子科植物荔枝的果实，又称离友。因"若离木枝，一日色变，三日变味"，故名离枝，后称荔枝。

性味：性温，味甘、微酸。

功效：补肝养血，健脾益气。

应用：凡头晕耳鸣，胃脘寒痛，产后水肿，大便溏薄者，如功能性水肿、神经衰弱、慢性胃炎、牙痛、贫血等皆可食用。如荔枝扁豆汤：干荔枝肉 30g，炒扁豆 30g。荔枝肉、扁豆清水冲洗后，放入锅内，加适量水煮沸，后文火炖至烂熟，即可食用。也可与粳米炖粥食用。

17. 花生米

花生米为豆科植物落花生的种子，又称长生果、南京豆、花生。

性味：性平，味甘。

功效：补脾养胃，补血止血，润肺止咳。

应用：凡头昏眼花，面色苍白，各种出血，咳嗽少痰，产后少乳者，如再生障碍性贫血、血友病、血小板减少、慢性支气管炎、肺结核等皆可食用。如花生猪蹄汤：花生 50g，前蹄爪 1 只，盐适量。猪蹄切段，花生洗净，一起放入锅内，加水和盐，先用武火煮沸，后用文火炖 2 小时左右，至猪蹄熟烂，花生酥软，即可加盐起锅食用。

18. 大枣

大枣为鼠李科落叶灌木或小乔木枣树的成熟果实。加工后分为红枣与黑枣。枣，自古列为五果之一，国外称为"天然维生素丸"。

性味：性温，味甘。

功效：补血安神，健脾益气。

应用：凡心悸怔忡，神志不安，面色萎黄，虚烦不眠，食少便溏者，如贫血、神经衰弱、血小板减少、神经官能症、胃下垂、慢性肠炎、过敏性紫癜等皆可食用。如红枣花生汤：大枣 30g，花生30g，冰糖 15g。大枣、花生洗净，加水放入锅内，先用武火煮沸，后用文火炖至枣烂，花生酥软，即可食用。

（三）补阴食品

1. 燕窝

燕窝为雨燕科动物金丝燕及多种同属燕类用唾液与绒羽等混合凝结所筑成的巢窝，又称燕窝菜、燕蔬菜、燕菜。

性味：性平，味甘。

功效：滋阴润燥，补中益气，和胃止呕。

应用：凡潮热盗汗，干咳咯血，五心烦热，胃脘灼热，咽喉干痛，自汗短气者，如肺结核、支气管炎、肺气肿、哮喘、食道癌、病后体虚等皆可食用。如燕窝银耳汤：燕窝 6g，银耳 10g，冰糖适量。燕窝、银耳分别泡发，洗净，一起放入碗内，加清水、冰糖，隔水炖 1 小时左右，以银耳烊化为度，即可食用，1 天 1 次服用。

2. 哈士蟆

哈士蟆为蛙科动物中国林蛙或黑龙江林蛙雌性的干燥输卵管，又称田鸡油、哈蟆油、哈什蟆油、哈士蟆油。

性味：性平，味辛、微甘。

功效：滋阴润肺，补肾益精。

应用：凡咳嗽咯血，午后低热，潮热盗汗，头晕耳鸣，遗精早泄，腰膝酸软者，如肺结核、支气管扩张咯血、神经衰弱、哮喘、性功能衰退等皆可选用。如番木瓜哈士蟆：哈士蟆油 5g，用水泡发 24 小时，待用。番木瓜 100g，去皮去子，切成小块。把水发哈士蟆油放入碗内，加适量清水，上面加番木瓜，把碗放锅内隔水炖 1 小时左右，加冰糖，取出晾凉温服，1 天 1 次。

3. 鳗鲡鱼

鳗鲡鱼为鳗鲡科动物鳗鲡的肉或全体，又名白鳗、鳗鱼、青鳝。

性味：性平，味甘。

功效：滋补肺肾，祛风除湿。

应用：凡潮热盗汗，喘咳无力，心烦不眠，头晕耳鸣，腰膝酸软者，如各种结核性疾病、各种病后体弱、肺气肿、哮喘、关节炎、小儿营养不良等皆可食用。如清蒸鳗鱼：鳗鲡鱼500g，葱、姜、料酒、盐适量。鳗鲡鱼宰杀后，去肠杂，半切段，盘放于大碗中，上面撒上葱、姜，倒上料酒，用武火隔水蒸1小时左右，鳗鲡鱼肉烂，即可食用。

4. 龟肉

龟肉为龟科动物乌龟的肉，又称乌龟肉、金龟肉。为补阴之最佳品。

性味：性平，味甘、咸。

功效：滋阴润燥，补血止血。

应用：凡潮热骨蒸，咳嗽上气，腰膝酸软，月经闭止，口渴多饮，小便量多者，如肺结核、女子不孕、性功能衰退、痔疮出血、消化道出血、老年性慢性支气管炎等皆可食用。如龟狗汤：龟肉、狗肉各250g，葱、姜、料酒、盐、味精、花椒各适量。乌龟宰杀后洗净，龟肉切块，备用；狗肉洗净，切块。将龟肉、狗肉一起放入锅内，加葱、姜、料酒、盐，并加适量清水，先用武火煮沸，再用文火炖2小时左右，至肉酥烂为度，可当点心或菜肴服用。

5. 鳖肉

鳖肉为鳖科动物中华鳖的肉，又称团鱼肉、甲鱼肉、元鱼肉。

性味：性平，味甘。

功效：滋阴凉血，益气升陷。

应用：凡头昏眼花，腰膝酸软，阳痿早泄，遗精不止，脱肛，尿频，月经色淡而多，或经来不断者，如功能性子宫出血、性功能减退、痔疮便血、神经衰弱、慢性支气管炎等皆可食用。如红烧甲鱼：鳖1只（约1kg），火腿肉50g，蘑菇50g，食盐、料酒、酱油、葱、姜各适量。鳖宰杀后，去肠杂及油，洗净，切块。火腿切片，蘑菇切片。将鳖肉、火腿、蘑菇一起放入锅内，加清水、料酒、葱、姜、酱油、盐，先用武火煮沸，后用文火炖2小时左右，注意加水，防止烧干，待鳖肉酥烂，即可食用。

6. 淡菜

淡菜为贻贝科动物厚壳贻贝和其他贻贝类的贝肉，又称壳菜、海蛤、红蛤、珠菜、东海夫人。

性味：性温，味咸、甘。

功效：补肝肾，益精血，消瘿瘤。

应用：凡形体羸瘦，头晕耳鸣，腰膝酸软，潮热盗汗，阳痿早泄，吐血咯血者，如性功能障碍、功能性子宫出血、甲状腺肿瘤、动脉硬化、更年期综合征等皆可食用。如淡菜拌芹菜：淡菜15g，芹菜100g，麻油、盐、味精各适量。淡菜开水泡软，洗净，放锅内加水煮沸，文火炖熟；芹菜洗净，切段，放开水中烫熟，沥去水后与淡菜合并，调以麻油、味精、盐拌匀即可食用。

7. 牡蛎肉

牡蛎肉为牡蛎科动物近江牡蛎、大连湾牡蛎等的肉，又称蛎蛤、牡蛤、蛎黄、海蛎子。

性味：性平，味甘、咸。

功效：滋阴养血，养心安神。

应用：凡烦热失眠，心神不安，神疲乏力，潮热盗汗者，如结核病、甲状腺功能亢进、神经衰弱、月经过多等皆可食用。如蛎黄汤：鲜牡蛎250g，猪瘦肉100g，淀粉、盐适量。把牡蛎肉洗净，切片，备用；猪瘦肉洗净，切薄片；然后将牡蛎肉与猪瘦肉拌上淀粉，放开水中煮沸，再文火慢炖，待肉酥烂，加盐调味，即可食肉喝汤。

8. 乌骨鸡

乌骨鸡为雉科动物乌骨鸡的肉或除去内脏的全体，又名乌鸡、药鸡、绒毛鸡、白凤乌骨鸡。

性味：性平，味甘。

功效：补肝肾，健脾胃，清虚热。

应用：凡腰膝酸软，头晕耳鸣，骨蒸潮热，食欲不振，四肢倦怠者，如高血压、偏头痛、肌营养不良、月经量少、白带清稀、慢性结肠炎、病毒性慢性肝炎等皆可食用。如莲子芡实糯米鸡：乌骨鸡1只（约500g），莲子20g，芡实20g，糯米100g，盐适量。莲子、芡实、糯米洗干净后，纳入处理干净的鸡腹中，再用线把腹部缝合，放入锅内，放适量清水，先用武火煮沸后，再用文火慢炖，待鸡肉酥烂，加盐调味，即可食肉喝汤。

9. 牛乳

牛乳为牛科动物奶牛、黄牛、水牛的乳汁，又名牛奶。

性味：性平，味甘。

功效：滋阴润肺，补气养血。

应用：凡口干咽燥，烦渴多饮，多食善饥，少气懒言，头昏眼花，胃寒疼痛，大便干结者，如糖尿病、胃癌、贫血、营养不良、胃溃疡、习惯性便秘、慢性胃炎等皆可饮用。如牛乳红茶：牛乳150mL，红茶8g，精盐少许。红茶放锅内加水，加热煮沸，取红茶液，然后倒入牛奶，以文火煮沸，即停火，加少许精盐，调匀即可饮用。

10. 羊乳

羊乳为牛科动物山羊或绵羊的乳汁，又名羊奶。

性味：性温，味甘。

功效：滋阴养胃，补肾益精。

应用：凡口渴多饮，干呕反胃，形体消瘦，神疲乏力，腰膝酸软者，如糖尿病、胃癌、老年体虚、慢性肾炎、习惯性便秘、多种疾病的康复期等皆可饮用。如羊乳汁：羊乳250mL，白糖适量。羊乳放入锅内，文火煮沸，加白糖调匀，即可饮用，1日1次，早上饮服。

11. 兔肉

兔肉为兔科动物蒙古兔、东北兔、高原兔、华南兔和家兔的肉。

性味：性凉，味甘。

功效：滋阴润燥，补中益气，清热凉血。

应用：凡烦渴多饮，大便秘结，形体消瘦，食少纳呆，神疲乏力者，如糖尿病、习惯性便秘、年老体弱、营养不良、肺结核等皆可食用。如陈皮兔肉：兔肉250g，陈皮5g，精盐、葱、姜、香油、料酒、酱油、白糖、味精适量。兔宰杀后，洗净，去肠杂，取兔肉，切成丁，放入碗内加精盐、香油、葱、姜、料酒拌匀，渍30分钟再烧，使兔肉入味。陈皮温水浸泡后切成小块。锅用武火加热，倒入香油适量，待油八成热倒入兔肉丁，翻炒至变色，加入陈皮、葱、姜再翻炒，待兔肉丁干酥后，加汤水、酱油、白糖，待汁收干加味精停火，即可佐餐食用。

12. 白鸭肉

白鸭肉为鸭科动物家鸭的肉，又名鹜肉、家鸭肉。

性味：性凉，味甘、咸。

功效：滋养肺胃，健脾利湿。

应用：凡骨蒸潮热，干咳少痰，消瘦乏力，全身水肿，小便短少者，如肺结核、支气管扩张、肾性水肿、贫血性水肿等皆可食用。如鸭肉海参汤：鸭肉250g，海参50g，食盐、味精各适量。鸭宰杀后，清洗干净，取鸭肉切片，海参泡发切片。鸭肉与海参一起放入砂锅内，加适量清水，先用武火煮沸，然后用文火炖 2 小时左右，注意加水，防止烧干，待鸭肉酥软停火，加盐、味精调匀即可食用。

13. 鸭蛋

鸭蛋为鸭科动物家鸭的卵，又名鸭卵、鸭子。

性味：性凉，味甘、咸。

功效：滋阴清肺，生津养胃。

应用：凡干咳少痰，咽干而痛，口干而渴，大便秘结者，如肺结核、慢性支气管炎、慢性咽喉炎、习惯性便秘、慢性胃炎等皆可食用。如冰糖鸭蛋羹：鸭蛋 2 只，冰糖 30g。冰糖压碎，放入碗内，加沸水溶化，待冷后打入鸭蛋，搅匀。将鸭蛋上笼蒸 8～10 分钟，即可趁温服用。

14. 蜂蜜

蜂蜜为蜜蜂科昆虫中华蜜蜂等所酿的蜜糖，又名白蜜、蜜糖、蜂糖。

性味：性平，味甘。

功效：滋阴养血，补中止痛，解毒润肠。

应用：凡心悸怔忡，失眠健忘，干咳少痰，大便秘结，胃脘隐痛者，如神经衰弱、心脏病、肺结核、慢性肝炎、贫血、胃及十二指肠溃疡、萎缩性胃炎等皆可食用。如蜜糖茶：蜜糖 30g，倒入杯子中，兑入适量温开水，拌匀，空腹饮用，1 日 1 次，早晨服为佳。

15. 豆浆

豆浆为豆科植物大豆种子制成的浆汁，又名豆腐浆。

性味：性平，味甘。

功效：补虚润燥，清肺化痰。

应用：凡干咳少痰，气促胸闷，口干咽燥，头昏眼花，筋疲力尽者，如慢性支气管炎、支气管哮喘、老年体弱、产后体虚、高血压、高血脂、高血糖等皆可饮用。甜浆粥：豆浆500mL，粳米100g，适量调味品（糖或盐）。粳米洗净后，炖成粥，粥成趁热，倒入豆浆，煮沸，拌匀，即可食用。或加盐、糖调味也可（无高血压、高血糖、高血脂者）。

16. 银耳

银耳为银耳科真菌银耳的子实体，又名白木耳、白耳子、雪耳。

性味：性平，味甘、淡。

功效：滋阴润肺，养胃生津，补肾健脑。

应用：凡干咳无痰，痰中带血，口干少津，烦热口渴，头昏眼花，耳鸣如潮，腰膝酸软者，如肺结核、慢性支气管炎、糖尿病、高血脂、高血压、动脉硬化等皆可食用。如银耳莲子羹：银耳5g，莲子30g，冰糖适量。银耳水发后切碎，莲子洗净后与银耳一起放入锅内，加足清水，煮沸后用文火慢炖，至银耳烂化，加冰糖调味，若有高血压、高血糖、高血脂者可直接淡食，不宜加糖。

17. 木耳

木耳为木耳科真菌木耳的子实体，又名黑木耳、云耳、桑耳、耳子。

性味：性平，味甘。

功效：滋补肺肾，润燥利脾，凉血止血。

应用：凡咳嗽咯血，胃中嘈杂，腰背酸痛，尿频而多，各种出血者，如肺结核、慢性胃病、痔疮出血、尿血、功能性子宫出血、高血压、高血脂、高血糖等皆可食用。如双耳汤：木耳12g，银耳12g，冰糖适量。把木耳、银耳洗净泥杂，水泡发胀透，一起放入锅内，加足清水，武火煮沸，文火慢炖，至木耳、银耳均烂化为度，然后可根据病情加糖等调味品，如有糖尿病者，不用冰糖，可用市售甜味剂替代，如元贞糖之属。

18. 冰糖

冰糖为白砂糖熬炼而成的冰块状结晶。

性味：性平，味甘。

功效：润肺止咳，补益脾胃。

应用：凡干咳少痰，咳嗽咯血，胃脘隐痛，喜温喜按者，如肺结核、慢性支气管炎、支气管扩张、胃及十二指肠溃疡、慢性咽喉炎等皆可食用。如冰糖煲花生：花生 100g，冰糖 15g。花生、冰糖一起放入锅内，加清水适量，先用武火煮沸，再用文火慢炖，至花生酥烂，即可饮汤及食花生。

19. 甘蔗

甘蔗为禾本科植物甘蔗的茎秆，又称薯蔗、干蔗、竿蔗。

性味：性平，味甘。

功效：养阴生津，和胃止呕。

应用：凡口干咽燥，食欲不振，烦热口渴者，如老年性慢性支气管炎、肺结核、肺气肿、慢性胃炎、习惯性便秘等皆可食用。如甘蔗白藕汁：甘蔗汁 200mL，白藕 500g。藕洗净切碎，浸入甘蔗汁中 6 小时，再绞汁饮服，1 日 1 次，服时可掺冷开水。

20. 梨

梨为蔷薇科植物梨树的果实，有雅梨、雪梨、莱阳梨等不同品种。

性味：性凉，味甘、微酸。

功效：养阴生津，滋润肺胃，清热化痰，润肠通便。

应用：凡干咳少痰，咽喉干燥，烦渴多饮，大便干结者，如肺结核、慢性支气管炎、咽喉炎、习惯性便秘、萎缩性胃炎等皆可食用。如雪梨羹：大雪梨 1 只，银耳 5g。雪梨去皮、心，切碎，备用；银耳水发后与梨一起放入锅内，加清水先用武火煮沸，后用文火慢炖，待银耳炖烂，即可食用。

（四）补阳食品

1. 鹿肾

鹿肾为鹿科动物梅花鹿或马鹿的雄性外生殖器，又名鹿鞭、鹿阴茎、鹿冲。

性味：性温，味甘、咸。

功效：补肾壮阳，益精兴欲。

应用：凡阳痿早泄，精液稀少，腰膝酸软，精神不振者，如性欲低下、宫冷不孕、男子不育、慢性睾丸炎等皆可食用。如鹿鞭膏：鹿鞭1具，阿胶250g，冰糖200g，黄酒适量。鹿鞭处理干净，切片烘干，用砂子炒至松泡，研细末。阿胶打碎，放入碗中，加水与黄酒各半，隔水炖烂，烂化后加鹿鞭粉及冰糖，拌匀，熬透成膏。每日2次，每次10g，冲服。

2. 牡狗肾

牡狗肾为犬科动物狗的雄性生殖器，又名狗精、黄狗肾、狗鞭。

性味：性温，味甘、咸。

功效：补肾壮阳，益精，暖冲任。

应用：凡性欲减退，阳痿早泄，夜尿频数，腰膝酸软者，如男子不育、女子不孕、性功能障碍、带下清冷等皆可食用。如狗鞭壮阳汤：狗鞭1具，羊肉500g，生姜、葱、胡椒、酱油、料酒、盐、香油各适量。狗鞭处理干净，切成长条，备用；羊肉切片。将锅置火上，放入香油，八成热时将狗鞭、羊肉一起放入锅内炒至变色，加水适量，煮沸后再加生姜、葱、胡椒、盐、酱油、料酒，用文火炖至肉酥软，即可食用。

3. 海马

海马为海龙科动物克氏海马、刺海马、大海马、斑海马或日本海马去内脏的干燥体，又名龙落子，古称水马。

性味：性温，味甘、咸。

功效：温补肾阳，调气活血。

应用：凡腰膝酸软，阳痿早泄，夜尿频数，或遗尿，咳嗽气喘，心悸怔忡，少气懒言者，如性功能衰退、神经衰弱、慢性支气管炎、哮喘、心功能不全、肺气肿等皆可食用。如海马童子鸡：海马 10g，虾仁 25g，小公鸡 1 只（约 500g），料酒、酱油、盐、葱、姜、味精各适量。小公鸡宰杀后，洗净，去肠杂及爪；海马、虾仁洗净，纳入鸡腹中，放入砂锅内，加清水适量，再放入料酒、葱、盐、姜、酱油，武火煮沸后，用文火炖至鸡肉酥软，加味精并调匀，即可喝汤及吃肉。

4. 麻雀肉

麻雀肉为文鸟科动物麻雀的肉。

性味：性温，味甘、咸。

功效：温补肾阳，暖腰膝，缩小便，益精髓。

应用：凡腰膝酸痛，阳痿早泄，崩漏带下，咳嗽气喘者，如性功能衰退、男子不育、宫寒不孕、哮喘、老年性慢性支气管炎、更年期综合征等皆可食用。如红烧麻雀：麻雀若干只，香油、料酒、葱、姜、盐、酱油、白糖各适量。麻雀处理干净，清水洗净沥干，锅放入香油，油热至八成时，将麻雀倒入锅内，翻炒至变色，再加料酒、葱、姜、盐、酱油、白糖，并加适量水，用文火炖至麻雀肉酥软为止。每次食 1～2 只，1 日 2 次。

5. 原蚕蛾

原蚕蛾为蚕蛾科昆虫家蚕蛾的雄性全体，又名晚蚕蛾。

性味：性温，味咸。

功效：补益肝肾，壮阳涩精。

应用：凡阳痿早泄，遗精滑精，腰膝酸痛，尿血，白浊，闭经者，如性功能衰退、男子不育、女子闭经、慢性前列腺疾病、肾结核等皆可食用。如千金蚕蛾丸：蚕蛾250g，白蜜适量。将原蚕蛾用沸水烫死，去头、足、羽翼，研成细末，用白蜜调和成丸。每日1次，每次3g，开水送服。

6. 虾

虾为长臂科动物青虾等多种淡水虾的全体和肉。

性味：性温，味甘。

功效：补肾壮阳，生乳托疮。

应用：阳痿早泄，腰膝酸软，气喘乏力，不孕不育者，如性功能衰退、产后缺乳、神经衰弱等皆可食用。如青虾炒韭菜：虾250g，韭菜100g，香油、盐各适量。虾剪去足须，清水洗净，沥干水分，韭菜洗净，切段。锅置火上，放入香油，并加少许盐，油冒烟时将虾与韭菜倒入，并迅速翻炒至虾变红，加少许水煮片刻，即可食用。

7. 羊肉

羊肉为牛科动物山羊或绵羊的肉。羊，又名羯、羝。

性味：性温，味甘。

功效：温补脾肾，益气养血。

应用：凡呕吐食少，腰膝酸冷，形体羸瘦，产后腹痛者，如慢性胃炎、营养不良性水肿、产后贫血、性功能衰退等皆可食用。如羊肉粥：羊肉100g，粳米100g，葱、盐、味精各适量。羊肉切丁，粳米淘洗干净，一起放入锅内，先用武火煮沸，后用文火炖至成粥，加葱、盐少许，拌匀，即可食用。

8. 狗肉

狗肉为犬科动物狗的肉。狗，又名犬、地羊。

性味：性温，味甘、咸。

功效：温肾壮阳，补中温胃。

应用：凡腰膝冷痛，阳痿早泄，遗精，遗尿，痛经，疲倦怠惰，全身浮肿者，如性功能衰退、男子不育、女子不孕、营养不良性水肿、肾病综合征、慢性胃炎等皆可食用。如红烧狗肉：狗肉 1000g，香油、葱、姜、料酒、酱油、盐、茴香、麻油、味精各适量。将处理干净的狗肉切成小块，锅置火上，加入香油，油八成热时，将狗肉倒入锅内，迅速翻炒至狗肉变色，加清水适量，煮沸后加入茴香、盐、料酒、酱油，用文火慢炖至狗肉酥软，加麻油、味精拌匀，即可食用。

9. 牛肉

牛肉为牛科动物黄牛或水牛的肉。

性味：性温，味甘。

功效：温补脾胃，益气养血，强筋壮骨，利湿消肿。

应用：凡脾虚便溏，四肢乏力，消瘦纳呆，面色无华者，如脱肛、胃下垂、慢性肠炎、营养不良、贫血、老年体弱、肺结核等皆可食用。如霞天膏：黄牛肉 4000g，黄酒 50mL。将牛肉冲洗干净，去净筋膜，放入锅内加清水适量，用文火煎煨 24 小时，榨取肉汁，再将肉渣熬 1 次，榨取肉汁，两液合并，入锅加黄酒收膏，膏成后倒入盘中冷却，切成小块，晾干即成。每次服 10 ～ 15g，开水烊服。

10. 鲗鱼

鲗鱼为鲱科动物鲗鱼的肉或全体，又名三黎。其味极鲜美，为名贵鱼种。

性味：性平，味甘。

功效：补脾温中，和胃开胃。

应用：凡食少纳呆，腹中冷痛，食后腹胀，消瘦乏力者，如胃下垂、慢性胃炎、营养不良等皆可食用。如清蒸鲫鱼：鲫鱼1条（约500g），生姜、葱、胡椒粉、盐各适量。鲫鱼剖开去肠杂（不去鳞），放入盆中，加生姜、葱、胡椒粉、盐，然后将盆置锅中，隔水蒸15分钟左右，待鱼肉熟透，即可食用。

11. 韭菜

韭菜为百合科植物韭的茎叶，又名草钟乳、阳起草、壮阳草。有"绿色蔬菜之王"的美称。

性味：性温，味辛。

功效：温肾壮阳，健脾暖胃。

应用：凡腰膝酸冷，阳痿早泄，小便频数，腹中冷痛，噎膈反胃者，如性功能障碍、老年体弱、胃神经官能症、习惯性便秘、幽门梗阻等皆可食用。如胡桃肉炒韭菜：韭菜200g，胡桃肉50g，菜油、盐适量。韭菜洗净切成段，备用；胡桃肉用菜油炸黄，然后加入韭菜翻炒，加少许盐，炒熟后停火，即可作为菜食用。

12. 糯米

糯米为禾本科植物糯稻的种仁，又名元米、江米。其性柔黏故名糯米。

性味：性温，味甘。

功效：健脾暖胃，固表止汗。

应用：凡食欲不振，反胃呕吐，自汗多汗，大便溏薄者，如慢性胃炎、婴儿腹泻、感冒自汗、年老体弱等皆可选用。如糯米红枣粥：糯米100g，红枣30g，红糖适量。将糯米、红枣洗净，一起放入锅内，加清水适量，先用武火煮沸，后用文火炖至粥成，即可加红糖调匀食用。

13. 葱实

葱实为百合科植物葱的种子,又名葱子。

性味:性温,味辛。

功效:温补肝肾,益精明目。

应用:凡腰膝酸痛,阳痿早泄,视物昏花,两目干涩者,如性功能衰退、男子不育、女子不孕、贫血、近视、白内障、老年体弱等皆可选用。如葱实粥:葱实 15g,粳米 100g。把葱实洗净,晒干,研成细末,备用。葱实入锅中煎 20 分钟,取药汁约 500mL,粳米淘洗净后,加药汁炖成粥,即可食用。

14. 刀豆

刀豆为豆科植物刀豆的种子,又名挟剑豆、刀豆子、大刀豆。

性味:性温,味甘。

功效:温中下气,益肾补元。

应用:凡呃逆呕吐,腰痛酸重,畏寒怕冷,乏力倦怠者,如急慢性胃炎、膈肌痉挛、小儿百日咳、老年性慢性支气管炎、鼻炎等皆可选用。如刀豆饮:刀豆 30g,冰糖适量。刀豆打碎,放入锅中,加清水适量,先用武火煮沸,后用文火炖烂,加冰糖调匀,即可食用。

15. 小核桃肉

小核桃肉为胡桃科植物山核桃的种仁。小核桃,又名山核桃、野胡桃。

性味:性温,味甘。

功效:壮腰补肾,益肺定喘。

应用:凡腰背酸重,尿频或尿清长,阳痿早泄,足软无力,体弱羸瘦者,如尿不禁、遗尿、慢性肾炎、尿路结石、支气管哮喘、肺气肿、习惯性便秘等皆可食用。如炒山核桃:山核桃肉 100g,黄酒 200mL。山核桃肉洗净，加小量盐拌匀，在锅中用文火炒熟，晾冷后，用黄酒沾食，1 日 2 次，每次 10g 咀细食用。

二、常用补药

（一）补气药

1. 人参

性味：味甘、微苦，性微温。

功效：大补元气，补脾益气，生津宁神，益智。

主治：崩漏，暴脱，肺虚喘促，脾胃虚弱，惊悸健忘，消渴。

用量：0.5 ～ 3g。

备注：反藜芦，畏五灵脂。人参须功略同，但力逊。

2. 党参

性味：味甘，性微温。

功效：补中益气。

主治：中气虚弱，脾虚泄泻，血虚萎黄，便血崩漏。

用量：2 ～ 10g。

备注：反藜芦，畏五灵脂。表证未解及中满邪实者不宜用。

3. 太子参

性味：味甘、微苦，性平。

功效：益气补脾。

主治：神疲少气，心悸怔忡，失眠健忘。

用量：2 ～ 5g。

4. 黄芪

性味：味甘，性微温。

功效：补气升阳，固表止汗，托疮排脓，利尿退肿。

主治：气血虚弱，表虚自汗，水肿，血痹，痈疽。

用量：2～10g。

备注：生用固表，蜜炙温中。

5. 山药

性味：味甘，性温。

功效：益气补脾，滋肾补虚。

主治：久泻久利，遗精带下，消渴。

用量：3～10g。

备注：有湿热实邪者忌用。为药食兼优之品，也是补食。

6. 白术

性味：味苦、甘，性温。

功效：健脾燥湿，固表止汗。

主治：脾虚泄泻，水肿胀满。

用量：1～4g。

7. 大枣

性味：味甘，性平。

功效：补脾益胃，益气和中。

主治：脾虚泄泻，痢疾，食欲不振。

用量：3～12g。

备注：中满者忌用。为药食兼优之品，也是补食。

8. 甘草

性味：味甘，性平。

功效：泻火解毒，润肺止咳，补脾缓急，调和诸药。

主治：脾胃虚弱，咳嗽，外疡。

用量：1～6g。

备注：反甘遂、大戟、芫花、海藻。生用泻火，炙用温中。湿盛中满者不宜用。

9. 黄精

性味：味甘，性平。

功效：补脾润肺，生津。

主治：脾胃虚弱，肺虚咳嗽。

用量：3～6g。

备注：痰湿壅滞，中寒便溏者不宜用。

10. 饴糖

性味：味微甘，性平。

功效：补虚，健脾胃，缓急止痛，润肺止咳。

主治：中虚腹痛，肺燥咳嗽。

用量：10～20g 冲服。

备注：中满吐逆，湿热脘闷及湿痰壅盛者忌用。为药食兼优之品，也是补食。

11. 蜂蜜

性味：味甘，性平。

功效：清热补中，润燥滑肠，宁嗽解毒，止痛。

主治：脾胃虚弱，肠燥便秘，咳嗽腹痛，解乌头毒。

用量：3～10g。

备注：外用治口疮、疮疡、烫伤等。为药食兼优之品，也是补食。

12. 陈仓米

性味：味甘，性平。

功效：养胃止渴，补中益气。

主治：脾胃虚弱，烦渴久泻。

用量：3～10g。

备注：为药食兼优之品，也是补食。

（二）补阳药

1. 鹿茸

性味：味甘、咸，性温。

功效：暖肾补督脉，生精补髓，强筋健骨。

主治：虚损阳痿，腰膝无力，崩漏带下，阴疽。

用量：0.5～1.5g。

2. 鹿角

性味：味咸，性温。

功效：益气补阳，强筋骨，续络伤。

主治：腰脊痛，心腹痛，脱精失血，乳痈，阴疽。

用量：1.5～3g。

备注：熬胶后之鹿角为鹿角霜，功同鹿角，但力逊。

3. 海狗肾

性味：味咸，性大热。

功效：暖肾壮阳，益精补髓。

主治：阳痿遗精，腰膝痿弱。

用量：2～4g。

备注：此为药食兼优之品，也是补食。

4. 蛤蚧

性味：味咸，性平。

功效：补肺益肾，定喘止咳。

主治：虚劳肺痿，咯血喘咳。

用量：1～2对。

备注：咳喘因风寒外束者忌用。

5. 紫河车

性味：味甘、咸，性温。

功效：养血补精，益气。

主治：劳损羸瘦，喘咳，遗精，潮热。

用量：2～4g。

备注：有实邪者忌用。

6. 冬虫夏草

性味：味甘，性温。

功效：滋肺补肾，止血化痰。

主治：虚劳咯血，阳痿遗精。

用量：1～4g。

备注：有表证及风寒咳嗽者忌服。

7. 肉苁蓉

性味：味甘、酸、咸，性温。

功效：补肾壮阳，润肠通便。

主治：阳痿不孕，便秘。

用量：2～6g。

备注：肾火旺及脾虚便溏者忌用。

8. 锁阳

性味：味甘，性温。

功效：温补肝肾，润燥养筋。

主治：阳痿，腰膝酸软，便秘。

用量：3～5g。

9. 巴戟天

性味：味辛、甘，性微温。

功效：补肾壮阳，强筋骨，祛风湿。

主治：阳痿，痹痛，脚气。

用量：2～6g。

10. 胡桃

性味：味甘，性温。

功效：补肾，强腰膝，敛肺定喘。

主治：劳嗽喘息，腰痛，脚软弱。

用量：3～20g。

备注：痰热喘嗽及阴虚有热者忌服。为药食兼优之品，也是补食。

11. 补骨脂

性味：味辛、苦，性大温。

功效：补肾壮阳，温脾固精。

主治：腰膝冷痛，冷泻，阳痿遗尿。

用量：1～3g。

备注：阴虚有火，大便闭结者忌用。

12. 胡芦巴

性味：味苦，性大温。

功效：温肾阳，逐寒湿。

主治：肾脏虚冷，寒疝偏坠，寒湿脚气。

用量：1～3g。

13. 益智仁

性味：味辛，性温。

功效：涩精气，缩小便，温脾，摄唾。

主治：呕吐泄泻，遗精遗尿。

用量：1～3g。

备注：证属燥热或阴虚火旺者忌用。

14. 仙茅

性味：味辛，性热。

功效：补命门，助肾阳。

主治：命门火衰，阳痿，遗溺，腰膝无力，筋骨痿痹。

用量：1 ～ 4g。

15. 淫羊藿

性味：味辛、甘，性温。

功效：补肝肾，助阳益精，祛风湿。

主治：阳痿，腰膝痿弱，风湿痹痛。

用量：2 ～ 4g。

备注：有以根称仙灵脾，茎叶称淫羊藿者。

16. 蛇床子

性味：味苦、辛，性温，有小毒。

功效：壮阳温肾，燥湿杀虫。

主治：阳痿，囊湿，阴痒带下，顽癣疮疥。

用量：1 ～ 6g。

备注：阴虚火亢者忌服。

17. 杜仲

性味：味甘、微辛，性温。

功效：补肝肾，壮筋骨，安胎。

主治：腰痛脚弱，胎漏尿频。

用量：2 ～ 5g。

备注：阴虚火炽者慎用。

18. 菟丝子

性味：味甘、辛，性温。

功效：补肝肾，壮阳，益精，明目。

主治：阳痿，遗精，腰膝痛。

用量：2 ～ 4g。

备注：肾脏多火，大便燥结者忌服。

19. 沙苑子

性味：味甘，性温。

功效：补肾强阴，益精明目。

主治：遗精早泄，腰膝酸痛，小便频数，妇女带下。

用量：3 ～ 6g。

备注：阴虚阳亢者忌用。

20. 刺蒺藜

性味：味辛、苦，性温。

功效：平肝散风，泻肺胜湿。

主治：头痛目赤，多泪，风秘，癥瘕积聚，乳闭不通。

用量：3 ～ 4g。

备注：血虚气弱者忌用。

21. 紫石英

性味：味甘，性温。

功效：益肝心，暖子宫，镇惊安神。

主治：虚劳惊悸，子宫虚寒。

用量：1 ～ 4g。

22. 阳起石

性味：味咸，性微温。

功效：补命火，消癥瘕。

主治：崩漏，子宫寒冷，阳痿，滑精。

用量：1 ～ 2g。

（三）补血药

1. 熟地黄

性味：味甘，性微温。

功效：滋肾补血。

主治：肝肾阴亏，月经不调，消渴，崩漏。

用量：3～10g。

备注：脾虚食少，腹满便溏者忌用。

2. 何首乌

性味：味苦、涩，性微温。

功效：制首乌——补肝肾，益精血；生首乌——通便，解疮毒。

主治：遗精带下，痈疽，久疟。

用量：3～8g。

3. 白芍

性味：味苦、酸，性微寒。

功效：养血敛阴，柔肝止痛，缓挛急。

主治：月经不调，胸胁腹痛，四肢挛急，自汗。

用量：1～6g。

4. 当归

性味：味甘、辛、苦，性温。

功效：补血活血，调经止痛，润肠通便。

主治：月经不调，崩漏，痈疽，虚损痹证，便秘。

用量：1～4g。

备注：当归头止血而上行，当归身养血而中守，当归梢与尾破血而下行。

5. 阿胶

性味：味甘，性平。

功效：滋阴养血，润肺止血，安胎。

主治：阴虚心烦，失眠虚劳，咳喘吐血，崩漏。

用量：2～6g。

备注：同蛤粉炒可润肺化痰，散结，同蒲黄炒可止血。

6. 枸杞子

性味：味甘，性平。

功效：滋肝肾，益精明目。

主治：头晕目眩，腰痛脚弱。

用量：2～4g。

备注：脾虚湿滞及肠滑者忌用。

7. 桑椹

性味：味甘，性寒。

功效：滋阴补血。

主治：消渴，目暗耳鸣，血虚便秘。

用量：3～5g。

8. 獭肝

性味：味甘、咸，性温。

功效：补肝杀虫。

主治：传尸鬼疰，虚劳久咳。

用量：0.8～1.5g。

（四）补阴药

1. 沙参

性味：味甘、淡，性微寒。

功效：润肺止咳，养胃生津。

主治：肺阴不足，虚热咳嗽。

用量：2～6g。

备注：反藜芦，南、北沙参功用相似，南沙参力较薄。

2. 西洋参

性味：味苦、甘，性凉。

功效：补肺降火，养胃生津。

主治：肺虚燥咳，虚热口渴，胃火牙痛。

用量：1～3g。

备注：反藜芦。

3. 天冬

性味：味苦、甘，性寒。

功效：养阴清热，润肺滋肾。

主治：咳嗽吐血，消渴便秘。

用量：2～8g。

备注：大便溏泻或有湿者忌用。

4. 麦冬

性味：味甘、微苦，性微寒。

功效：滋阴润肺，清热化痰。

主治：咳嗽吐血，口干燥渴，便秘。

用量：2～6g。

5. 百合

性味：味甘、淡，性微寒。

功效：润肺止咳，清心安神。

主治：劳嗽吐血，虚烦惊悸。

用量：2～4g。

备注：风寒咳嗽及中寒便滑者忌用。

6. 玉竹

性味：味甘，性微寒。

功效：养阴润燥，生津止渴。

主治：风热咳嗽，热病烦渴。

用量：1.5～3g。

备注：脾虚痰湿者忌用。

7. 胡麻仁

性味：味甘，性平。

功效：滋肝肾，润肠胃，乌须发。

主治：病后虚羸，虚风眩晕，肠燥便秘。

用量：1～3g。

8. 女贞子

性味：味甘、苦，性凉。

功效：滋肾益肝，乌须明目。

主治：肝肾亏虚，腰膝痛楚。

用量：2～4g。

备注：脾虚寒泻及阳虚者忌用，有以冬青子代用者。

9. 龟板

性味：味咸、甘，性平。

功效：滋阴潜阳，益肾健骨。

主治：骨蒸劳热，癥瘕，痔漏，崩漏，遗精。

用量：3～10g。

备注：胃寒湿滞者忌用。

10. 鳖甲

性味：味咸，性平。

功效：滋阴潜阳，散结消痞。

主治：骨蒸劳热，久疟，癥瘕，经闭。

用量：3 ～ 4g。

备注：阳虚无热，脾弱泄泻者忌用。

11. 东洋参

性味：味甘，性温。

功效：养阴生津，安神益智。

主治：肺虚久咳，津少燥渴。

用量：1 ～ 2g。

备注：反藜芦。

12. 海参

性味：味甘、咸，性温。

功效：补肾益精，通肠润燥。

主治：阴虚火旺，大便燥结。

用量：适量。

备注：脾虚湿重者忌服。为药食兼优之品，也是补食。

第五章 四季理虚

　　春、夏、秋、冬四季的变化与理虚密切相关，主要是四时与气血活动、脏腑变化、水液代谢、精神活动、阴阳更替的关系；四时的异常变化，造成人体这些关系的失衡，从而产生各种疾病，理虚是防病治病的重要方法，因此理虚必须顺应四季的变化。四季理虚的中心是：①协调阴阳。人身的水火、气血、表里、脏腑等有虚实之变，虚则补之，实则泻之，此理虚之中心。②顺应自然。要美其食，任其服，乐其俗，高下不相慕，其民故曰朴。要适应天地自然的变化，以调养自身，达到理虚扶正的目的。③调养脏腑。五脏六腑为人身之中心，春养肝，夏养心，长夏养脾，秋养肺，冬养肾，按四季调养脏腑是理虚之法则。现根据四季特点阐述四季进补理虚法。

一、春季进补理虚法

（一）春季理虚原则

1.重在补阳，不忘滋阴

　　"春夏养阳，秋冬养阴。"这是《素问·四气调神大论》根据自然界与人体阴阳消长的特点所提出的四时调摄原则。在理虚上就要遵照这个摄生原则，重在补阳，不忘滋阴。春季阳气渐生，阴寒未尽，人体阳气初生，因此要保护和补益阳气，使之不断充盛。同时，春季风寒当令，有损阳气，所以要不断补充阳气，以抵御外邪侵袭。

阴阳互根，阴根于阳，阳根于阴，阴以阳生，阳以阴长，故补阳不能忘记滋阴。王冰认为："阳气根于阴，阴气根于阳，无阳则阴无以生，无阴则阳无以化，全阴则阳气不极，全阳则阴气不穷。"说明在补阳的同时必须兼顾补阴，只是侧重面不同，就是补阳为主，补阴为辅。

2. 扶正补虚，预防春瘟（温）

春季由于风邪当令，风善行数变，春季多见温病或瘟疫，如流行性脑膜炎等是春季的多发病，小儿肺炎也因春季气候多变而多发，所以要预防这些春季多发病，就得扶正补虚，《黄帝内经》所谓"正气存内，邪不可干"是也。同时，《黄帝内经》又说："冬不藏精，春必病温。"对那些不知自好的人，更要预防春季温病染身，只有增强自身的抵抗力，才能防病入侵，那就是扶正补虚，预防外邪。

3. 调节情绪，疏肝养肝

春气通于肝，肝主生发，喜条达，恶抑郁，故春季养肝补肝，首先要调节情绪，使肝疏泄。保持恬静、愉悦的心情，以顺应肝的条达之性，这比任何补剂更有补养作用。积极参加户外活动，选择舒展、畅达、缓和、消遣的活动，如踏青、郊游、散步、观光等，以倾听鸟鸣于茂林修竹，观赏春色于峻岭秀水。

（二）春季理虚方法

【非药理虚】

1. 早起早睡

春意盎然，万物复苏，阳气升发，为了适应自然，要做到早起早睡，以提高身体的抗病力。早起，以顺应春阳萌生的自然变化，去吸收新鲜空气，沐浴明媚阳光。但不提倡天未亮就起早摸黑地去锻炼，必须"与日俱兴"，即太阳出来才是早起的意义。

早睡，也应与日升日落相一致。不要通宵达旦地游乐、过夜生活，或工作、学习等，做到按时作息，劳逸结合。尤其是春季睡眠不足更易春困。只有早起早睡，在春季里才会精神饱满，身健体壮，何虚之有。

2. 春捂防寒

体弱多病者，每到春季寒温多变，常常得病，因此防寒保暖非常重要，对于虚损羸弱之体，不要过早脱去棉毛衣服，尽量多穿一些，这就是春捂，捂则保护、保暖。古谚"春捂秋冻，不得病痛"，又说"急脱急着，胜似服药"。在春捂防寒时注意两头，即头项与双足，尤其是老年人，体质虚弱，乍暖乍寒，如过早脱去棉衣、帽子与项围，易受风寒侵袭，常致感冒而加重其他病证。

有些体虚怕冷者，而不知春捂之理，过早换上春装，或为了赶时髦，显露胸肩、肚脐、腰背、大腿等，结果鼻塞，说话是一口鼻音，这是我们经常可以看到或听到的。这种不知春捂的人，也因风寒乘虚而入，导致虚虚实实之变。

3. 绿化居室

春暖花开，万紫千红，鸟语花香，是人们赏花观绿的好季节。古谚"无花不是药，百花皆治病"。花不但能调节情志，使人兴奋、快乐，舒畅气血、血脉，而且古谚"看花解郁，听曲消愁"。看花可消除忧郁，从而提高人体免疫力，因此绿化居室是一种积极、有效的扶正补虚方法。

绿色植物能消除噪声，使人安静，也能吸收空气中的尘埃及有害气体，如龟背竹，不但象征长寿，且在夜间放出氧气，吸收二氧化碳，能净化空气；吊兰，被誉为"空气过滤器"，能吸收空气中的有害气体；仙人掌类植物能吸收辐射波；夹竹桃能吸附尘埃。这些绿化植物对人体大有裨益，对于体弱多病，素来虚弱者，绿化居室是理虚的好方法。

4. 调节情绪

春季调节情绪是理虚原则，也是春季理虚的重要方法。因为春季情绪容易失控，许多精神性疾病往往在春季复发，因此调节好情绪能防病治病，能增强身体抵抗力。巴甫洛夫曾说过："一切顽固、沉重的忧虑和焦虑，足以给各种疾病大开方便之门。"尤其是年老体弱者，调节情绪更为重要。《老老恒言》中说："老年人虽事值可怒，当思事与身孰重，一转念间，可以涣然冰释。"

调节情绪贵在"乐"字，即要有乐观的心态，每天有个好心情，做好四乐：知足常乐，助人为乐，以苦为乐，自得其乐。在《寿亲养老新书》中有十乐事：读书义理，学法帖字，澄心静坐，益友清谈，小酌半醺，浇花种竹，听琴玩鹤，焚香煎茶，登城观山，寓意弈棋。这10件乐事，对任何人都适用、适宜，对体弱虚赢者理虚，更为相宜。

5. 户外踏青

踏青，又称春游。人们经过严冬收藏之季，为顺应自然，促进机体的生发，吐故纳新，吸收春气，扶正补虚，走到时户外去踏青是极富情趣的雅事。既调节情志，又活动全身，从而提高了抗病力，尤其是体虚多病之体，在冬季深居简出，阳春三月正是放飞之机，因此是理虚的好时机。

白居易的诗《春游》中写道："逢春不游乐，但恐是痴人。"虽然说得过分，但说明古人对踏青的重视。踏青有悠久的历史，最佳时机是阴历三月初三，杜甫《丽人行》诗曰："三月三日天气新，长安水边多丽人。"

6. 适度性事

春意盎然，寒冬渐退，闭藏启开，人体的各项功能开始活跃起来，性功能也不例外，随着春天天气暖和，人的活动能力加强，这时人的性欲会特别旺盛。此时房事会比冬季增加，这时不可过分去制约，但要有个"度"，即适度性事。尤其是对于体弱者，需与常人有别，这也是理虚的方法，以保持人体精气充足。张景岳说："神气坚强，老而益壮，皆本乎精，恣意极情，不知自惜，虚损生也。"说明惜精、爱精、保精的重要性，不遵此理，是致虚损的原因。对于已虚之体，更需注意自爱，尤其到春天要做到适度性事，才能理虚爱身。

在春季，性欲容易冲动的季节里，为顺应自然又行房有度，一般来说，年轻夫妻，以每周2次为好；中年夫妇，以每周1次为好；老年夫妇，以每2周1次为好。但若体弱者，还可适当减少，尚需结合自身实际，如按行房后的自我感觉而定，若疲乏倦怠，全身不适需减少，或不行房事。就性生活而言，独身、禁欲与正常人的生理相悖，不利于健康，所以要正确对待，掌握一个"度"字。

【药食理虚】

1. 食分三春

三春，即早春、仲春、晚春。三春饮食应与之相应，使身体能适应三春的变化，尤其是理虚必需遵行。早春，阴寒渐退，阳光初发，气温寒冷，所谓"倒春寒"。因此，饮食需选择升发阳气、祛散寒邪之品，如葱、蒜、生姜、辣椒、胡椒、香菜、芹菜等。少食寒性、阴凝之物。仲春，阳气升发，肝气当令，肝阳偏亢，肝旺克土，伤及脾胃，故《备急千金要方》中说："春日宜省酸增甘，以养脾气。"就是说，仲春天气里要减少酸性食物，增加甘味之品，如大枣、山药、蜂蜜、樱桃、龙眼、荔枝等。少吃酸涩或油腻等碍胃之物。晚春，春末夏初，气温偏热，阳热内盛，因此饮食应以清凉淡渗、甘寒生津之品为主，如绿豆、赤小豆、薏苡仁、小麦、荞麦、绿茶、梅、李、桃等。少吃或不吃大热辛辣之物，如狗肉、羊肉、鹿肉、胡椒等。

2. 野菜养身

春三月正是各种野菜生长茂盛之时，也是人们采集野菜的最佳时机，所以用野菜来养身是虚羸之体的好选择，如常见的马兰头、荠菜、鱼腥草、蕨菜、香椿芽、竹笋、枸杞苗、菊嫩苗、艾嫩苗、佛耳草（清明菜）、马齿苋等。这些野菜对体虚阴亏，内热偏盛，或肝阴不足，肝阳偏亢者都有很好的辅助性治疗作用。

在养身野菜中，有许多适合体虚者理虚之用，如荠菜，研究证明有提高人体免疫功能的作用，有健脾和胃、清肝明目、凉血止血的作用，对小儿疳积腹泻，肝阴不足的视物不清，脾不统血之崩漏有治疗作用。枸杞苗，含有多种人体所需要的营养成分，有滋补肝肾、清肝明目的功效，现代研究证明其有抗疲劳、降血压、保肝护肝、降血糖、降血脂、软化血管的作用，因此，它是一种很好的补虚野菜。鱼腥草，不但春天茂盛，而且四季可采，是云贵地区的人们一年到头不可缺少的野菜，现代研究证实，其所含的鱼腥草素能增强白细胞的吞噬功能，具有抗癌的作用，长期服食可增强抵抗力，达到扶正补虚的效果。马齿苋，是许多边陲山区常年食用的野菜，有增强体质、防治疾病的作用，现代研究认为，其有防治糖尿病和老年性痴呆的作用。

3. 果蔬补养

春天果蔬，味多酸甘，养肝柔肝，养阴生津，体弱多病之体经过严冬季节，需要补充体液，因此多食春季的果蔬能补阴生津，补身理虚。果蔬含有大量、丰富的维生素、微量元素、矿物质及纤维素，对防治老年病有很好的辅助作用。水果，如樱桃、梅子、草莓、水萝卜、李子、桑椹等；蔬菜，如葱、蒜、芹菜、竹笋、韭菜、菠菜、豆芽、马兰头、荠菜、香椿芽等；果蔬兼优的，如番茄、番薯、胡萝卜、荸荠、青瓜等。这些春天常见的果蔬能为我们提供春天必要的营养。

樱桃是春天大宗水果，也是一年的当头水果，不但色泽红而可爱，逗人喜欢，而且其性平味甘，益气健脾，补血养阴。对于脾虚气弱，神疲纳呆，四肢乏力，久病卧床，口干舌燥者，食之颇宜。如糖尿病口干欲饮，胃阴不足者，常可服用，每天 3 次，每次可服 15 ～ 30 粒。热病伤阴，气液两亏，乏力倦怠，口淡无味，尿少便秘者，可多食樱桃，不拘量，随食之，以健脾养阴，益气和中。樱桃是病人之友，理虚的佳果。胡萝卜，性平味辛甘，有养肝明目、健脾益气、理气和胃的功效，含有多种营养成分，尤其是胡萝卜素，所以也是理虚的佳蔬，体弱多病者及小孩平日可以常吃。

4. 粥品调养

古人称："世间第一补人之物乃粥也。"李时珍说："每日起食粥一大碗。空腹虚，谷气便作，所补不细，又极柔腻，与肠胃相得，最为饮食之妙也。"说明粥能养身补虚，是理虚之妙品。春季阳气升发，脾胃开始苏醒，需要糜粥护养肠胃，体虚胃弱者更要以粥养之。粥为谷物之品，专补脾气；粥为柔性之物，不伤肠胃；粥为甘淡之食，健脾化湿；粥为多液之质，养阴生津，故春天用粥品调养为理虚之法。

春天服用粥品，必须是顺应春天的药食，即配伍春天的应时之品，如枸杞粥、胡萝卜粥、菊苗粥、荠菜粥、桑椹粥、菠菜粥等。枸杞粥：为枸杞嫩苗在初春时采摘而与粳米炖粥而成。此粥滋补肝肾，养阴和胃，适宜于老年性糖尿病气阴两虚者服食。胡萝卜粥：为胡萝卜切丁后与粳米共炖成粥。此粥补肝明目，补气健脾，补血养血，适宜于小儿营养不良、夜盲、月经不调等人服用。菊苗粥：

取春天刚发出的菊花嫩苗，与粳米共炖为粥。此粥清肝养肝，降脂化浊，适宜于阴虚肝旺，气虚血亏的高血脂、高血压、高血糖的代谢障碍性疾病，如冠心病、高血压、糖尿病、脑动脉硬化等。荠菜粥：为春天野菜荠菜与粳米共炖为粥。此粥健脾止泻，清肝平木，适宜于小儿疳积腹泻。桑椹粥：春天桑树满枝结着紫红的果实即为桑椹，此为补血养肝，滋阴益肾之佳果，与粳米或糯米炖粥。此粥适于体虚血亏，少气乏力，面色无华者服食。菠菜粥：为菠菜与粳米共炖为粥。菠菜为补血之佳蔬，适于贫血者服食。

5. 扶正防病

春天是好发病的季节，有谚曰："百草回芽，百病易发。"许多旧病宿疾，往往在春季复发，因此要防病在先。"正气存内，邪不可干。"必须扶正理虚，以防病治病。春季的多发病与常见病，一般为：①风邪致病，如流感、流脑、痄腮、水痘、面瘫及中风等。②肝脏受邪，如慢性肝炎急性发作、急性肝炎、肝胆疾病等。③肺系受邪，如鼻炎、肺炎、哮喘、支气管炎、鼻出血等。④过敏性疾病，花粉过敏引起的各类皮肤病及支气管哮喘等。⑤精神病，所谓"菜花黄，痴子狂"。许多精神病在春季常常复发。这5类病证好发于春季，故应预防在先，以先安未受邪之地。

增强体质，抗拒外邪，重在理虚。风邪致病防治，如预防流感，注射流感疫苗，增强免疫力，或用玉屏风散（黄芪、防风、白术）益气固表。肝病防治，许多肝病，春季常因肝木主令而复发或加剧，故需"居安思危"，增强免疫力，避免过于消耗精力和体力，避免工作过于劳累，造成体力透支，不可疲于奔波或旅游观光，或探亲访友。预防肺系受邪，重在护肺保肺，固表益气，如《摄生消息论》中说："春来之病，不可令背寒，寒则伤肺。"所以护肺保肺，首先重在暖背，其次是肩胛和胸部；同时还需补养脾胃，以培土生金，不致痰浊内生，饮食不能过咸、过油、过甜，禁烟少酒，只有这样才能防止哮喘、支气管炎、肺气肿等肺系疾病的发生。防止过敏除了脱离过敏原外，主要是增强自身的抵抗力，即扶正理虚。精神病的防治，首要是避免精神刺激，关心体贴患者，定时定量服药，同时增强患者体质。

二、夏季进补理虚法

（一）夏季理虚原则

1. 养阴生津，谨防暑湿

夏季暑气当令，暑为火热之气，其性属阳，耗气伤津，出现口干欲饮，唇舌燥裂，大便干结，小便热赤，心烦潮热等伤阴耗津之症。体虚阴亏者，常不能忍耐，以致阴虚内热，形成恶性循环，此时必需养阴生津，清热消暑，这也是夏季理虚的基本原则。夏季暑热郁蒸，暑湿之邪由此而生，《理虚元鉴》中说："夏防暑热，又防因暑取凉，长夏防湿。"说明夏季要祛暑湿，尤其在长夏之时，更为暑湿壅盛之际，因此需防暑湿致病。养阴生津之品，性多阴凝碍湿，所以在夏季理虚，养阴生津的同时，需谨防暑湿，在遣方用药中应有所选择。

在用药上需选两者兼备之品，如芦根、茅根、鲜石斛、薏苡仁、沙参、西瓜翠衣、淡竹叶、冬瓜皮等。在选方上如藿朴夏苓汤（藿香、姜半夏、茯苓、杏仁、薏苡仁、豆蔻、猪苓、豆豉、泽泻、厚朴）合增液汤（玄参、生地黄、麦冬）之属。

2. 健脾温阳，助运化湿

脾主长夏，长夏主湿，湿为阴邪，阴盛伤阳，故夏季理虚宜健脾温阳，助运化湿。炎炎夏日，阳气外发，腠理开泄，更耗阳气，复因乘凉饮冷，常损阳气，若素体阳虚，畏寒怕冷，更需温阳。阳气生发，则湿邪自散，故养阳、温阳、助脾阳是夏季理虚的原则之一。

脾主运化水谷与水湿，夏季里大量饮水和食冷饮瓜果，易伤脾生湿，故健脾助运化湿也是夏季理虚的原则。健脾有醒脾、护脾、温脾、助脾之法。醒脾法，即开胃醒脾，如食山楂条、生姜丝、大蒜泥、米醋、香菜等。护脾法，即护脾益胃，如糜粥养胃，食各种粥品。温脾法，温暖胃脘，如佩戴棉制的护脘。助脾法，即摩腹助运，如餐后按摩脘腹。

3. 宁心养心，清泻心火

夏主火，内应于心，故夏季理虚应宁心养心，清泻心火。夏季炎热，血流加速，心脏负荷加重，因此需顾护心气和心阳，时时减少心脏的负荷。如何减负？一个"慢"字，让心跳不因暑热而加快，让心情不因暑热而烦躁，使血肉之心与神明之心都得到安和。要提倡慢节奏的生活、工作和学习方式，不要通宵达旦，而需劳逸结合，起居有时，不妄作劳。

夏季外有暑热之邪，内若心火亢盛，则内外合邪，以致心神不宁，夜寐不安，尿赤便秘，烦热出汗等。需标本兼治，宁心养心以治本，清泻心火以治标。宁心养心药，如麦冬、酸枣仁、柏子仁、夜交藤、淡竹叶、百合等。清泻心火药，如川黄连、通草、龙胆草、牡丹皮、莲子心、连翘等。

（二）夏季理虚方法

【非药理虚】

1. 适时午睡

夏季昼长夜短，气候炎热，白天消耗过多，夜间睡眠不足，经过一大早的劳动，体力与精力消耗量很大，若体质虚弱者，更不可支，因此必需适当休息，最好是午睡。因为午睡不但体力上得到休息，更重要的是精神上得到安静。对于脑力劳动者，午睡更需要，因为午睡是夏季修正人体消耗的好方法，也是夏季理虚的一种方式。

午睡时间，一般以 1 小时为宜。若时间过长，会加深大脑的抑制，醒后会感到更疲倦，不能迅速进入工作状态。为了提高午睡的质量，在睡前不宜饮酒、喝咖啡、喝浓茶及过多饮水；不要在露天或迎风睡眠，更不能服安眠药睡觉。有心脑血管疾病的老人，午睡醒后不要马上起床，慢慢活动后再起床。

2. 避暑纳凉

夏令暑热袭人，使人伤津劫液，或暑邪伤人，常见发痧、中暑，尤其是体虚劳损之人，暑邪乘虚而入，避暑纳凉能防暑热入侵，故为夏令理虚之法。"夏日暑，猛如虎。"其害人之猛烈可想而知，在烈日下工作也可致命，如日射病，好发于烈日下强体力劳动者，一旦发生可出现高热、昏迷、抽搐，常可危及生命。

避暑纳凉也有讲究，从夏季理虚的角度看更为重要。《寿亲养老新书》中说："檐下通道，穿隙破窗之处，皆不可纳凉，此为贼风，中人暴毒。宜居虚堂净室，水次木荫洁净之处，自有清凉。"说明避暑纳凉要选择空旷、洁净的厅堂，或水旁、树荫清洁干净之处。在夏季至后半夜气候转冷，阴气逼人，体虚之人易受风寒之邪，因此避暑纳凉也应有度，切忌贪凉。

3. 清静度夏

"心静自然凉。"体弱多病之体，由于暑热伤阴，以致阴虚内热，或气虚血亏，心神失养，热邪扰乱，故常烦躁不宁，恼怒不安，则虚虚实实，形成恶性循环。要打破这种循环，只有调节情志，清静度夏，故这也是夏季理虚之法。

夏季外热甚，必致内热旺，火属心，清心能安神，故调节情志应淡泊宁静，处事不乱，遇事不惊，凡事顺其自然，静养勿躁，诚如《摄生消息论》说："夏季更宜调息净心，常如冰雪在心。"此说就是"清静"的具体化。现代研究证明，安静时体内的肾上腺素和去甲肾上腺素分泌明显减少，基础代谢减慢，从而产热减少，故越是天气热，越要心静。

4. 芳香辟秽

夏日气候炎热，微生物极易孳生，产生腐败秽浊之气，即一般所谓的臭气，它也是致病之源。夏季暑湿郁蒸，空气塞闷，使平素体虚者感到不舒适，有的因此而得病，如中恶、中暑、发痧等，因此芳香辟秽是夏季理虚的一大方法。芳香之气，具有醒脑开窍、杀菌消毒、清新空气、吐故纳新的功效，能宣泄肺气，醒脾化浊，开通心窍。长期用之有益健康。

具有芳香之气的，主要是香花和香草，以及用香花与香草制成的各种香料，即以植物性香科为主，其他还有动物性香料，这里主要指麝香。矿物或化学制成的香料一般不用或少用。如今，在医药学上提出了"芳香疗法"以治疗各种疾病，深受患者欢迎。夏日香花，主要是茉莉花，香气浓、久、远，是夏季重头香花，可置室内2～3盆，以芳香辟秽；其除可观赏及清新空气外，还可泡茶代饮，有理气醒脾、和胃化浊之功。另外，荷花为夏季标志性花卉，清香阵阵，使人心旷神怡，百病消散。

5. 游泳健身

游泳是夏季主要的健身运动，男女老少，即使体弱者也可游泳，它能消暑散热，使人清凉；调节情趣，水中嬉戏，畅怀胸襟；锻炼身体，提高心肺功能，增强免疫力。由此可见，游泳健身是夏季理虚的好运动。

游泳场所：应清洁卫生，污染水域含有害物质，如病毒、病菌、寄生虫（如血吸虫）、腐蚀物等，不能游泳；应安全舒适，危险区域严禁下水，如礁石、急流、漩涡、淤泥、水下有各种设施（如电缆、标志物等），因此游泳场所应是清澈见底、无异味、空气新鲜的水域，应卫生、安全。游泳准备：下水前活动身体的各个部分，如肌肉、关节等；排除大小便；配备必要的药和饮水。游泳时间：饥饿或饱食不宜游泳；女性在经期不能游泳；游泳时间因人而定，一般1～2小时，不宜太长，以下午2点钟以后为宜。

6. 护肤养颜

夏天强烈的阳光含有大量的紫外线，常导致皮肤灼伤，不仅影响美容，若长期日晒，也会致癌，故夏天尤其要护肤养颜。这也是夏季理虚时应当注意的问题。夏季护肤养颜不仅是女人的事，每一个人都要做到，尤其是经常外出，或在烈日下工作的人，更要关注。

护肤养颜：①防晒，外出带阳伞，戴遮阳帽，或配戴太阳镜等。②护肤，不要暴露皮肤，若皮肤灼伤，需涂抹护肤药膏，或在外出前在暴露部位涂护肤霜之类，以防晒护肤。③洗涤，洗涤面部要做到用温水，忌用冷水；洗涤时要轻快，不能用力太重或反复按摩等，以防擦伤皮肤；也可用护肤的洗涤剂洗涤。

【药食理虚】

1. 食宜清淡

夏季气候炎热，热则伤津耗气，血液黏稠；同时，体表血管扩张，血趋周身肌肤，胃肠血流减少，导致消化功能减退；又因进水较多，冲淡胃液，故夏季脾胃功能相对较弱，食物消化困难，尤其是体弱者，更为明显，此时理虚就要注意饮食清淡。少进或不进肥腻厚味之物，以免损伤脾胃，影响消化吸收，甚至助热生风。

清淡之物是指味淡性凉、质薄轻清、入口清爽、味道鲜美的一类食物，具有清热解暑、养阴生津、消食助运、健脾和胃、利湿化浊的功效。如绿豆汤、西瓜汁、丝瓜汤、冬瓜汤、薏苡仁粥、莲子羹、豆腐、瘦肉、淡水鱼类等。在制作上多用清蒸、凉拌、熬汤、做羹，少用或不用油炸、爆炒、腌腊、糖渍等。在材料选择上，多选植物性素食，少用动物性荤食，但完全吃素，不吃荤食，是不对的，这样会导致营养失调，饮食失衡，应该是"少荤多素"，荤素搭配，营养全面。

2. 饮食卫生

饮食的清洁卫生，这是四季都应该做到的，但夏季显得特别重要，对于抗病力弱，体质虚弱者更要重视，把好"病从口入"关。做好饮食卫生是夏季理虚的重要环节。夏季气温高，细菌繁殖快，食物、餐具极易受污染，再加上大量饮水，胃液被冲淡，杀菌力降低，易导致食物中毒。饮食卫生的另一种意义是饮食有节。不要暴饮暴食，尤其是饮料，如酒，夏天主要是啤酒的饮用较普遍，啤酒，有"液体面包"之称，适量饮用有益健康；若大量、无节制地饮用，对肝脏损伤太大，会造成脂肪堆积，形成脂肪肝。

如何防止病从口入？①膳食要现做现食，不留剩菜剩饭；生吃的瓜果蔬菜要新鲜、消毒；鱼、肉、禽、蛋等动物性食物要保鲜防腐。②加强饮食用具、餐具、炊具的消毒灭菌；做到生熟分开，不可混杂；凉拌菜不能放置过久，做好马上就吃。③可用一些具有杀菌作用的食物，如大蒜泥、醋、白酒等，既能杀菌，又可调味。

3. 科学补水

夏天因暑热蒸腾，每天需要消耗大量的水分，水以不同的形式存在，不同的形态消耗，如汗、尿、泪液、唾液、血液等为可见水液所化；呼吸、发热、劳动等为不可见的水液消耗。"蒸发需要热量，热能促使蒸发。"这是科学原理。夏日炎炎，烈日之下，需消耗比任何季节都要多的水分，因此需补充足够的水分，以达到人体水液平衡，尤其对体虚阴亏，或津液枯燥者，科学补水十分重要，为夏季理虚之根本方法。

人体缺水，可致血液浓缩，血流变慢，从而导致血栓等心脑血管疾病的发生；缺水，影响毒素的排泄，易形成结石，使皮肤干燥，皱纹增加，加速衰老。饮水、补水不是一件简单的事，科学补水大致如下：①水必须清洁卫生，达到饮用水的标准，富含矿物质及人体需要的微量元素，入口甘甜，水质清澈。②水中有无机盐，以补充因出汗丢失的无机盐，达到电解质的平衡，如加盐之类。③要主动喝水，不一定到口干舌燥才喝水，尤其是体弱之老年人对口渴反应迟钝，当感到口渴时，机体已经缺水严重了。④喝水要适时定量，如晨起空腹饮水（每次500mL左右），能排除毒素，促使通便，稀释血液，有利于排毒和吐故。⑤喝水不能太快太急，以免引起呛水或打嗝。

4. 慎用冷食

随着生活水平的提高，夏天吃冷饮已为普遍、常见的事了，就是在其他的季节也有吃冷食的。但体质虚衰之辈，即使炎炎夏日，也要慎用冷饮，尤其是冰镇之物一般不宜服食。夏日开泄，阳气耗散，故谓"春夏养阳"，体虚阳衰，或气阴两虚者，阴寒内盛，故不能再以冷食寒之，需用温阳散寒之品以补之，寒冷冰食要慎用，因此慎用冷食成为夏季理虚的重点内容。

慎用冷食：①夏日口渴其实只要补充水分就行了，因为吃冷饮与喝热茶效果是一样的，有时喝热茶比吃冷饮更解渴。②吃冷饮不能贪得无厌，尤其是青少年或婴幼儿，体质虚弱，胃有疾病，或中阳不足者，少吃或不吃。③饭前不宜吃冷饮，以免影响食欲；饭后吃冷饮，影响胃酸分泌，可导致消化不良，所以要避开这两个时段。④有上消化道及上呼吸系统疾病的人，要少吃或不吃为好，如慢性胃炎、支气管炎、咽喉炎、扁桃体炎等，因受冷而导致血管收缩，免疫力下降而发病。

5. 果蔬养身

果蔬养身，以西瓜为首，西瓜清暑化湿，养阴生津，清泄胃热。虽然当今四季有西瓜，但还是夏天西瓜最正宗、最道地。夏天暑热当令，热邪伤阴，故夏天中暑，常见高热不退、口渴引饮、大汗不止、烦躁不安等，用西瓜汁，或西瓜翠衣煎汤代茶，有很好的治疗作用，故前辈医家誉为"天生白虎汤"。因此，夏季西瓜是重头理虚瓜果。它养阴利湿，清暑益气，任何瓜果不能与它相比。其他，还有青瓜及各种瓜类，都可选择。

夏天的蔬菜，大都也为瓜类，最适宜理虚的是冬瓜与苦瓜。冬瓜，利水消肿，清利湿热，对老人脾虚泄泻，全身浮肿，纳食不香，可常吃冬瓜开洋汤或冬瓜火腿汤，即冬瓜与开洋（虾米之类）、与火腿片（浙江金华火腿）炖汤。苦瓜，清胃泻火，降糖止渴，并能提高免疫力，为老年多病者的理想瓜菜，可炒肉丝或清拌。苦瓜又称君子菜，炒菜只苦自己，不沾染别的菜。苦瓜做菜，所剩汤汁是药效高的液汁，千万不能倒掉，应作药饮用。其他，还有南瓜、番茄、扁豆、苋菜等，都是夏天理虚的蔬菜。

6. 糜粥补养

绍兴爱国诗人陆游写了一首《食粥诗》曰："世人个个学长年，

不悟长年在目前，我得宛丘平易法，只将食粥致神仙。"这里告诉我们，食粥是健康、长寿、保健的简易方法，人人可以学习。粥是以米为主料加水炖制而成的半流质或流质饮食，其优点包括：①健脾养胃，容易消化吸收。②谷气补中，调养胃气，"有胃气则生，无胃气则亡"，粥能生胃气，长胃气，护胃气，救胃气。③养阴增液，生津润燥，补充体内水液，调节水液的代谢。④补给各种营养素，根据需要配伍各种粥料，如红枣、薏苡仁、绿豆等。

夏令之粥，需集养阴生津、清热解暑、利湿化浊、健脾养胃于一体，以应夏日暑热伤阴、耗津劫液、暑湿中阻、脾胃虚弱之变。常用的有扁豆粥、绿豆粥、赤豆粥、冬瓜粥、红枣薏苡仁粥、菊花粥、金银花粥、山药粥、莲子粥、藕粥、百合红枣粥、龙眼莲子粥等。常用的是粳米与糯米，此两米可根据需要选用，《医药六书药性总义》中说："粳米粥为资生化育神丹，糯米粥为温养胃气妙品。"粳米性寒清补，糯米性热温补。在一般情况下，夏天多用粳米，少用糯米，若需温补也多两者各半用之。

7. 扶正防病

夏天是多发病的季节，有谚曰："夏郎中，秋箍桶。"说明夏季是医生最忙的时候。夏季因气候炎热，湿热充斥，病邪肆虐，同时夏日人体消耗量大，日长夜短，休息减少，体力透支，精力过耗，体质虚弱，病邪乘虚而入，所以要扶正理虚，以防病治病。夏季常见病证：①暑湿泻痢，如饮食不洁，或腹部受寒，或感染暑热之邪，复因脾虚，运化失常，以至于水谷不分而泻痢，泻为泄泻，痢为痢疾，两者有别，但皆责之于脾。②夏月中暑，由于气温高，湿度大，通风差，体质虚弱，人体不能及时散发热量而导致中暑，出现全身无力、头昏眼花、恶心呕吐等中暑症状。③疮毒热疖，由于肌肤裸露，暑热夹毒，侵害肌肤，导致热胜肉腐，变生疮毒热疖，甚至成痱疳疔毒，此也为夏季常见病。④疰夏，为夏季特有的病证，是因某些特殊体质者，不能适应夏季炎热潮湿的天气，表现为全身倦怠、纳呆乏味、精神萎靡、时有潮热、人体消瘦等症，待气候转凉，常不治自愈。

夏季疾病的防治，关键在于增强自身的抗病力，同时注意清洁卫生，做好防暑降温，调节好生活节奏，如把好饮食卫生关，就少生或不生泻痢之病，凡泻痢必须及时治疗，并禁食12～24小时，然后食粥等流质或半流质饮食，并补充足够盐水或菜汤，禁食黏腻之物。平日劳逸适当，注意体力与精力的消耗，外出避光，补充足够的水分就不中暑或少中暑，为防止中暑要避免中午高温时外出，不在烈日下暴晒，不在闷热环境下工作，要自然通风，多喝清凉饮料和茶水等。一旦中暑，立即送医院救治。防止皮肤疮毒，要保持皮肤清洁，少暴露皮肤及暴晒，一有破损，立即消毒杀菌，如涂抹酒精、红汞等，并不沾染污物，若红肿热痛，或发热者需去医院诊治。疰夏，为一过性病证，主要是进行自我调理与保健。

8. 冬病夏治

冬病夏治是指某些好发于冬季的疾病，或到冬季病情加重的疾病，在夏季乘其阳盛之势，以扶正理虚，用以防冬季复发或发病的一种治疗方法。冬病夏治是一种积极、有效的夏季理虚方法，故有"夏令补剂"之称。它是一种内病外治的自然疗法，具有增强体质，扶正祛邪，减轻症状，以及根治疾病的效果，值得提倡和应用。目前冬病夏治主要治疗3类疾病：①呼吸系统的疾病，如慢性支气管炎、哮喘性气管炎、肺气肿、多种慢性咳喘病等。②风湿性或类风湿关节、经络的疾病，如风湿性、类风湿关节炎，外伤性关节炎，久治不愈的局部经络关节疼痛等。③虚、损、劳、弱之人，每至夏季也常进行冬病夏治。

治疗时间：小暑至大暑这段时间，最佳为三伏天；或在端午节中午也可治疗。

治疗方法：药物贴敷外治法，对呼吸系统疾病，笔者自20世纪80年代至今开展冬病夏治，外贴药物由甘遂、细辛、白芥子、肉桂、斑蝥、大蒜、生姜等组成，选穴定喘、肺俞、膏肓、天突、膻中、足三里、丰隆等。对虚损劳弱，久病缠身者，可在端午节中午，阳气最旺盛之时，在脊椎两侧华佗夹脊穴进行贴敷冷灸，或直接艾灸也可。关节经络的风湿病，可照上法贴敷治疗。这是一种冷灸方法，用发泡剂发泡，发泡剂目前有3种，按其发泡强弱为斑蝥粉、黄花毛茛、大蒜。可选用外治，严禁内服。

三、秋季进补理虚法

（一）秋季理虚原则

1. 润燥养阴，协调阴阳

秋季阳气渐收，阴气渐长，故为了适应自然环境的变化，机体阳气也随之内收，因此在秋季理虚中要注意保养阴精，也就是中医养生学上的"秋冬养阴"的原则。秋主收，冬主藏，就是要蓄养阴精，以适应收藏的需要，阴精包括精、血、津、液及生理所需的水等各种有形的营养物质。阴阳互根，阳生则阴长，故寒凉之秋还需要温阳助运，在补阴的同时要兼顾补阳，以协调阴阳。

秋季养阴理虚之品，如龟肉、鳖肉、鳗、淡菜、海参、西洋参、石斛、沙参、阿胶、龟板胶等，具有润燥补液、养阴生津之功，以应秋燥时令的变化。与此同时，加上温阳之品，如鹿肉、牛肉、羊肉、狗肉、鸡肉、高丽参、党参、鹿角胶、干姜、肉桂、龙眼等，以助养阴之物能充分发挥作用。在用量上多用养阴润燥之品，少佐温阳和胃之品。

2. 润肺养肺，宣通肺气

秋季其气清肃通于肺，肺为娇脏，喜润恶燥，秋季燥邪当令，燥邪犯肺，易伤肺阴，轻者干咳少痰，痰黏难出，重者咳痰夹血，或潮热口渴。因此秋燥理虚重在润肺养肺，宣通肺气。

秋季补肺理虚有多种方法：①膏滋润肺。用具有滋润肺阴的中药与果蔬熬制成滋膏缓缓进补，如雪梨膏：用大量雪梨煎成浓汁，加白蜜收膏。此膏润肺止咳，养阴生津。可1日3次，每次10g，开水烊服。②补水养肺。水是生命之源，秋天气候干燥，体内水分缺乏，肺因此而燥，因而补水能养肺，据专家研究，每天至少要饮水2000mL才能保证呼吸道的润滑。③常笑宣肺。肺在志为忧，忧愁伤肺，郁滞肺气，秋又为"多事之秋"，故开怀大笑，能消愁排郁，宣发肺气。可参加有歌有舞的文娱活动，或听相声、看小品、看滑稽戏等。④护肤益肺。"肺主表，合皮毛。"秋高气爽，勤于沐浴，有利于血液循环，使毛窍开畅，肺气得宣，肌肤润泽，所以沐浴具有护肤益肺之功。在沐浴时要注意水温适宜，一般在25℃左右；沐浴以浸浴为主，不要过分揉搓，或过多用碱性肥皂擦身。⑤通便宣肺。"肺与大肠相表里。"大便秘结，可导致肺气壅滞，因此通腑泻浊，能宣通肺气。平日便秘者需通便以宣肺，可多食含纤维素丰富的食物，如番薯、竹笋、玉米、瓜类、梨、木耳等。

3. 培土生金，养胃健脾

脾属土，肺属金，培土即健补脾土，生金即滋养肺金，两者相生相关。秋季日渐寒凉，脾胃得寒冷之刺激，常致寒凝气滞，脾失健运，水谷精微不能奉养肺金，故培土生金，养胃健脾是秋季理虚之法。

要护养脾胃：①做好胃肠保暖。在秋季转凉之际，及时在脘腹部保暖，佩戴护腹或护脘，尤其在晚上睡眠时必须做好保暖工作。②注意饮食调养。饮食宜清淡、精细、易消化、富营养，不食或少食过烫、过冷、过硬、过辣、过腻的食物，如多食粥品和流质或半流质饮食；做到饮食定时、定量，少食多餐，少吃夜宵。③保持情绪轻松。脾在志为思，思虑过度伤及脾胃，许多胃肠道疾病与情绪紧张、焦虑、恼怒、忧郁密切相关，因此要调节好情绪，做好"静养心志"，促进身心健康，多参加喜闻乐见的文体活动。④加强运动锻炼。脾主四肢，四肢的活动能促进脾胃的运化，同时能提高人体抗病力，适当的长期不断的运动，能增进食欲，助运健脾，如饭后散步，平时多步行，早晨小跑步等。

（二）秋季理虚方法

【非药理虚】

1. 秋应防愁

秋风秋雨，风起叶落，秋雨绵绵，常易使人多愁善感，心中顿生凄凉之情，所以秋应防愁，尤其是年老体弱之辈，要避免产生悲秋的情绪。悲哀忧虑则伤肺，许多肺系疾患与悲哀忧愁有密切联系，如肺痨之疾，由于情绪忧郁，抗病力下降，再加忧虑不欢，闷闷不乐，肺气不宣，浊气不去，痨虫肆虐，故常疾病加重。所以在秋季理虚中防愁是很必要的。

克服悲秋情绪，首先要精神上的调养，培养乐观豁达大度的胸怀，保持心情舒畅，因势利导，宣泄郁积之情，避开肃杀之气，安定情志，如登高望远，野外垂钓，琴棋书画，种花养草，观鱼养鸟，外出旅游等。其次，在饮食上多吃健脑安神的食物，如黄花菜，又名忘忧草，有宣泄情志、忘忧解闷之功，可做菜服食，如烧汤、炖肉、炖豆腐等。其他，如核桃仁、龙眼肉、百合、莲子、代代花、玫瑰花、咖啡、绿茶、巧克力等，可单独服用，或配伍应用。如百合莲子羹，加上玫瑰花数朵，有安神宁心、疏肝理气的作用，对忧郁悲哀大有防治效果。

2. 睡眠养身

睡眠是人体储存能量和恢复精力与体力的好方法。经过夏日体力和精力的透支，到秋季气候转凉需要好好修正，最得时令的是睡眠养身，使人体通过睡眠养精蓄锐，所以它是秋季理虚的好方法。

如何睡眠养身？①睡眠环境要舒适。卧室整洁，温馨舒适，床头放些水果，使其散发淡淡清香，如橘柑、佛手柑、香蕉、苹果、柚子、桃子等。棉被轻柔、松软、保暖、天然材质，睡衣宽大、柔软、合身。环境安静，有窗帘、通风口、地脚灯光等。夜间不宜放花草，尤其是有害健康的花卉，如百合花、夜来香等。②睡眠要注意卫生。睡姿以侧身屈膝为佳，即卧如弓，但不强求，只要不掩面、不压胸都可以，因为入睡后睡姿要变换多次。不要贪睡，贪睡会使人发胖，睡眠时间以 8 小时左右为宜。睡前应减缓节奏，可静坐、深慢呼吸，做到"睡眠先睡心"。不易入睡者，可睡前温水洗足，喝点龙眼茶（每次大龙眼 10 粒沸水泡饮）。睡觉莫贪凉，金秋时节，凉风送爽，切莫贪图凉快，开窗睡觉，入睡之前一定要关窗闭户，但要保持空气流通。睡前不宜进食，尤其是忌进有刺激性的饮食，如酒、咖啡、辣椒、大蒜、烟、浓茶，及肥腻重味食物，如油炸食物、糖果蜜饯等。

3. 秋冻适度

有谚曰："春捂秋冻，不得病痛。"说的是春天不要过早脱衣裳，多捂几天；秋天不要过早加衣裳，多冻几天，就不会得病痛。秋天适当的寒冷刺激，有助于机体耐寒力的锻炼，使人体能适应冬季的寒冷气候，尤其是体虚多病羸弱之人，在秋季得到寒冷的锻炼，就能顺利度过冬季，所以适度的秋冻是理虚的好方法；但这里特别提出要"适度"，要根据本人的体质和实际的气候变化而定，否则，秋冻也会伤人。

如何做到秋冻适度？①在初秋暑热尚未退净，气候尚热，不要过早地加衣增被，以自己感到不冷为准，以便使人体逐步适应凉爽的气候，以提高自身对寒冷环境的适应能力。②在晚秋天气变凉，气候稍冷，不要一下子穿得太多，捂得太热，避免出汗，伤津耗液，阳气外泄；但也不能冻得僵直寒战，这样不但不能增强抵抗力，反而会得病。③要因人而异，对老人、小孩及体弱多病之辈，一旦进入晚秋的近冬季节，就必须做好保暖增温的工作，绝对不能去受冻，否则旧病复发，新病频生。

4. 冷水锻炼

冷水锻炼的目的是为了提高自身素质，增强抗病能力，并能为顺利越冬做好耐寒的准备。同时，冷水锻炼能应对外界的寒温变化，提高自身的适应能力，加强血液循环，温通气血，抗御寒冷，能有效地预防感冒等外感疾病，对青少年更为适宜，对老年人，若能循序渐进也同样有扶正补身的作用。所以冷水锻炼也是秋季理虚的方法。

冷水锻炼的方法：①冷水洗澡。冷水浴能加强神经的兴奋性，调节人体的御寒能力，因此洗冷水澡能使人精神抖擞，头脑清醒。同时，能增强血管的舒缩功能，使血管弹性增强，防止血管硬化，减少心脑血管病。但要循序渐进，慢慢适应，不能一下子洗冷水澡。②洗冷水脸和脚。洗冷水脸前，先擦脸、耳、颈，再用冷水洗脸并摩擦面部至发红、有热感。洗冷水脚，先把脚浸冷水中 3～5 分钟，后用双脚互相摩擦 10～15 分钟，再用毛巾擦红皮肤。③冷水擦身。

有全身与局部2种。局部擦浴时，用毛巾浸透冷水，稍拧一下，由手、臂、脸、颈、肩到胸、腹、腰、背依次摩擦至皮肤发红并有热感为止，最后用干毛巾擦干，即可穿衣。若上半身感觉良好即可全身擦浴。其他，还可以冷水淋浴、冷水浸泡等。

5. 登高健身

登山畅游，居高临下，可尽情地饱览名山大川，秋天红叶。登高不仅能健身锻炼，也能陶冶情操，对身心健康有很大的好处。所以，它也是秋季理虚积极、有效的方法。老年人或体弱者，也可去登高，但要量力而行，要结伴上山，并带上必要的物品和药品。

登高健身，要做好以下几点：①注意安全。"走路不观景，观景不走路。"就是告诉我们秋季登高运动时注意力要集中，防止滑倒、跌仆等意外事故。②掌握姿势。"上山容易下山难。"所以，一定要掌握正确的上山与下山的姿势，上山时身体重心要前移，步子放小，落脚要近，坡度陡时膝盖抬高，上身前倾；下山时上身直立或稍后倾，以保持身体的平衡，避免滑倒或踩空。③注意气温。一般每升高150m气温下降1℃；山上草木茂密处可能有积雪残存，所以上山之后要随时加衣服。④适时回程。"秋山红叶正飘飘，迎面霜风鼓热潮，老马前驱宁恋栈，羊肠小道乐逍遥。"这首古诗描写了登高之乐，但不能得意忘形，不知自己的体力，要适时回程，尤其当天色已晚时需迅速回程，或与结伴者保持密切联系，以防迷路。

【药食理虚】

1. 食分三秋

秋季饮食一般分3个阶段，即初秋、中秋、晚秋，称为三秋饮食。调节好三秋饮食是秋季理虚的重要环节。初秋，初秋时节，气清风寒，应节制生冷，以防寒冷伤胃，饮食宜减辛增酸，以养肝气，如梅、李、石榴、枣、桃、山楂、山药、薏苡仁、青瓜、番薯等。

中秋，中秋时节，气候干燥，应多进新鲜多汁、富含维生素、蛋白质的食物，如胡萝卜、白萝卜、藕、梨、芝麻、木耳、蛋类及其制品等。这些食品养血润燥，滋养肌肤，抗拒秋燥，提高抗病力。晚秋，晚秋时节，气候转凉，渐入冬寒，气血循环渐受影响，血流变慢，气血不畅，这时应多进补气活血，温经散寒，营养丰富的食物，低脂、低糖、低盐饮食，如牛奶、豆浆、山楂、番木瓜、火龙果、猕猴桃、各类菌菇、甲鱼、淡水鱼、蟹、虾、牛肉、羊肉、狗肉，但切忌进食过饱，以八分饱为宜。保护好心脏，多喝白开水，尤其是早晨起床喝 500mL 左右温开水，以冲淡血黏度。

三秋饮食总的原则是：①多食秋果，尤其是坚果类食物，如核桃、杏仁、银杏、花生。②多食果汁，尤其是新鲜果汁，如梨、藕、荸荠、番茄、青瓜、玉米汁等。③多食含纤维素丰富的食物，以美容护肤，如番薯、芹菜、冬瓜、红枣。④多食粥品，以粥养身，如莲子粥、薏苡仁粥、龙眼粥、山药粥、海参粥、雪哈粥等。⑤食宜甘润，秋季燥气主令，燥气伤肺，故宜甘润之品以养肺阴，如甘蔗、百合、香蕉、蜂蜜、荸荠、萝卜、天冬、麦冬、梨等。

2. 秋果养身

秋天是丰收的季节，红果脆瓜，白藕青莲，正是秋收冬藏，春华秋实的养身的季节，苏轼诗曰："荷尽已无擎雨盖，菊残犹有傲霜枝。一年好景君须记，正是橙黄橘绿时。"这里告诉我们，秋果养身是秋季理虚的方法。

水果含有丰富的纤维素及果胶，对人的健康非常重要，它可降低血中胆固醇，如苹果、香蕉、甘薯、番茄、青瓜等不仅营养丰富，而且能润肠通便，排毒养颜，养阴润肺，对防治老年病、心脑血管病都有帮助。水果是秋季大宗食品，根据其不同的性味，一般分为3类：①温热类，有温肾助阳、补气散寒的作用，但阴虚燥热者忌服，或少服，如枣、栗、李、甘蔗、龙眼、荔枝、葡萄等。②寒凉类，有滋阴润肺、清热养胃的功效，但虚寒阳衰之体要慎用，如梨、橄榄、柿子、荸荠、柚子、青瓜等。③甘平类，性平味甘，适于各种人服食，如梅、杏、枇杷、苹果、樱桃、草莓、猕猴桃、柑橘等。由于水果中含糖多，所以糖尿病患者及老年人、儿童要少吃。

秋果除了水果外还有一些坚果类食物，是补虚治病的佳果，如大核桃和小核桃，补肾益肺，止咳平喘，对肾虚腰痛，肺虚喘咳有较好的辅助治疗作用。其他，还有杏仁、腰果、松子、花生、榛子、夏果、瓜子等都是秋季采收的果实，体虚者都值得享用。

3. 糜粥养阴

秋燥季节，需养阴生津，以防燥邪伤身，故肺胃虚弱者，糜粥养阴是秋季理虚的好方法。一般初秋以粳米为主，因初秋气候尚热，暑气未尽，而粳米性寒，故用粳米为宜；深秋以糯米为主，因深秋渐渐入冬，气候变冷，而糯米性温，故用糯米为好。在此基础上再配合有关粥料，清热为主的，如绿豆、银耳、黑木耳、赤小豆、梨、百合、菊花、金银花、枸杞苗、萝卜，以及乌龟、鳖、蚌类、田螺、兔肉等。温阳为主的，如龙眼、核桃、枸杞子、花生、大枣、荔枝、橘子、甘蔗、葡萄，以及牛肉、羊肉、鹿肉等。性平的，如薏苡仁、山药、莲子、芡实、芝麻、扁豆、胡萝卜、茯苓、甜杏仁、猪肝、精肉、鹅肉、鸭肉，以及各种禽蛋等。

粥，是养身防病的食品，对老年人和小孩尤为适宜，因其容易消化吸收，又可灵活配伍制作适合自己需要的粥品，还能补充大量的体液，秋燥季节食用很适宜；秋季肺气清肃，肺易受邪，常见口干咽燥，干咳少痰，甚则咳嗽痰血，用粥养阴清热，配合药治是一种很好的理虚方法，如百合薏苡仁粥：用百合50g、薏苡仁30g、糯米100g炖粥，用于支气管扩张咯血的善后调理有很好的疗效。

4. 茶汤生津

茶与汤皆为流质饮食，是以补充水液为主的一种药食兼优的饮料。水，在秋燥季节消耗较大，人体需求量也因此而有所增加，所以为了保证人体水液的平衡，必须补充一定的水分，尤其是阴虚内热，或燥热伤阴者，在理虚中运用茶、汤补充水液是一种很实用的理虚方法。茶与汤虽以水液为主，但加入汤料和茶料之后改变了整个饮料的性质，如金橘茶：在绿茶中加金橘数枚之后得到的茶水，具有疏肝理气、养阴和胃的功效。

适用于秋季的茶汤要选择养阴润燥、生津增液、清肺化痰、和胃健脾的一类药食兼优的食物或药物，如养阴润燥的银耳、百合、梨、黄精、玉竹、沙参、黑芝麻等；生津增液的西瓜、山药、芦根、丝瓜、石斛、西洋参、荸荠等；清肺化痰的杏仁、竹笋、茯苓、萝卜、芹菜、鱼腥草、佛耳草、雪梨等；和胃健脾的红枣、薏苡仁、山药、山楂、金橘、扁豆等。茶，由茶树嫩叶制成的茶饮料，如红茶、绿茶，这是基本的茶概念；还有是可做饮料的食物用开水泡制的饮品，如红糖茶、菊花茶、山楂茶、金银花茶等。可单独应用，或配伍应用，如菊花可与金银花配伍，一起放入杯中开水泡饮，其清热解毒的作用比单独服用要强，香味要好。汤，有如茶一样的概念，即汤就是茶，但往往是指单味泡或煮后的饮料，如萝卜汤，是用萝卜切片，在水中煮沸后的汤水，这种汤也可称为茶。若加上盐之类的调味品，或其他食物如开洋、鲫鱼，那就不能称茶，而是名正言顺的汤了，即萝卜开洋汤、鲫鱼萝卜汤。由此可见，汤是菜肴或药剂的一种，如清炖排骨汤、红枣兔肉汤为菜肴，四物汤、四君子汤为药剂。秋季理虚的汤料选择与茶料一样。

5. 扶正防病

秋季防秋燥，要从润燥入手来防治各种秋季的疾病；肺属金，金秋主令，故秋季多肺系疾患；晚秋渐入冬，天气渐转凉，寒冷影响脾胃，造成脾胃功能失调，同时秋季为丰收季节，人常多食秋果，影响脾胃的运化功能，因此脾胃病相对增多。所以，秋季的疾病主要为3类：一燥证，二肺病，三胃病。

如何扶正防病？

（1）燥证

燥证常见手、足、皮肤干裂，头发干枯脱发，头屑增多。要做好以下几条：①洁肤护肤。秋季气候干燥，空气湿度低，秋风阵阵，尘埃四起，皮肤毛孔被尘土堵塞，因此要清洁皮肤，可清水洗净。在清洁皮肤之后，要护肤，可用手按摩，或用润肤霜。②保湿润肤。选择适合自己的保湿品，常用的有水溶性与油溶性保湿剂。油溶性保湿剂，保湿效果好，但会堵塞毛孔，适于极干的皮肤和天气；水溶性保湿剂，不会从周围环境吸取水分，不会堵塞毛孔，亲水而不油腻，用之很清爽，适于各类皮肤和人群。③补充水液。水是极好的护肤美容师，不仅促进废物和毒素的排泄，还能润泽肌肤，美容养颜。因此，每天要补足消耗的水分，要主动喝水，不要等渴了再喝，可喝白开水、茶水、矿泉水、纯净水，也可饮新鲜果汁和蔬菜汁。若足裂，可早晚热水泡足，予以按摩，并抹上护脚霜之类；脱发或发枯，要多做头部按摩，每隔3～5天，或1周洗头，用护发素、洗发剂洗发。头屑多，常与不正常的生活和身心健康情况有关，要调整好自己的生活，不熬夜、饮食起居有规律、不吃油腻及辛辣刺激性食物。

（2）肺病

肺病即肺系疾患，常见为感冒咳嗽、支气管炎。要做到时以下几点：①注意保暖，由夏入秋不要一下子加衣，要提高自身的抗寒力，但也要及时增添衣服，尤其是体弱者，要做好保暖工作，胸、背、肩胛部位尤为重要，不要使其受寒。②加强锻炼，提高自身素质，增强抗病力，每天步行或做轻松愉快的活动，或练气功等。③禁烟戒酒，因为这两种嗜好对身体健康有害，尤其对呼吸系统的影响很大。

（3）胃病

胃病即脾胃病，泛指消化系统疾病，常见为胃痛及消化不良。防治胃病要做到以下几点：①调节饮食，入秋之后，许多人喜欢吃热性食物，如火锅、辣椒、胡椒粉、姜、蒜、大葱及酒等，这些食物对胃刺激很大，应少食或禁食。②胃部保暖，胃部受冷，疼痛加重，消化呆滞，因此入秋之后一定要加强胃脘部的保暖，及时佩戴护腹或护脘之类的保暖品。③调整情绪，胃病发病与复发常与情绪密切相关，所谓"思虑伤脾"，因此要放松自己的精神，避免紧张、焦虑、恼怒等不良的精神刺激，每天有个好心情。

四、冬季进补理虚法

（一）冬季理虚原则

1. 冬宜收藏，毋泄阳气

春生夏长，秋收冬藏，这是四季的基本变化。在《素问·四气调神大论》中说："冬三月，此为闭藏，水冰地坼，勿扰乎阳，早卧晚起，必待日光……去寒就温，无泄皮肤，使气极夺，此冬气之应，养藏之道也。"这里说明冬季里天地变化是阳气的收藏，人要与天地相应，不要扰动阳气，早卧晚起，一定要日出才起床，回避寒冷，接近温暖，不要暴露肌肤，致使阳气外泄。对体虚者，在冬季理虚一定要遵循这个原则。

严冬季节，寒风刺骨，这时不能外出，以防风寒袭击，做到深居简出，在室内也要关好窗户，室内温度要保证在18℃以上，必要时要开空调，或增温取暖，如生火炉等。在穿戴上也要保暖，尤其是体弱阳衰的老年人，穿衣要严实，保暖性能要好，不要暴露肌肤。

2. 补肾益精，阴阳并调

冬在脏属肾，肾为先天之本，肾阴、肾阳为人之根本，故又称真阴、真阳，或元阴、元阳。肾阳为人体活动的基本动力，肾阴为人体生长发育的基本物质，肾阴是肾阳的物质基础，肾阳是肾阴的外在表现，故肾阴、肾阳是依存互根、相辅相成的，必须阴阳并调，这是冬季理虚的基本原则。肾为封藏之本，冬主收藏，因此冬令补肾重在补精，《黄帝内经》曰："冬不藏精，春必病温。"说明冬季不注意藏精、保精、惜精，房事无度，或荒淫乱伦，肾精亏耗，以致肾气大伤，抗病力严重下降，导致春季外邪易侵而患病。

冬令是进补的大好季节。"冬令进补，翌年打虎。"因此，要在冬至前后1个月进补，重点是补肾，补肾以补肾精为主，精即阴精，为有形之物，但在补肾精的同时，必须兼顾肾阳，如常用的龟板胶为补阴之佳品，必须配以补阳之鹿角胶，两者配合为名方龟鹿二仙膏，在具体运用时补阴应重于补阳。补肾强精，也可配合气功养生（练静功），如意守丹田，即命门真火；丹田发热，即培补元阳；舌下津液下咽丹田，即滋补真阴。

3. 动以养身，静以养心

冬季运动也不能少，坚持冬季锻炼，不但可以提高抗寒力，更重要的是来年少生病，故有"冬天动一动，来年少病痛，冬天懒一懒，多吃药一碗"之谚。"动"的含义，总的是"生命在于运动"。运动能强身健体，运动能抗御疾病，运动能保健养生，运动能健康长寿。冬季是阴盛阳衰的季节，运动能激发阳气，运动能抗拒寒邪，故运动在冬季完全不能少，只是根据自己的实际情况，选择适合自己的运动方式或方法。"静"的含义，总的是"静为养性之首务"。主要是精神上调节，要心静，做到"高下不相慕"，即要满足自己的所得，不要与人家计较。冬季本是宁静、安息、养性的时节，要提倡"静以养心"，目的是调节冬寒时的孤独感，使心态平静，做到"知足常乐，助人为乐，以苦为乐，自得其乐"四乐观。

（二）冬季理虚方法

【非药理虚】

1. 早睡晚起

冬季夜长日短，阳气潜藏，阴气盛极，万物匿伏，以养精蓄锐。因此，不要扰动阳气，不要破坏人体阴阳转换的生理功能，而要顺应这样的自然变化，故早睡晚起是适应自然的理虚方式。对体虚者，早睡可养人体阳气，晚起能养人体阴气，但晚起不是睡懒觉，而是以太阳升起为限。早睡晚起有利于阳气潜藏，阴精蓄积，为来春生发做好准备。早睡晚起，要做好保暖避寒，室内温度要在18℃左右，老年人最好穿睡衣入睡，睡衣应宽松肥大，有利于肌肉的放松和心脏的排血，使睡眠质量提高。

在严冬季节睡眠时要注意：①环境，避免强光和噪声，尤其是在下雪时防止紫外线对人体的影响，同时弱光下能使人安静入睡。噪声直接影响睡眠，使人烦躁不宁，所以环境优雅、安静是十分重要的。②卧室，室内无风、无孔隙，有窗玻璃、窗帘等，达到保温、保暖、避寒、无风的室内睡眠环境。③衣被，衣被要保暖、柔软、舒适、天然材质，一般用棉花、丝棉、羽绒、皮毛等制作衣被，不用或少用化纤等人造织物。④安全，不用煤气取暖，防止煤气中毒。尤其是农村或山区的人们，取暖的火源一定要移出室外。用电取暖要随时检查电源，防止触电。

2. 防寒保温

寒冬季节，室内外温差大，因此要做好防寒保温的保健工作。尤其是体弱者，不胜风寒，所以防寒保温是冬季理虚的主要环节。防寒保温，一是取天然的日光，二是人工增温。此两者以日光为最好，因为这是自然、天然、取之不尽、用之不竭的热能，而且还有很多、很好的保健作用。

冬季白昼短，夜间长，日照相对减少，据测定，冬季太阳到达地面的紫外线仅为夏季的1/6，所以冬日的阳光更宝贵。老人、儿童要多晒太阳，有必要进行日光浴，因为它给人温暖，促进血液循环和新陈代谢，提高造血功能和消化功能，呼吸新鲜空气，观赏野外风景，调节情趣，促进钙、磷的吸收，预防老年性骨质增生和疏松症；儿童多晒太阳，可防止因维生素D缺乏导致的佝偻病。晒太阳的时间应选择在上午10点前或下午3点后的黄金时段。每天晒30～60分钟。在进行日光浴时要保护好头和眼睛，以免过度暴晒引起不适。人工增温取暖，目前方式、方法很多，根据不同的能源，有不同的方法和器具，如电能，有电热器、空调等；燃料，有煤气炉等；农村还用木柴、柴草等取暖。

3. 围护身体

围护身体是保暖的一种方法，也是冬季人人必须要做好的保健工作，尤其是老年人、小孩及体虚畏寒者防治疾病的好方法，故也是冬季理虚的好办法。因为体弱者，不能抗拒风寒，本身需要外界保护，以防止过多的热量消耗，故围护身体比其他季节显得更重要。

围护身体，大致要做好：①戴帽保暖。头为诸阳之会，内有脑髓，据有关方面测试，在静止状态下不戴帽的人，在气温15℃时，从头部散失热量约占总热量的30%，4℃时散失总热量的60%。由此可见，冬季头部保暖十分重要。戴帽最好护住耳朵，并与其他服饰相匹配。②围好围巾。颈项部位血管丰富，并有重要的组织器官，所以不能受寒，为了使其血流畅通，必须保暖御寒。因此，围围巾是最好的办法，它能使颈部免受风寒，有预防感冒和颈椎病、肩周炎的作用，对高血压、心脑血管疾病也有好处。③穿暖衣服。穿衣服过少，耗损阳气，常易感冒；穿衣服过厚，则腠理开泄，阳气常易外耗，常见汗出，寒邪乘虚而入。所以，要注意穿衣服合适、合身、舒服、轻松，不要成为负担。尤其是老人、小孩体质虚弱，有的身不任衣，所以要选择轻便、保暖、宽松、无毒、无害的衣服，切忌穿紧裹身体的衣服。④戴上手套。冬季因寒冷，四肢末端血液循环较差，所以手足怕冷，常生冻疮，为此必须戴手套来保暖，使气血流畅，减少冻疮等病的发生。⑤穿上暖鞋。冬季保护足的温暖非常重要，尤其是老年人或患有糖尿病的患者，预防糖尿病足必须保暖，使血液循环改善。同时，冻疮使人不能行走，预防冻疮就要穿保暖鞋，材质以皮毛、棉花、羽绒为佳，同时鞋底一定要厚实。这样从上到下围护身体，才能使人体热量少损失，达到御寒保暖的目的。

4. 养神宁心

养神宁心，调节情志，在冬季寒气日盛，阳气日微的时候显得很重要，许多人在冬季万木萧条的时候，感到悲观失望，要心怀希望，冬天即将过去，春天就在眼前，"风雨送春归，飞雪迎春到"，要坚定信心，喜迎未来。

冬季如何怡情？①种花养草。冬季可养水仙、梅花、兰花，既能调节情志，又可净化空气，同时通过"小劳"活动关节、调节气血。②欣赏音乐。冬天里情绪压抑时，可听轻音乐，既陶冶情操，舒畅心情，又能使精神放松，若能一起伴唱则更能使人放飞。③读书交友。冬季室内安静，可读书，以充实自己，提高人品。与友人切磋讨论，更有一番情趣，所以冬季是读书交友的季节。④冬钓怡情。冬钓之意不在鱼，而在渔之情趣。诗曰："千山鸟飞绝，万径人踪灭。孤舟蓑笠翁，独钓寒江雪。"⑤琴棋书画。琴棋书画，这是自古以来陶冶情操的四种艺术和养生保健的方法。琴，是音乐的代称，就是弹琴之类的音乐活动；棋，是博弈，即下棋活动；书，是书法，这是中国特有的文化；画，是绘画，主要指中国画。

5. 滑雪健身

冬季的健身运动，可以根据自己的喜好和需要进行选择，主要有长跑、跳绳、步行、拔河、冬泳及滑雪。冬季的运动不宜过分剧烈，要适当活动，微微出汗，心跳稍快，这样可提高耐寒力。注意呼吸和心跳，在运动时，由于耗氧量不断增加，鼻子呼吸难以满足需要，此时可用鼻口混合呼吸，口宜半张，舌头卷起抵住上腭，让空气从牙缝中出入；健康老人在运动中的心率为：180–年龄，如60岁的老人，运动中的心率为120次/分。冰天雪地，要防路滑，如冬跑、步行等在野外进行时必须先清除路障，防止意外发生。运动一般宜在日出后，冬季空气洁净度差，因为冬季清晨地面温度低于空气温度，空气中有一个逆温层，接近地面的污浊空气不易扩散，同时冬季绿色植物少，空气洁净度更差，因此在这时锻炼对健康无益。冬季运动不宜起得太早，必须待太阳出来才可以去锻炼。在各种冬季运动中比较普遍的是滑雪健身，尤其在北方是重要的运动方式。

滑雪运动，由于气温低，速度快，极易发生冻伤，因此要注意以下几点：①做好准备活动，使身体发热，握住脚趾前后左右摇动，用手搓热耳、面、手背等裸露部位，然后才可去滑雪。②鞋袜合脚，衣帽保暖，鞋袜过紧要影响血液循环，易发生冻伤。③滑雪时间不宜过长，时间太长容易冻伤。④一旦冻伤，及时处理，不要火烤或热敷冻伤部位，要请医生诊治。⑤老年人或儿童一般不主张滑雪，若要去滑雪，需有人陪护，并做好防滑、保健工作。

【药食理虚】

1. 冬令食养

食养，就是用药食兼优的食物来调养身体的方法。冬季是养精补阴的收藏季节，所谓"秋冬养阴"，故冬季食养，以补阴为主，在补阴之中兼顾补阳。冬季食养以增加热能为主，适当增加糖类及脂肪，但对老年人来说，对高热能食物还是不能摄食太多，以免诱发其他疾病，如高血压、高血糖、高血脂及心脑血管疾病等。蛋白质也参加分解和供能，因此补充适量优质蛋白十分必要，它不仅营养价值高，而且能增强耐寒和抗病能力，如牛奶、精肉、鱼类、豆腐及其制品。冬季食物也是食养不可或缺的东西，对体虚多病之体，冬季是食养的最好时机，所以冬季理虚必须强调食养。

冬令食养，值得提倡的有如下几条：①多食黑色食品。黑为冬令主色，肾主水其色黑，黑入肾补肾，所以许多黑色食品有补益肝肾的功效，如黑米、黑豆、黑枣、黑芝麻、黑木耳、黑桑椹、海带、甲鱼、乌龟、乌贼、乌骨鸡、黑香菇等，这些黑色食品营养成分全面，能促进新陈代谢，抵御寒冷，如黑米比其他米健脾益气作用明显，黑木耳能改善贫血、降低血黏度，海带、紫菜能软化血管，乌龟补阴最佳。②多食温性食物。所谓温性食物，一是指性温热，食后能益气温阳，使人产生温热感的食物，如鹿肉、牛肉、狗肉、羊肉、生姜、辣椒、胡椒粉等；二是指温食，趁热服用，不吃冷食或冰食。③少量饮用黄酒。黄酒是世界上最古老的酒类之一，用糯米酿制而成，含酒精量为14%～20%。为低度、高营养、保健型的酒类，全国以绍兴黄酒最著名。它具有通经活血、温中和胃、祛风利湿、养血和血的作用。一般每天服 100 ～ 200mL 为宜，酗酒适得其反，有害健康，容易导致肝及心脑血管的病变。④适量进食坚果。坚果，是指果壳坚硬的一类植物的种仁。常见有核桃仁、杏仁、榛子、腰果、花生、山核桃等，具有补养肝肾、养血益智的功效。但由于其脂肪含量高，因此主张适量食用，尤其是老年人或代谢障碍的人，如高脂血症等，需限量食用，一般每天食几粒或十几粒为好。⑤常食新鲜果蔬。冬季绿色植物较少，饮食较为单一，易造成某些维生素摄入不足，出现维生素缺乏症，如皮肤干燥、牙龈出血等，因此要常吃新鲜果蔬，以补充人体所需要的维生素、纤维素及微量元素等。

2. 火锅忌宜

冬天气候寒冷，人们喜欢吃火锅，餐饮业也常以其作为冬令主业，许多火锅店常在冬季开业。确实火锅能御寒，但要吃出健康，作为冬季理虚的重要饮食，应了解吃火锅的忌宜。

吃火锅要注意以下 5 点：①低脂肪、低胆固醇。火锅中要少放油脂，尤其是动物性油脂，如猪油、牛油等，以及胆固醇含量高的食物，主要是动物内脏，如猪脑、猪肾等，避免摄入过多的脂肪，尤其是老年人要防止血管硬化，其他人群要防止肥胖症。②多食蔬菜、时鲜水果。新鲜蔬果，能消除油腻，入口清爽，清凉祛火，并能降低血脂，补充维生素和纤维素，能通便泻浊，养颜美容，但不能久煮，如菠菜、青菜、花菜、番茄、草莓等。③吃的时间不能太长。吃火锅往往是几个人吃，因此兴致勃勃，越吃越有劲，忘记了时间，但我们要提醒大家："时间不能太长！"否则要伤脾胃，甚至引发疾病，如胆囊炎、胰腺炎、急性胃炎等。④忌太烫、忌吃生、忌喝汤。太烫，常灼伤消化道黏膜，引起局部溃疡，久而久之，可导致癌变。吃生，生的食品虽味道鲜美，但常易感染病菌和寄生虫，所以不要吃生的或半生不熟的食物。喝汤，火锅的汤水中含有大量的嘌呤，因此常引发痛风，同时汤中还含有大量杂质，对人体有害无益，千万不要可惜，店主不要重复使用汤水，及时倒掉。⑤少喝酒，少用辣椒。吃火锅多饮酒，对胃刺激太大，因本来是很热的食物，再加上酒的刺激，常会导致胃出血；若饮啤酒常引发痛风。辛辣的辣椒能刺激胃黏膜，促进胃液分泌，能开胃醒脾，但太辣、太麻，会导致胃充血水肿，久用或太辣常诱发胃溃疡，甚至变化成癌肿。

3. 果蔬养身

冬季人们多食厚味之物。尤其是冬至之后许多人要进补，因此多食热量高，营养好，含有丰富的脂肪、糖类、蛋白质的动物性食物，同时冬季绿色蔬果相对缺乏，造成人体内酸碱平衡失调，对健康带来一定的影响，一些体质虚弱者往往因此而得病，故果蔬养身是冬季理虚的重要方面。

"冬吃萝卜夏吃姜，不劳医生开药方。""十月萝卜小人参。""饭焐萝卜地人参"。这些民间谚语告诉我们，冬天吃萝卜对人体大有好处。因为萝卜味辛、甘，性凉，有下气宽中、消积导滞、化痰止咳、生津润燥、通腑泻浊之功。对老年人、小孩及体质虚弱者，服之能增进食欲，消食开胃，益气健脾；对痰多咳嗽，胸闷气喘者，能化痰止咳，平喘理气。现代研究认为，萝卜含有多种酶，故能消食和胃；还含有芥子油和大量的粗纤维，故有通便泻浊之功；含有丰富的维生素 C 及木质素，能抗肿瘤的生长，并提高巨噬细胞的活力，吞噬癌变细胞。其皮含有丰富的钙，所以吃时最好不去皮。这是冬季最佳的蔬果，既可作菜肴，又可作水果，北京冬天叫卖的水萝卜就是专作水果食用的。

番薯是近年来十分时尚的蔬果，它有美容养颜、抗癌排毒、润肠通便的作用。尤其是日本把它作为第一美容食品；国内营养专家也把它列入第一绿色食品和蔬果。番薯含热量低，且含纤维素和果胶，能有效地阻止糖类转化为脂肪，并可促进胃肠蠕动，是减肥的佳品；对老年性习惯性便秘有很好的防治作用，并能有效地防止大肠癌的发生；它为人体提供黏液蛋白，对心血管系统有保护作用，防止血管硬化，预防高血压及心脑血管病，同时还能保持关节腔内的润滑。经常食用番薯，可补充大量的维生素C，防止体内产生有害的过氧化物，减少老年斑，延缓衰老，所以如今成为上等的保健佳品。

冬季特介绍两种蔬果可供我们选用。其他冬季的蔬果也可选用，如冬笋、雪里红、大蒜、山药、莲藕、荸荠、芹菜等。

4. 糜粥温阳

冬季吃粥不只是增加体液，主要还是热粥能温通气血，温中散寒，益气健脾，若配以温阳的粥料，则其温阳散寒、抗御冬寒的作用更好。对于素体阳虚，不能耐寒者，或老人、小孩尤为适宜，所以用糜粥温阳是冬季理虚的方法。

常用的粥料：①主料，多用糯米少用粳米，因糯米性温，益气健脾，温肺养血，补血止血；粳米性微寒，健脾和胃，利水化湿，调和诸药。②配料，核桃、山药、莲子、栗子、黑芝麻、银耳、木耳、龙眼、荔枝、花生等；或鸡肉、牛肉、羊肉、鹿肉、猪肉，以及各种鱼类、龟、鳖等；或配以人参、黄芪、阿胶、龟板胶、鹿角胶、冬虫夏草、海马、海参、苁蓉、枸杞子等。这些粥料具有温补肾阳、益精生髓的功效，选用其中2～3种，或4～5种炖粥服用，对冬季御寒有一定作用。吃粥时一次250mL左右，一天服1～2次，宜白天服用，不要在晚上服食，粥宜温服，太冷或太烫对身体有害。

5. 冬令进补

冬令进补，主要讲冬令膏方的选配和制作。冬令膏方为冬季进补的一种方式，也是人们习惯选用的冬令补剂，因此为冬季理虚的一种有效方法。膏方，又称膏滋药。它是煎熬药汁或脂液，以营养五脏六腑之枯燥虚弱的一种药剂，如琼玉膏之类。膏方是立冬至冬至前后1个月内，由医生通过辨证论治方法所立的方药，然后熬制成膏的一种制剂。

膏方，它有一定的规范和程式，现简述几点：①组方。按君、臣、佐、使的组方原则组合成方，每方约30味药为准。外加各类胶属，如阿胶、鹿角胶、龟板胶等，以便收膏；再加冰糖之类，以制其苦味，若不宜甘味者则酌减之；在收膏时加核桃仁、芝麻、金橘饼、莲肉、黑枣等，但求体质相宜。②用量。膏方用量约为普通方之10倍以上，也可5～6倍用之。由于膏方滋腻，须时时顾及胃气，注意消化吸收。③煎熬。膏方的煎熬必须按医嘱，进行规范处理，如人参之属的贵重药材，需另煎冲服；要先煎，必须先煎，如龟板、鹿角片之类；另烊收膏，则要另烊，如阿胶、鹿角胶之属。同时药品要切实按等级配方，杜绝以低充高，以次充好，以假当真等不道德、不法行为，造成药效降低，或影响滋补之力。④服法。膏滋熬成后即可服用，一般服法为每日2次，每次一匙（10g左右），以空腹服为宜，若服后便泻腹胀，宜加砂仁以济之；若口渴目赤，加菊花茶冲服。⑤禁忌。第一是疾病方面，凡外感，形寒发热，咳嗽多痰，或内停食滞，腹痛腹泻，腹胀气壅，外邪或内邪未尽，或留而不去者皆不可用膏滋；第二是饮食方面，凡攻伐消克之物，务宜留意不用，因药有克制，必须避免，如世俗服膏方之后蔬菜、莱菔之类不服，或茶不饮，或油腻碍胃之物不食等。

现举"眩晕"案例（症、因、脉、治，略述）膏方一则，以供仿照：生地黄 200g、制首乌 125g、甘草 25g、熟地黄 125g，黑豆衣 120g、天冬 60g、牡蛎 125g、磁石（煅）100g、麦冬 60g、海蛤粉 125g、石斛 125g、党参 125g、山药 100g、茯苓 100g、川贝母 60g、西洋参 60g、枸杞子 100g、玄参 100g、白术 60g、牡丹皮 60g、女贞子（酒蒸）100g、石决明 125g（打碎）、甘菊 45g、橘红（盐水炒）30g、白芍 45g、潼蒺藜（盐水炒）100g、牛膝（盐水炒）15g、泽泻 45g。

上药煎 3 次，去渣，用清阿胶 100g、龟板胶 100g、鱼鳔胶 60g 烊化冲入收膏，每晨服一匙（此案例选自秦伯未《膏方大全》）。

冬令膏方为冬令进补和调理慢性疾病的主要方法，在立冬之后各地医院，尤其是中医院都开展膏方的配制工作，由中医专家量身定制，由老药工如法熬制。

6. 扶正防病

冬季气候寒冷，寒则血凝，血凝则脉不通，气血凝滞，循环系统失调，常见心脑血管病，如气虚血瘀的中风和冠心病等，好发于冬季；冬季接触到冷水或天气一冷手足皮肤就会发白的雷诺综合征，以及手足冻疮；由于寒冷毛细血管收缩，皮脂腺与汗腺分泌减少，再加上气候干燥，使皮肤发痒，出现皮肤瘙痒症；风寒为冬令主气，寒则气血阻滞，复因体虚，外邪乘虚而入，经络关节随之发生各种病变，如风湿性关节炎之类；风寒由表及里，肺先受邪，因此许多呼吸系统疾病，常在冬季发病或复发，如支气管炎、支气管哮喘常为冬季多发病。总体来说，冬季由于正虚邪乘，常见病为三大类，即心脑血管系统、呼吸系统、筋脉关节系统疾病。

如何扶正防治冬季的常见病？首先是预防，在预防为主的基础上，再进行积极有效的治疗。

（1）心脑血管病，如中风，为冬季常见、多发的脑血管疾病，由于寒冷刺激导致外周血管收缩，血压升高，易致脑血管破裂出血，同时寒冷还能增加血黏度，易造成脑血栓形成。防治中风应保暖，以使血液流畅；保持良好的情绪，避免精神过度紧张和刺激；做好劳逸结合，避免过度劳累；有高血压者，经常测量血压；提高身体素质，积极锻炼身体，增加抗寒能力，以适应冬季的气候。冠心病，常因寒冷刺激导致冠状动脉痉挛、收缩，血黏度增高，引起血栓，使冠状动脉闭塞不通，导致心肌缺血和坏死。防治冠心病：在寒潮活动的冬季要加强保养，做好防寒保暖工作，气温骤降时不到室外活动；还要注意休息，保证足够睡眠；低脂、低糖、低盐饮食，进食不能过饱，并保持大便通畅；禁烟酒也十分必要。

（2）呼吸系统，主要是防治慢性支气管炎和支气管哮喘。防寒保暖，预防感冒，支气管炎的发生和支气管哮喘的复发与感冒密切相关，常常因感冒引发疾病；在饮食调养上，饮食宜清淡，富有营养，多食新鲜蔬果，忌食油腻生冷，如竹笋、荸荠、萝卜、芹菜、冬瓜、梨、橘、柑、柚子等宜多食；加强呼吸肌的锻炼，多做腹式呼吸，加强耐寒锻炼，可洗冷水澡；在夏季进行冬病夏治。

（3）筋脉关节系统疾病，它包括风湿性关节炎、类风湿关节炎、外伤性关节炎及诸多的经脉、筋骨、筋经的病变。如类风湿关节炎与风湿性关节炎，常与正气不足，风寒湿之邪入侵有关，冬季是好发的季节，为了防止本病的发生，要避免风寒，保暖御寒，根据气候变化随时增减衣物，以使关节经络气血流畅；切勿过劳、过饥以保证正气的强盛，以抗拒风寒侵袭；加强饮食的调补，使气血旺盛，阴阳平衡，提高自身的免疫力，有利于疾病的康复，如人参、当归、黄芪、附子、枸杞子、红枣等，配以羊肉、牛蹄、鹿肉、狗肉等制成药膳，以补气养血，祛风活血，补益肝肾，通经活络。肩关节周围炎，好发于50岁以上的人，又称五十肩，局部关节僵硬、疼痛，常在冬季发病或复发，在治疗上强调扶正与祛邪、内治与外治并重，扶正以补气养血、温经通经为主，如黄芪桂枝汤之类，祛邪以祛风散寒、活血止痛、化痰通络为主，如指迷茯苓丸之属。外治，可进行局部按摩，以改善局部的血液循环，促进炎症的消散和吸收，解除肌肉痉挛和萎缩，松解关节的粘连，以逐步恢复正常功能。也可进行物理疗法，如红外线热烤、中草药熏蒸、电针疗法等。与此同时，要适当进行医疗锻炼，如患侧手用力摸到头顶部，然后逐步攀高攀远；或手指爬墙锻炼等，使手臂逐步抬高。皮肤瘙痒的防治：减少寒冷的刺激，促使皮脂腺与汗腺的分泌，做好保暖御寒工作，穿戴衣服要宽松，要用天然材质制作，调节精神生活，尽量避免搔抓，饮食宜清淡，多吃含维生素 A 的食物，如胡萝卜、芝麻、核桃，忌食烟、酒、大蒜、海鲜、浓茶、咖啡、猪头肉等发物。冻疮，为冬季常见的病症，与气候寒冷密切相关，要少生或不生冻疮，关键是增强自身抗寒能力，在初冬或平日加强锻炼，改善四肢末梢循环，若一旦发生，可用辣椒、生姜煎汁外洗，并注意保暖；若溃疡，可用鸡蛋蛋黄油（鸡蛋煮熟后取出蛋黄，再把蛋黄放勺子中加热，即可得到蛋黄油）外涂；病情严重者，需及时去医院诊治。

第六章 现代研究

一、补虚之品的作用研究

补虚之品，尤其是名贵的滋补药品、食品，由于资源日益稀缺，人们需求增长，出现供不应求的现象，为此专家们进行补虚之品的研究，企图从人工培养来解决，如野山参经过几十年的采挖，基本绝迹，代之以移山参，进入人工栽培；冬虫夏草更是有层出不穷的、多种以虫草命名的产品，充斥市场，但良莠不齐，所以必须要进行其作用机制的研究。当前的研究简述如下：

（一）细胞培养试验

细胞是生命的基地，细胞传代是生命延续的标志，近年来进行细胞传代的研究，初步认证人参、黄芪、何首乌等补虚之品具有延缓衰老的作用；专家们又通过生存试验，通过观察补益药物对生物整体生存过程的影响，特别是对动物平均寿命与最高寿命的影响，以确定其抗衰老的效果。通过这样的研究，认定人参茎叶、灵芝、党参、黄芪、黄精、菟丝子、苁蓉、补骨脂、乌骨鸡、天花粉等具有抗衰老的作用。

（二）调节免疫功能

机体的免疫功能减退，能导致疾病、衰老，甚至死亡。因此，调节与改善机体的免疫功能是防治疾病与抗衰防老的重要方法。现代对补益中药和食品的研究证实其中多数有增强机体免疫功能，呈现出免疫增效剂的作用，但有些出现免疫抑制的作用，也有的出现双向调节作用，如人参、刺五加等。

1. 对细胞免疫系统的作用

（1）对吞噬细胞的作用

能促使血液中白细胞增加，如人参、党参、黄芪、灵芝、阿胶、紫河车、鸡血藤、女贞子、山萸肉、补骨脂、刺五加、肉桂等；促进嗜中性粒细胞的吞噬功能，如人参、黄芪、白术、山药、甘草等；促进单核巨噬细胞系统细胞数增加，如甘草等；促进单核巨噬细胞系统吞噬功能增强，如黄芪、人参、党参、白术、灵芝、当归、地黄、淫羊藿、补骨脂、刺五加、杜仲等。

（2）对 T 细胞的作用

促使 T 细胞增加，如人参、黄芪、白术、茯苓、灵芝、黄精、薏苡仁、天冬、女贞子、淫羊藿；促进淋巴母细胞转化，如黄芪、人参、党参、白术、茯苓、何首乌、当归、黄精、阿胶、地黄、女贞子、五味子、淫羊藿等。

2. 对体液免疫系统的作用

（1）对非特异性体液免疫的作用

对干扰素有诱生作用，如黄芪、山药、紫河车；对补体活性有抑制作用，如肉桂等。

（2）对抗体（免疫球蛋白）的作用

对小鼠免疫早期反应阶段的脾脏抗原结合细胞，促使其增生，如黄芪、薏苡仁、当归、山茱萸；抑制其增生，如甘草。对羊红细胞免疫小鼠的脾脏抗体生成细胞的增生，有促进作用，如灵芝、薏苡仁、黄精、麦冬、天冬、女贞子、淫羊藿、补骨脂等；具有调节作用，如黄芪等。对抗体产生有促进作用，如黄芪、人参、茯苓、何首乌、紫河车、地黄、淫羊藿；有抑制作用，如甘草、大枣、当归、补骨脂。对肿瘤有抑制作用，如灵芝、人参、白术、薏苡仁、天冬。有抗辐射作用，如地黄、冬虫夏草等。

（三）改善机体代谢

1. 对老化的代谢产物和相关酶的作用

降低过氧化脂质，如当归、黄精、人参、山茱萸、肉桂等；人参茎叶能降低小鼠脑、肝组织单胺氧化酶活性。

2. 对核酸代谢和第二信使的作用

改善核酸代谢，如冬虫夏草、人参全草、麦冬；促使细胞再生，如蜂王浆、天花粉、阿胶、鹿茸、紫河车；提高血浆和心肌 cAMP 含量，降低 cCMP，降低血浆 cAMP 含量的有生地黄、龟板，杜仲能升高 cAMP 和 cCMP。

3. 对氧化代谢的作用

提高耐缺氧能力，如灵芝、冬虫夏草、地黄；改善因低氧和代谢障碍引起的疲劳，如黄芪、当归、鹿茸、紫河车、五味子、白术、薏苡仁；具有抗缺氧和抗疲劳双重作用，如人参全草、蜂制品、女贞子及叶。

4. 对脂质、糖类、蛋白质代谢的作用

具有降血脂作用，如何首乌、女贞子、金樱子、胡桃仁；调节糖代谢，如麦冬、天花粉、石斛；促进蛋白质合成与代谢，如牛膝、蜂王浆、冬虫夏草等。

5. 双向调节和改善内环境的作用

所谓双向调节，即增强机体对各种有害刺激的防御能力，缓节亢进或低下的应激状态，缓解病理过程，使之趋于正常的效应。如人参、白术、杜仲、五味子、刺五加、阿胶、麦冬等。

（四）提高脏腑功能

1. 对神经系统的作用

改善老人瞬时记忆和记忆广度，如人参果，能提高脑血氧利用率；调节大脑皮质的兴奋与抑制，如人参全草、刺五加等；具有镇静作用，如茯苓、灵芝、冬虫夏草。

2. 对心血管系统的作用

扩张冠状动脉、降低外周血管阻力、降低心肌耗氧量、增加心脏的搏出量，如人参、灵芝、地黄。

3. 对泌尿系统的作用

提高肾小球滤过率，如紫河车、黄芪等；杜仲有补钾的作用。

4. 对内分泌系统的作用

有雄激素样作用，如枸杞子、人参、淫羊藿、冬虫夏草；有雌激素样作用，如仙茅、菟丝子、五味子、覆盆子、百合；具有双向调节作用，如海马、蜂王浆；促使性激素分泌，如人参、刺五加、枸杞子；改善肾上腺皮质激素分泌，如人参、巴戟天、五味子；改善垂体促肾上腺素分泌，如人参、甘草、杜仲、地黄；生地黄有对抗地塞米松对垂体肾上腺皮质激素的抑制作用，使血浆皮质醇含量升高。

5. 对呼吸系统的作用

对老年性慢性支气管炎、肺气肿有一定作用，如沙参、麦冬、天冬、冬虫夏草、蛤蚧、哈士蟆。

6. 对消化系统的作用

有助消化吸收并增强消化功能作用，如党参、白术、茯苓、大枣、山药、莲肉。

7. 对造血系统的作用

促进骨髓代谢，促进红细胞及血红蛋白增生，如鹿茸、阿胶、紫河车、当归、川芎、熟地黄、黄芪、红枣、龙眼等。

（五）增加营养物质

人体所需要的营养物质很多，一般常见的是蛋白质、脂肪、糖类、水、维生素、矿物质及微量元素等，这些是人体缺一不可的营养物质。在各类补虚之品中，动物类食品和药物，如鹿肉、鹿鞭、鹿胎，它们多含有丰富的蛋白质、脂肪；味甘的药食兼备的补虚品，如红枣、山药、莲藕、薏苡仁、龙眼肉等多含糖类等碳水化合物；新鲜的养阴生津之品如鲜芦根、白茅根、石斛等，含有丰富的水及滋生津液的元素；金石介贝类补虚之品，含有大量的矿物质及各种微量元素；果蔬类食物，多含有多种维生素及微量元素，如山核桃、荔枝、荠菜、蒲公英、马齿苋等。有许多中药经现代研究证明：含锌，如人参、白术、山药、牡蛎；含铜，如当归、肉桂、山药、白术；含铁，如鹿茸、人参、当归、地黄；含锰，如白术、肉桂；对老年人骨质疏松有保护作用的锶在人参、当归中存在；蜂蜜中含有47种微量元素，这些微量元素对抗衰老、延年益寿有很好的作用。

（六）特殊元素的存在

所谓特殊元素，其实是许多未被人类认识的元素，如冬虫夏草中有许多元素未能被认识，所以至今无法被完整培育出来，全靠天然采挖，故冬虫夏草资源日益稀缺；人参也有许多元素是未知的。其他，就中药的疗效来说，逐渐被科学实验所揭晓。如大枣现代研究证明具有降低血清胆固醇、增加血清总蛋白及白蛋白等作用；山茱萸现代研究证实，具有降血糖，利尿，降血压，抑制金黄色葡萄球菌、伤寒杆菌、痢疾杆菌，杀灭腹水中癌细胞，对化疗、放疗引起的白细胞下降有升高作用等。这些作用的证实说明了传统功效中有许多元素是未知的，也佐证了特殊元素的存在。

二、补虚之品的成分分析

（一）蛋白质

蛋白质是构成细胞、组织和器官的主要成分。新细胞的增生，组织器官的发育和修复，主要由蛋白质提供原料，蛋白质是组成酶、激素和抗体的重要成分，对于调节生理活动和抗病具有重要作用。氨基酸是蛋白质的基本元素，有些氨基酸如胱氨酸、甘氨酸、蛋氨酸等，在体内有解毒作用。血液中的蛋白质能调节血液的渗透压和维持血液正常酸碱度。蛋白质还能释放热能供给人体，每克蛋白质在体内产生 4 cal 热能。

蛋白质的来源主要有两方面，即动物性蛋白质，主要来自乳类、蛋类、鱼类、肉类；植物性蛋白质，主要来自豆类及其加工产品，如黄豆是主要的植物性蛋白质，其产品有豆腐、豆浆、各种豆制品等；还有坚果及谷类也有植物性蛋白质，如花生、核桃、玉米、大米等。普通人每日每千克体重供给蛋白质量为 1～1.5g，儿童、青少年为 2～4g，孕妇或乳母为 1.5～2.5g。体质虚弱者，如疾病初愈，手术后康复，或身患癌症及其手术、放化疗之后，需要修复组织，蛋白质需要量要增加。长期缺乏蛋白质的青少年会出现发育滞后，或停止生长；成年人抗病力减退，甚至出现贫血、水肿、乳母无奶水、孕妇影响胎儿发育等。

蛋白质主要从饮食中摄取，或由西药中的特殊蛋白质直接补充，如氨基酸、水解蛋白质、血浆蛋白等，中药中也有如鱼鳔、紫河车、哈士蟆等，以及促进蛋白质吸收利用的一些健脾补肾药，如党参、高丽参、白术、太子参、谷芽、麦芽、山药、红枣等。

（二）脂肪

脂肪是人体主要的热能来源，每克脂肪能产生 9 cal 热量。脂肪中的磷脂和胆固醇是人体细胞的主要成分，尤其在脑细胞和神经细胞中含量最多。脂肪中的亚麻油酸、亚麻油烯酸和花生油四烯酸对皮肤微细血管有保护作用，可以防止放射性伤害，还能降低血浆胆固醇和减少血小板的黏附；脂肪能促进脂溶性维生素 A、维生素 D、维生素 E、维生素 K 的吸收和利用；脂肪组织能保护内脏组织和保持体温。

脂肪的来源有两种，即动物性脂肪，主要来自动物的油类（如猪、牛油及肥肉）、乳类（牛、羊奶）、鱼肝油、蛋黄；植物性脂肪，主要来自植物的油类，主要是植物种子（如芝麻、花生、黄豆、杏仁等），以及坚果类（核桃、腰果、榛子等）。其中以乳类与蛋类脂肪的生理价值更高。普通成人每天每千克的脂肪量平均为 1 ～ 2g，天气热时摄食量要减少，冬天寒冷时摄食量要适当增加。长期缺乏脂肪人要变瘦，肌肤干燥，并可造成维生素 A、维生素 D、维生素 E、维生素 K 的缺乏。但脂肪摄入过多，会引起肥胖症、高脂血症、动脉硬化，并能增加结肠癌、乳腺癌、子宫内膜癌的发病率。

（三）碳水化合物

碳水化合物即糖类，是供给人体热能的主要来源，每克能产生 4 kcal 热能，糖类参加组成糖蛋白、核蛋白、糖脂等重要物质，糖原存在于肝、肌肉等器官组织中。心脏的活动主要靠磷酸葡萄糖和糖原供给热能；血中的葡萄糖是神经系统唯一的热能来源；肝脏含有充足的糖原，可保护肝脏免受损害，又能保持肝脏的正常解毒功能；糖还有抗酮作用，以防止酸中毒。

含糖较多的食物有糖类（如蔗糖）、水果（香蕉、苹果等）、淀粉类（如藕粉、番薯粉等）、各种干豆（赤豆、绿豆）、根茎类（甘蔗、红薯）。成人每天每千克需糖量为 4～6g，若体力消耗大需相应增加，儿童为 6～10g。若长期摄入量不足，可出现消瘦、心慌、乏力，甚至出现低血糖休克和酸中毒，并影响肝脏的解毒功能。但摄入过多，会使人肥胖，甚至发生糖尿病。

（四）水

水是生命之源，没有水就无法生存，所以是人体最重要的组成成分之一。水是细胞和体液的重要成分，人体各组织平均含水量为 65% 以上。水能帮助人体各种生理作用进行，如水的潜热大，能随血液循环调节体温，水能润滑体腔、关节和肌肉。普通成人每天需要水量为 2000～3000mL，天气热水摄入量要增加，若体内缺水，可出现口渴、食欲减退、乏力，甚至出现脱水，严重的威胁生命。但饮水过多会稀释消化液，导致食欲不振，严重可引起水中毒。

（五）维生素

维生素在人体中的含量不多，但它参与了人体中的多种生理过程，是维持生命必不可少的一种有机化合物，现在已知的维生素有 20 多种，其中人体需要最多而常供给不足的主要有维生素 A、维生素 B、维生素 C、维生素 D 四族。

1. 维生素 A

维生素 A 包括动物性食物中的维生素 A 和植物性食物中的维生

素 A 原，即胡萝卜素。能维持上皮细胞组织的正常发育，参加视网膜内视紫质的形成，维持人体正常生长发育。最好来源是动物的肝脏、鱼肝油、奶类、蛋类；黄绿色蔬菜（如菠菜、胡萝卜、韭菜），胡萝卜素在人体小肠黏膜内转换成维生素 A。

成人每天应供给维生素 A 3500 ～ 5000 单位，或胡萝卜素 4mg；孕妇、乳母和特殊视力劳动者（如驾驶员、修钟表者）需增加维生素 A 的供给量。缺乏维生素 A 可出现皮肤干燥，夜盲，或两目干涩，呼吸道或消化道黏膜易感染，儿童发育停滞，或骨骼牙齿发育不良。但维生素 A 摄入过多，也可引起中毒，尤其是儿童服用过多，必须引起注意。

2. 维生素 B

（1）维生素 B_1

维生素 B_1 又称硫胺素，能组成脱羧酶参与糖代谢过程，维持胃肠正常蠕动和消化液的分泌；维持神经、肌肉、循环系统的正常功能。维生素 B_1 主要来源于谷类、豆类、干果类，其次是瘦肉、动物内脏和蛋类。人体每天供给量，成人 1.2 ～ 1.8mg，儿童发育期 1.8 ～ 2.0mg，一般儿童 0.4 ～ 1.2mg，怀孕期妇女为 1.8mg，乳母为 2.0mg。维生素 B_1 缺乏可引起脚气病，出现消化、神经、循环系统的多种症状，最后导致高度水肿和心力衰竭。

（2）维生素 B_2

维生素 B_2 又称核黄素，是体内许多重要辅酶的组成部分，参加机体组织的呼吸和氧化还原过程。主要来源于动物内脏和蛋黄、鳝鱼、螃蟹、干豆类、花生等。维生素 B_2 每天需要量，成人 1.5 ～ 2.0mg，儿童 0.6 ～ 1.8mg，发育期为 1.8 ～ 2.5mg，怀孕期妇女为 2.5mg，乳母为 3.0mg。维生素 B_2 缺乏可出现口角炎、舌炎、口唇炎、脂溢性皮炎、睑腺炎、角膜充血、阴囊皮炎、女性外阴炎等。

3. 维生素 C

维生素 C 又称抗坏血酸，能构成体内氧化还原系统，参加氧化还原过程；促进细胞间质的形成，维持结缔组织及细胞间质结构与功能的完整性；维持骨骼、牙齿的正常生长，促进伤口愈合；增加机体内抗体的形成，提高白细胞的吞噬作用；增强对疾病的抵抗力；对铅、苯、砷等化学毒物有解毒作用；对预防和辅助治疗癌症有重要作用。维生素 C 主要来源于新鲜蔬菜和水果。每天供给量，成人 70～75mg，儿童 30～75mg，发育期 80～90mg，怀孕期妇女 100mg，乳母 150mg。缺乏维生素 C 可发生坏血病，出现齿龈浮肿、各种出血症状、肌肉关节疼痛，并降低人体的抗病能力。但长期大量服用可引起生殖功能衰竭，干扰血液试验结果和诱发肾结石。

4. 维生素 D

维生素 D 主要包括维生素 D_2 和维生素 D_3，能调节体内磷和钙的代谢，促进磷和钙的吸收和利用，以构成人体的骨骼和牙齿。维生素 D 主要来源于动物肝脏、鱼肝油、蛋黄。每天供给量，普通成人 300～400 单位，儿童、孕妇、乳母 400～800 单位。缺乏维生素 D 儿童会出现佝偻病，成人会出现软骨病，严重的可出现手足抽搐。但摄入过多也可引起中毒，多见于长期大量服用的儿童。

（六）矿物质

矿物质又称无机盐，现在已知体内的矿物质有 50 多种。它们是构成人体的原料，有的是维持酶和激素活性的重要成分。人体需要量多的是钙、磷、铁、碘。

钙：钙是构成骨骼和牙齿的主要成分；能调节心脏和神经的活动，维持肌肉的紧张力；是血液凝固的必要元素，也是许多酶的致活剂。钙主要来源于奶类，其次是虾、蟹、蛤蜊、蛋类、绿叶蔬菜和豆类。人体每天需要钙量，成人600mg，孕妇和乳母1500～2000mg，儿童600～800mg，生长发育期1000～1500mg。钙质缺乏，儿童会患软骨病，成人会出现手足抽搐，孕妇及乳母会发生骨质软化和少乳。

磷：磷是构成骨骼、牙齿、神经的重要成分；能组成体内酸碱缓冲体系，维持体内酸碱平衡，参与糖和脂肪的代谢。它主要来源于肉、鱼、蛋、奶，其次是豆、谷类。人体每天需供给量，成人1200mg，重体力劳动者1500mg，儿童1000～1500mg，孕妇和乳母2000mg。一般饮食中不会缺乏磷，相反，如果饮食中磷酸盐过多，常与钙结合形成难溶性的过磷酸钙，从而降低钙的吸收，所以膳食中的钙、磷比例以1：1.5为宜，儿童为1：1。

铁：铁能组成血红蛋白，参加体内氧与二氧化碳的运送，参与组成组织酶，如细胞色素氧化酶、过氧化氢酶等。铁主要来源于动物肝脏、蛋黄，其次为动物的心脏、肾脏、瘦肉，以及绿色蔬菜、水果、豆类。人体每天需铁量，成人与儿童为12mg，青春发育期的青少年为15mg，孕妇、乳母及妇女经期为15～20mg。如果长期缺铁，会引起缺铁性贫血。但长期大量摄入含铁量高的饮食会引起组织损害，如肝、胰功能障碍，皮肤色素沉着。

碘：碘是组成甲状腺素的重要成分，甲状腺素能调节体内热能代谢和蛋白质、脂肪、碳水化合物三大营养素的合成与分解，促进人体的生长发育。碘主要来源于水、食物、食盐、海洋动植物，如海带、紫菜、海鱼、海虾、海盐等都是碘的良好来源。每天需供给碘的量，成人为150μg，孕妇、乳母、生长发育期的青少年和重体力劳动者应适当增加。碘供给不足，甲状腺合成困难，使甲状腺组织代偿性增生而出现甲状腺肿大；孕妇缺碘可使胎儿发生克汀病，表现为生长迟缓、智力低下或痴呆。但饮水含碘过高也可以出现甲状腺肿大。

除上述 4 种矿物质外，其他如钾、钠、氯、锰、镁、铜、锌、硅、硒、钴等元素也不可缺少。

（七）微量元素

微量元素存在于饮食及各类补益药和其他中药中。许多疾病，尤其是虚证多是某种微量元素缺乏所致，如有些小儿 3～5 岁时头发稀少而且发黄枯燥，多是缺少微量元素锌，而中药人参、白术、山药、牡蛎含有大量的锌；食物中如鱼类、动物肝脏、蛋类、奶制品也含有大量锌。其他，如黄芪含大量硒，当归、肉桂、白术、山药含大量的铜，鹿茸、地黄、人参、当归含有丰富的铁，白术、肉桂含有较高的锰，人参、当归含有锶，这些微量元素对生长发育、延缓衰老、补虚扶正十分有益。而有的食物如蜂蜜含有 47 种微量元素，被誉为"具有非凡的延缓衰老作用"的补虚食品。

综上所述，补虚的补养中药和饮食具有调节免疫功能、改善机体代谢、提高内脏功能、补充微量元素、延缓衰老、益寿延年等多方面的作用，在中医理虚领域中有广阔的前景。

三、补虚作用在新领域的前景

（一）抗衰防老

许多补益剂（包括单一的补益药和补方）有抗衰防老的作用。如人参、冬虫夏草、西洋参、石斛等单服或制剂都有抗衰防老、延年益寿的效果。人参能增强机体非特异性抵抗力，能促进肾上腺、性腺功能，增强免疫功能，抗疲劳，保肝，抗休克。有的人参制剂能降低老年人的血脂，从而延缓了动脉硬化的时间，受试后80％的人觉得体力、智力明显提高，54％的人睡眠质量改善。日本学者还认为人参能提高人的反应力，改善老人的大脑，对高龄老人能改善皮肤老化，如老年斑的减轻、消退，防治毛发脱落等。

（二）养生保健

具有补养作用的食品或中药，大多数有养生保健的效果。在日常生活中人们普遍认为山药、红枣、黄芪、党参、薏苡仁、龙眼、荔枝、蜂蜜、桑椹、黄精、玉竹、鳖、乌龟、鳗鱼等长期服食能保健养生。如气虚乏力者，常用黄芪炖鸡、冬虫夏草炖老鸭、红枣与仙鹤草同煎、红枣与平地木同煎等家喻户晓的保健方法。血虚失眠或产后贫血者，常饮龙眼加红糖茶，阿胶加冰糖黄酒炖服。阴虚内热者，夏日常饮西洋参枫斗茶，或芦根竹叶茶。阳虚怕冷者，常吃狗、牛、羊肉，或饮黄芪人参茶，或服肉桂三七粉等。肝虚目昏者常服枸杞子。肺虚咳嗽者常服百合、哈士蟆。心血不足者常吃莲藕、红枣、赤小豆。肾虚者常服韭菜、狗肉、牛鞭、鹿胎、麻雀及雀卵。脾虚气弱者常服山药、白术、茯苓等。这些都有调理机体、养生保健的作用。

（三）防治肿瘤

肿瘤的预防和治疗，主要是在未病之前增强人体的抗病能力，以抗拒病毒和细菌的长期侵犯，不使正常细胞变成癌细胞，在临床上用龟、鳖、西洋参、野山参、石斛、黄芪、茯苓、白术、山药调补气血。平日的饮食调养，如红枣、龙眼肉补血，雀卵、狗肉、羊肉补阳，牛肉、乌骨鸡补气，乌龟肉、蚌肉养阴等，人体的阴阳气血得到充分的补养，就起到了防止肿瘤发生的作用。已病者，一般采取中西医结合治疗，如西医的放射性治疗、化学药物治疗、手术治疗等，这些治疗方法虽然对肿瘤进行了大扫荡，但同时对人体也产生了损害，许多正常细胞和组织器官受损，有的全身都受到严重的影响。如化疗之后，人体消瘦、胃口不开、白细胞下降等一派正气衰败之象；放疗之后，局部组织坏死或功能丧失；手术治疗更为严重，除了病灶部位切除外，还要进一步做清扫术，对整个人体产生功能和组织器官损坏，所以目前有经验的西医，在术后一般都会让患者进一步请中医补益调理，中医即根据所表现的虚象进行理虚。所以，理虚在肿瘤的防治中，显得非常重要。还有一些肿瘤晚期患者，无法进行西医治疗，往往推给中医治疗，所谓的保守治疗，中医治疗最基本的方法是扶正祛邪，即扶助正气，压制邪气，既要增强机体的抗癌能力，即补虚，又要祛除、打击病邪（癌细胞），即祛邪。在此治疗中，笔者主张：以人为本，以命为本，和平共处，带病延年。治疗中随时调整扶正与祛邪的轻重比例，使之达到平衡，延长生存时间和提高生活质量。

（四）防止辐射

随着科技发展，各种辐射产生，给人类带来了许多问题，尤其是对健康和安全的影响。如日本由于海啸造成核辐射，给日本及世界各国带来了健康安全的问题。如日本将带有核辐射的食品销售到中国台湾，引起中国台湾人民的强烈反对和不满。辐射对人体的影响，主要是使机体免疫力下降，使正常细胞变异，对人类的遗传也带来不利，如小孩白血病增加，畸形儿频发。在防治上除了做好核能的保护，严禁泄漏外，补养理虚能起到一定作用，以增强自身的抵抗力，达到防治辐射的目的，上述防治肿瘤的一些补养药都可应用。

（五）美容养颜

随着人类文明的发展，美容养颜日益为人们所重视，尤其是女性朋友，她们的追求更为迫切，除了物理美容外，促进健康是最好的美容养颜方法，健康的体魄是最美的。为了健康的体魄，除了适时适当锻炼外，适量的补养也是十分有用的，如有的中老年妇女每天早上吃 1 支海参、2 条冬虫夏草，日久使人体轻多力，和颜悦色。

理虚在传统领域的作用不可低估，在新的领域中也不断被人们所认识，所以当今世界中医的理虚前景是十分光明的，也是中西医值得信赖的一种防治方法，同时也是科技界值得重视和研究的领域。

常用补方索引